기억 · 치유 · 그리고 조화
향기의 언어

기억 · 치유 · 그리고 조화
향기의 언어

1판 1쇄 발행 2025년 4월 29일

저자 장윤정

편집 문서아　**마케팅·지원** 김혜지

펴낸곳 (주)하움출판사　**펴낸이** 문현광

이메일 haum1000@naver.com　**홈페이지** haum.kr
블로그 blog.naver.com/haum1000　**인스타그램** @haum1007

ISBN 979-11-7374-054-1(03590)

좋은 책을 만들겠습니다.
하움출판사는 독자 여러분의 의견에 항상 귀 기울이고 있습니다.
파본은 구입처에서 교환해 드립니다.

이 책은 저작권법에 따라 보호받는 저작물이므로 무단전재와 무단복제를 금지하며,
이 책 내용의 전부 또는 일부를 이용하려면 반드시 저작권자의 서면동의를 받아야 합니다.

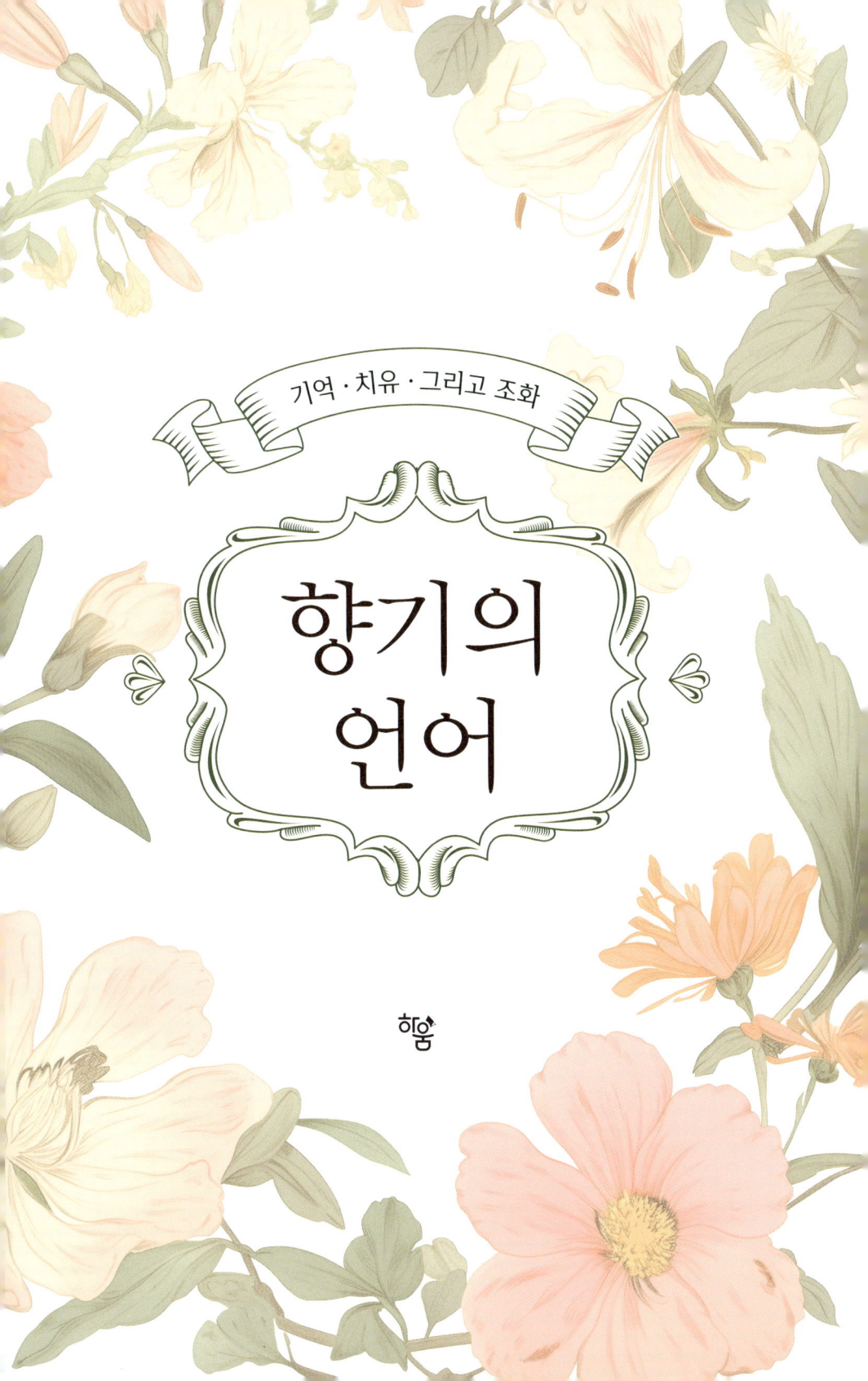

기억 · 치유 · 그리고 조화

향기의 언어

하움

목차

프롤로그   10

1장
향기의 본질과 매력

1-1 냄새와 향기 : 감각과 기억의 다리   16
1-2 침묵의 감각, 후각의 세계   19
1-3 후각의 작동 원리 : 우리 몸 안의 향기 과학   21

2장
세계 향기의 문화와 역사

2-1 고대 : 신과 인간을 잇는 향기의 기원   28
2-2 중세 : 신앙과 치유, 그리고 상업의 향기   32
2-3 르네상스 : 예술과 과학, 그리고 권력의 향기   36
2-4 산업혁명 : 향기의 대중화와 과학적 전환   40
2-5 20세기 : 패션과 향수의 융합, 그리고 감각의 혁신   44
2-6 21세기 : 지속 가능성과 감각 혁신의 시대   49

3장

한국 향기의 전통과 발전

3-1 삼국 시대 : 불교 전래와 향기의 시작　　　　　　　　56

3-2 고려 시대 : 향의 생활화와 불교 문화의 정점　　　　　60

3-3 조선 시대 : 유교적 질서와 일상 속 향의 변모　　　　64

3-4 근현대 : 산업화와 향의 대중화　　　　　　　　　　　68

4장

아로마테라피 세계

4-1 아로마테라피 : 자연의 향기와 치유의 만남　　　　　　74

4-2 에센셜 오일 추출 방법 : 자연의 정수를 담아내는 기술　78

4-3 에센셜 오일의 주요 성분과 효능 : 자연의 분자, 건강의 열쇠　81

4-4 아로마테라피의 주요 효능 : 신체, 정신, 정서의 조화　　86

4-5 에센셜 오일의 안전한 사용 : 자연의 선물, 올바른 활용　93

5장
아로마콜로지의 세계

5-1 아로마콜로지 : 감성과 과학의 만남	100
5-2 아로마콜로지의 연구와 과학적 근거 : 감성과 과학의 융합	105
5-3 아로마콜로지와 멀티센서리 접근법 : 감각의 조화로운 연결	111

6장
자연의 향기, 에센셜 오일의 세계

6-1 향기 구조	118
6-2 탑 노트	124
6-3 미들 노트	136
6-4 베이스 노트	154
6-5 에센셜 오일의 활용 방법	163

7장
캐리어 오일 자연에서 추출한 순수한 매개체

7-1 캐리어 오일의 추출 과정 : 자연의 정수를 담아내다 … 170

7-2 캐리어 오일의 주요 역할과 활용 … 172

7-3 주요 캐리어 오일의 종류와 특성 : 자연이 선사한 피부의 동반자 … 177

7-4 캐리어 오일의 활용법 : 자연과 조화된 건강한 실천 … 188

8장
창조된 향기, 합성향의 세계

8-1 합성향이란 무엇인가? … 194

8-2 합성향 제조 방법과 안전한 사용법 … 197

8-3 주요 합성향의 특성 … 203

8-4 주요 합성향료의 종류 : 현대 향료 산업의 핵심 요소 … 206

8-5 탑 노트 … 210

8-6 미들 노트 … 222

8-7 베이스 노트 … 242

8-8 합성향료의 활용법과 실질적인 적용 사례 … 256

9장
천연향과 합성향의 조화

9-1 천연향과 합성향의 차이점 262
9-2 천연향과 합성향의 조화로운 사용법 : 안전성과 지속 가능성 268
9-3 향을 활용한 건강 관리와 생활 개선 팁 271

10장
인체와 향기의 만남

10-1 향기와 인체 시스템과의 상호작용 276
10-2 심신의 균형을 돕는 향기 사례 281
10-3 삶의 순간과 향기 : 연령과 상황에 맞춘 맞춤형 향기 활용법 286

11장
향수의 세계로

11-1 향수의 구조 : 발향 단계와 분류법 294
11-2 향수를 제대로 즐기는 방법 : 선택, 사용, 보관 297
11-3 나만의 향수 만들기 : 조향 방법 304
11-4 향수 D.I.Y. 추천 레시피 : 자신을 표현하는 예술 307

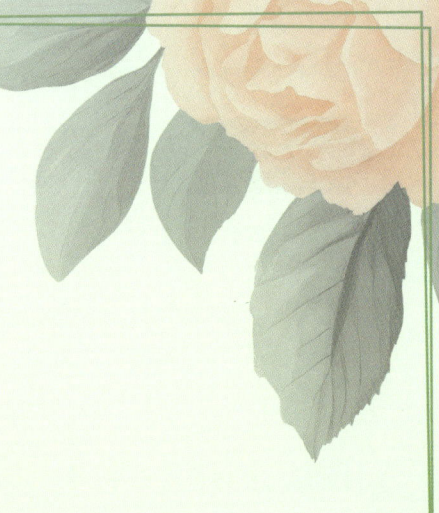

12장

안전한 향기, 지속 가능한 선택

12-1 향기의 안전성 : 국제 규제와 가이드라인   326
12-2 알레르기 유발 성분 관리 및 안전한 향기 사용   328

13장

미래의 향 산업

13-1 지속 가능한 향기 산업의 미래   334
13-2 윤리적 소비와 향기 산업의 사회적 책임   337

Q&A   340
에필로그   362
참고문헌   365
추천사   377

▌ 프롤로그

 향기로 시작된 여정

    1996년, 한여름의 호주. 태양빛이 황금으로 세상을 물들이던 날, 저는 시드니에서 퍼스로 향하는 길에 올랐습니다. 여정의 중간, 작은 라벤더 농장에서 퍼져 나오는 향기가 제 감각을 사로잡았습니다. 고요한 들판을 가득 채운 은은한 라벤더 향은 마음 깊은 곳까지 스며들며 잔잔한 파동을 일으켰습니다. 그 순간이 제 삶에 어떤 변화를 가져올지, 그리고 그 향기가 얼마나 깊은 위로와 영감을 줄지 전혀 알지 못했습니다.

    영국과 프랑스를 거치며 아로마테라피의 세계로 한 걸음씩 들어갈 때마다, 저는 향기의 진정한 힘을 깨닫게 되었습니다. 각 향기에는 저마다의 이야기가 담겨 있었고, 그 이야기는 사람들의 기억과 감정을 어루만지는 열쇠였습니다. 어떤 향기는 어린 시절의 따스한 추억을 불러왔고, 또 어떤 향기는 새로운 시작을 꿈꾸게 했습니다.

    한국으로 돌아온 뒤, 저는 자연의 향기를 통해 사람들의 마음을 치유하는 일에 집중했습니다. 임산부부터 어린아이, 바쁜 일상에 지친 성인에 이르기까지 많은 이들이 자연의 향기를 통해 심리적 안정과 건강을 되찾는 모습을 보았습니다. 어려운 순간마다, 향기는 마음의 무게를 덜어주는 위로이자, 삶을 풍요롭게 만드는 힘이 있음을 경험했습니다.

이 책을 쓰기로 결심한 이유는 간단합니다. 세상에는 무수히 많은 향이 존재하지만, 잘못 사용하면 건강과 환경에 위험을 초래할 수 있는 향도 있습니다. 저는 이 책을 통해 향을 안전하고 효과적으로 사용하는 방법과, 향이 가진 과학적·문화적·감각적 매력을 탐구하는 여정을 여러분과 공유하고자 합니다. 올바르게 사용된 향은 우리의 일상에 상상 이상의 풍요와 행복을 가져다줄 수 있습니다.

이 책은 향기에 대한 정보를 제공하는 데 그치지 않습니다. 향기의 이야기를 통해 여러분이 향을 안전하고 효과적으로 활용하는 방법을 제시하고, 이를 통해 삶을 더욱 의미 있게 가꾸어가는 길을 함께 모색합니다. 향기를 통해 발견한 매혹적인 세계로 함께 여행하며, 그 특별함을 일상 속에서 온전히 누릴 수 있기를 바랍니다.

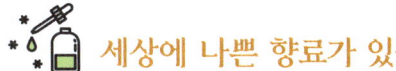

세상에 나쁜 향료가 있을까?

어머니의 품에서 느꼈던 따뜻한 비누 향기, 연인이 처음 선물했던 장미 향수의 섬세한 향기, 아늑한 방안을 감싸는 향초의 은은함. 우리는 향기로 가득한 세상 속에서 살아가며, 그 향이 주는 행복을 당연하게 여깁니다. 그러나 이 아름다운 향 뒤에는 우리가 주의 깊게 살펴야 할 위험도 숨겨져 있습니다.

합성향료가 처음 등장했을 때, 사람들은 이를 자연 향료를 대체할 획

기적인 기술로 받아들였습니다. 특히 프탈레이트는 향기의 지속력을 높이는 성분으로 주목받았습니다. 하지만 시간이 흐르며, 이 성분이 호르몬 교란과 생식 건강 저하를 초래할 수 있다는 연구 결과가 밝혀졌습니다. 미국 환경보호청(Environmental Protection Agency, EPA)과 세계보건기구(World Health Organization, WHO)는 프탈레이트가 정자 수 감소, 생리 불순, 난임 등과 같은 문제를 유발할 가능성을 경고하며, 신중한 사용을 권고하고 있습니다.

또한, 한때 독특한 향기로 사랑받았던 니트로머스크는 환경과 건강에 심각한 영향을 미칠 수 있음이 밝혀졌습니다. 이 성분은 자연에서 쉽게 분해되지 않고 축적되며, 먹이사슬의 상위 생물들에게 높은 농도로 축적되어 암 발병 위험과 생식 기능 저하를 초래할 수 있습니다. 이에 대해 독일 연방환경청(German Environment Agency, UBA)은 니트로머스크 사용 제한을 권고하며, 환경 보호의 중요성을 강조하고 있습니다.

이 외에도 벤질 알코올, 벤질 살리실레이트와 같은 화합물들도 장기적으로 노출될 경우 건강에 악영향을 미칠 수 있다는 우려가 제기되고 있습니다. 하지만 이는 합성향료에만 해당하는 문제가 아닙니다. 일부 자연향료 역시 강한 알레르기 반응을 유발하거나 특정 환경에서 독성을 나타낼 수 있기 때문에, 모든 향료의 안전성을 개별적으로 평가하는 것이 중요합니다.

그렇다면, 향기의 위험을 피하면서도 안전하게 즐길 수 있는 방법은 무엇일까요?

향기를 안전하게 즐기는 방법

● **성분 확인하기**

향을 선택할 때는 제품의 성분 표기를 꼼꼼히 살펴보는 습관이 필요합니다. 프탈레이트나 니트로머스크와 같은 유해 성분이 포함되어 있는지 확인하고, 가능한 한 자연 유래 성분이 포함된 제품을 선택하세요. 새로운 제품을 사용할 때는 알레르기 패치 테스트를 통해 개인의 피부 반응을 확인하는 것도 중요합니다.

● **환경친화적 제품 선택하기**

자연에서 유래한 향료는 우리의 건강과 심리적 안정을 돕는 데 긍정적인 영향을 미칩니다. 하지만 자연에서 얻어지는 모든 자원이 그렇듯, 향료 역시 환경에 미치는 영향을 고려해야 합니다. 지속 가능한 방식으로 재배된 식물 원료나 친환경 인증을 받은 제품을 선택하는 것은 개인의 건강뿐 아니라 지구 환경 보호에도 기여할 수 있는 방법입니다. 예를 들어, 환경을 고려한 농법으로 재배된 식물에서 추출된 향료나, 지역 사회에 공정한 혜택을 제공하는 공정 무역(Fair Trade) 제품은 건강한 소비의 좋은 예가 됩니다.

향기 제품을 선택할 때 이러한 요소를 고려하면, 우리의 삶을 풍요롭게 하는 동시에 환경과 조화를 이루는 지속 가능한 생활을 실천할 수 있습니다.

향기는 우리의 감각을 풍요롭게 하고, 삶에 위안을 주며, 소중한 추억을 불러일으킵니다. 하지만 잘못된 선택은 건강과 환경 모두에 해를 끼칠 수 있습니다. 제품에 포함된 성분에 대한 이해와 신중한 선택을 통해, 향기의 진정한 매력을 안전하게 경험하며 삶을 더욱 풍요롭게 만들어 보세요.

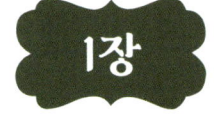

향기의 본질과 매력

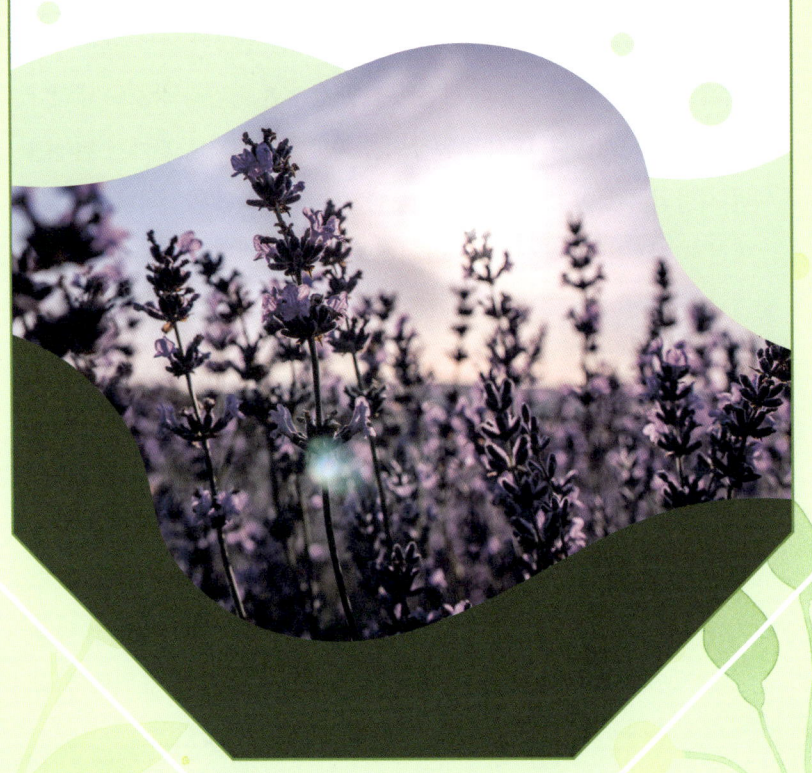

냄새와 향기
감각과 기억의 다리

한여름 오후, 라벤더 향기가 바람을 타고 나른한 햇살처럼 잔잔히 퍼져 나갑니다. 이 향기는 단순히 공기 중에 떠도는 분자가 아닙니다. 코끝을 간질이는 라벤더의 은은한 향은 우리를 특정한 시간과 장소로 데려다주는 다리가 되어줍니다. 시골 농장의 평화로운 풍경과 들판에서 뛰놀던 어린 시절의 추억이 머릿속에 선명히 떠오르는 것처럼 말입니다.

어린 시절, 엄마가 끓이던 된장찌개의 구수한 냄새는 단순한 음식의 향기를 넘어섭니다. 그 냄새는 가족이 함께 둘러앉아 나누던 따뜻한 정과 사랑을 떠올리게 합니다. 많은 사람들에게도 어린 시절을 떠오르게 하는 특별한 냄새가 있을 것입니다. 사람마다 서로 다른 향기가 각자의 기억 속 특정 순간과 연결되어 있습니다.

과학적으로도 후각은 시각이나 청각보다 기억과 깊이 연결되어 있습니다. 냄새는 대뇌변연계의 해마에 직접 전달되어 강렬한 감정을 불러일으킵니다. International Journal of Neuroscience에 발표된 마크 스미스 교수의 2005년 연구에 따르면, 페퍼민트 오일을 흡입한 사람들이 기억력과 주의력이 향상되었다고 보고되었습니다. 이는 페퍼민트 향이 뇌의 전두엽을 자극하여 인지 기능을 활성화하기 때문입니다.

냄새는 우리의 무의식적인 본능적 반응을 유도하기도 합니다. 예를 들어, 깊이 잠든 사람에게 장미꽃 향기를 맡게 했을 때 얼굴 표정이 미묘하게 변한다는 연구 결과가 있습니다. 후각은 이렇게 잠재의식 속에서도 작동하며 우리의 감정을 움직입니다. 형사들이 사건을 해결할 때 "냄새를 맡았다"고 표현하는 것도 이러한 본능적 특성을 반영한 말일 것입니다.

냄새는 사회적 관계에서도 중요한 역할을 합니다. 독일 생물심리학자 베티나 파우제는 체취와 같은 후각적 신호가 무의식적으로 신뢰를 판단하는 데 기여한다고 설명합니다. 후각은 의도적으로 통제하기 어려운 감각이기에 인간의 진실한 감정과 의도를 담아냅니다.

영화 기생충에서는 후각이 사회적 메시지를 상징적으로 전달하는 장면이 등장합니다. 박 사장이 김 가족의 체취를 "지하철 냄새"로 묘사하는 장면은 단순히 냄새를 언급하는 것이 아니라, 계급 차이와 사회적 불평등을 날카롭게 드러냅니다. 이처럼 후각은 사회적 메시지를 효과적으로 전달하는 수단으로 활용될 수 있습니다.

마르셀 프루스트는 그의 저서 잃어버린 시간을 찾아서에서 "잃어버린 시간을 찾는 열쇠는 냄새 속에 있다"고 말했습니다. 향기는 우리가 잊고 있던 추억의 문을 열어주는 중요한 매개체입니다. 냄새와 향기는 우리의 삶을 더욱 풍요롭고 의미 있게 만드는 요소입니다.

🌿 '냄새'와 '향기'의 차이와 사용법

일상 대화에서 우리는 '냄새'와 '향기'를 혼용해 사용하지만, 이 두 단어는 뉘앙스에서 분명한 차이를 가집니다.

냄새는 긍정적이든 부정적이든 중립적인 감각을 표현할 때 사용됩니다. 예를 들어, 음식 냄새, 비 오는 날의 흙냄새, 혹은 체취처럼 다양한 상황에 적용됩니다. 때로는 부정적인 뉘앙스로 사용되는 경우가 많습니다.

향기는 대체로 긍정적이고 기분 좋은 냄새를 지칭할 때 사용됩니다. 꽃향기, 향수의 향기, 신선한 풀 내음 등이 그 예입니다.

이 책에서는 '향기'라는 표현을 사용할 때, 긍정적이고 감정적으로 풍부한 의미를 담아낼 것입니다. 반면, '냄새'는 본능적 반응이나 중립적 혹은 부정적인 맥락에서 사용됩니다. 이러한 구분을 통해 향기와 냄새가 우리의 감각과 감정에 어떤 영향을 미치는지보다 정확하게 이해할 수 있습니다.

1-2

침묵의 감각, 후각의 세계

후각은 소리도 빛도 없이 조용히 우리의 일상 속에 스며듭니다. 사람들은 세상을 이해하기 위해 주로 시각과 청각에 의존하지만, 후각은 마치 배경음악처럼 늘 우리 곁에 존재합니다. 이 침묵의 감각은 생존, 감정, 기억이라는 삶의 본질에 깊이 관여하며, 우리를 지키고 삶을 풍요롭게 만드는 중요한 연결고리입니다.

냄새는 생존 본능과 밀접하게 연결되어 있습니다. 썩은 음식에서 나는 불쾌한 냄새는 위험을 경고하고, 연기 냄새는 불이 가까이 있음을 알려줍니다. 이는 단순한 감각적 반응이 아니라, 생물학적 메커니즘에 의해 작동하는 본능적 방어 시스템입니다. 냄새 분자는 코를 통해 들어와 후각 신경을 자극하며, 대뇌변연계의 편도체와 해마로 전달됩니다. 이 과정에서 냄새는 감정과 기억을 자극할 뿐 아니라 생존을 위한 경고 신호로 작용합니다.

우리는 하루에 약 23,000번의 호흡을 통해 냄새를 느낍니다. 한 번의 호흡으로 코안에 들어온 냄새 분자는 후각 상피에 도달해 약 400

종류의 후각 수용체와 결합하며, 이 조합은 무려 1조 개 이상의 냄새를 구별할 수 있게 합니다. 피터 브론은 그의 저서 Smell: The Secret Seducer에서 후각을 "가장 원초적이면서도 강렬한 감각"으로 묘사하며, 감정과 본능, 기억을 자극하는 후각의 독특한 메커니즘을 강조했습니다.

갓 내린 커피의 향기는 아침의 활기를 불러오고, 오래된 비누 향기는 어린 시절의 추억을 생생히 떠올리게 합니다. 2004년 연구에 따르면, 특정 향을 맡았을 때 해마가 활성화되어 기억을 떠올리거나 감정을 자극하는 것으로 나타났습니다. 라벤더 오일은 심리적 안정과 이완 효과를 제공하며, 시험 직전에 라벤더 향을 맡은 학생들이 더 낮은 스트레스를 보였다는 실험 결과도 이를 뒷받침합니다.

니치 향수 브랜드 르 라보(Le Labo)는 2018년 런던에서 진행한 실험을 통해 특정 향기가 신뢰감과 사회적 연결성을 어떻게 형성하는지 탐구했습니다. 실험 참가자들은 로즈와 시더우드 노트가 가미된 공간에서 더 따뜻하고 신뢰감 있는 분위기를 느꼈다고 응답했습니다. 이는 후각이 사회적 상호작용과 신뢰 형성에 기여한다는 점을 보여줍니다.

이 침묵의 감각은 우리를 둘러싸며 조용히 작동합니다. 위험을 경고하고, 기억을 불러오며, 감정을 자극하는 후각은 삶의 필수적인 일부입니다. 후각이 없다면 우리는 냄새만이 아니라 삶의 중요한 감각 경험까지 잃게 될 것입니다. 조용하지만 강렬한 후각은 우리를 지켜주고, 삶을 더욱 깊고 풍요롭게 만들어주는 특별한 감각입니다.

후각의 작동 원리
우리 몸 안의 향기 과학

아침 햇살 속에 퍼지는 갓 구워진 빵의 고소한 냄새, 첫사랑을 떠올리게 하는 은은한 향수, 비 온 뒤 풀밭에서 느껴지는 상쾌한 풀 내음. 우리가 일상에서 경험하는 이런 향기들은 공기 중을 떠다니는 분자 그 이상입니다. 이 작은 분자들은 우리 몸속 깊은 곳으로 스며들며 감정과 기억, 그리고 생존 본능까지 자극하는 특별한 반응을 이끌어냅니다.

향기의 첫 걸음 : 후각 상피와 수용체

향기가 우리 몸에 인식되는 첫 단계는 코 안쪽에 자리한 작은 구조물, 후각 상피입니다. 약 5㎠ 크기의 이 작은 영역에는 약 400종류의 후각 수용체가 자리 잡고 있으며, 각각 특정 향기 분자와 결합하도록 정교하게 설계되어 있습니다.

예를 들어, 장미의 섬세한 향기 분자는 해당 향기를 인식할 수 있는 특정 수용체와 맞물리며, 마치 자물쇠와 열쇠처럼 작동합니다. 이렇게 결합된 향기 신호는 후각 뉴런을 통해 뇌로 전달되며, 우리가 냄새를 '느낀다'는 경험으로 이어집니다.

특히 놀라운 점은 우리의 몸이 약 1조 개 이상의 냄새를 구별할 수 있는 능력을 갖추고 있다는 사실입니다. 이렇게 방대한 냄새를 구분할 수 있는 능력은 G 단백질 연결 수용체(G protein-coupled receptor, GPCR)의 작용 덕분에 가능합니다.

GPCR은 우리 몸의 후각 수용체에서 중요한 역할을 합니다. 각 후각 수용체는 특정 향기 분자를 인식하면 GPCR과 결합하게 되는데, 이 과정에서 화학적 신호가 전기 신호로 변환됩니다. 이 전기 신호는 후각 뉴런을 따라 뇌로 전달되며, 뇌는 이 정보를 종합하여 우리가 특정 냄새를 인식할 수 있도록 합니다.

흥미로운 점은 각각의 후각 수용체가 하나의 향기 분자에만 반응하는 것이 아니라, 여러 향기 분자 조합에도 반응할 수 있다는 것입니다. 예를 들어, 장미의 향기와 비슷한 다른 꽃향기도 일부 동일한 수용체를 자극할 수 있으며, 이 미묘한 차이가 향기 인식의 다양성을 만들어냅니다. 마치 알파벳 몇 글자로 수천 개의 단어를 조합할 수 있는 것처럼, 다양한 향기 분자들이 여러 수용체와 결합하면서 무수한 냄새를 구분할 수 있는 것입니다.

결국, GPCR의 이러한 복합적인 신호 전달 메커니즘을 통해 우리는 수많은 냄새를 구별할 수 있는 정교한 후각 시스템을 갖추게 되었습니다. 이는 향기를 '해석'하고 '읽어내는' 복잡하고 놀라운 과정임을 보여줍니다.

🌿 후각 신호의 여정 : 뇌로 향하는 길

후각 상피에서 생성된 신호는 후각 신경구로 전달됩니다. 이곳은 후각 정보가 처음 분석되는 장소로, 승모세포와 방상세포를 통해 신호가 정리됩니다. 이후 신호는 대뇌변연계로 전달되어 감정과 기억을 담당하는 부위와 연결됩니다.

이 과정은 왜 특정 향기가 강렬한 기억과 감정을 불러일으키는지를 설명합니다. 예를 들어, 라벤더 향은 편도체에서 스트레스를 완화하고, 세로토닌의 분비를 촉진해 편안한 감정을 유도합니다. 자몽 향은 엔도르핀 분비를 자극해 기분을 고양시키고 활력을 불어넣습니다.

또한, 멜라토닌 생성과 관련된 향기는 수면과 생체 리듬을 조절하는 데 중요한 역할을 합니다. 멜라토닌은 송과선에서 생성되는 호르몬으로, 수면-각성 주기를 조절하며 밤이 되면 그 분비가 증가합니다. 다음은 멜라토닌 분비를 촉진하는 향기들입니다.

- 🌼 **라벤더** : 스트레스를 줄이고 긴장을 완화해 멜라토닌 생성을 촉진합니다.
- 🌼 **카모마일 로먼** : 신경계를 진정시키고 마음의 평화를 가져옵니다.
- 🌼 **클라리 세이지** : 코티솔 수치를 낮춰 멜라토닌 분비를 지원하며, 깊은 수면을 유도합니다.

이 모든 과정은 향기가 우리의 감정, 행동, 심지어 생리적 리듬에까지 영향을 미친다는 것을 보여줍니다.

🌿 후각과 생존 본능

후각은 주변 환경의 변화를 즉각 감지하고 이에 반응할 수 있도록 돕는 중요한 감각입니다. 예를 들어, 부패한 음식에서 나는 냄새는 섭취를 피하도록 경고하며, 타는 냄새는 위험을 인식하고 신속하게 대처할 수 있도록 합니다. 이러한 반응은 무의식적으로 이루어지며, 생체 방어 시스템의 일부로 작용합니다.

자연에서는 후각이 생존의 핵심 요소로 작용합니다. 동물들은 냄새를 통해 먹이의 위치를 파악하고, 포식자의 접근을 감지하며, 짝을 찾기도 합니다. 인간 역시 후각을 활용하여 환경을 탐색하고 직관적으로 위험을 감지하는 능력을 갖추고 있습니다.

2004년, 린다 B. 벅(Linda B. Buck)과 리처드 액셀(Richard Axel)은 후각 수용체의 작동 원리를 밝혀낸 공로로 노벨 생리학·의학상을 수상 했습니다. 이 연구는 후각이 신경계와 기억, 감정에 깊이 영향을 미친다는 사실을 과학적으로 입증했습니다.

🌿 향기의 생리학적 효과

향기는 우리의 몸에 직접적인 생리적 변화를 유도하며, 신체와 정신에 강력한 영향을 미칩니다. Chemical Senses(2005)에 발표된 연구에 따르면, 자몽 향기가 가득한 공간에서 운동한 참가자들은 더 높은 에너지 소비를 보였습니다. 이는 향기가 신체적 활력을 증진하고 운동 성과를 높이는 데 도움을 줄 수 있음을 보여줍니다.

또 다른 연구에서는 레몬 향이 스트레스를 완화하고 작업 환경에서 생산성을 높이는 데 도움이 된다는 점이 밝혀졌습니다. 일본의 한 기업이 사무실에 레몬 향을 확산시키는 실험을 진행한 결과, 직원들의 집중력과 업무 효율이 향상된 것으로 나타났습니다. 이는 후각이 실제 성과에 긍정적인 영향을 미칠 수 있음을 보여줍니다.

> **핵심정리**
> **향기와 우리의 삶**

후각은 감각 기관의 기능을 확장하여 기억, 감정, 생존 본능까지 자극하며 우리의 삶을 풍요롭게 만듭니다. 냄새 분자가 코를 통해 뇌로 전달되는 이 복잡한 과정은 일상적인 경험이 아니라, 우리가 세상을 이해하고 해석하는 데 중요한 역할을 합니다.

향기의 본질을 이해하는 것은 깊은 의미를 지닙니다. 이는 우리의 삶을 더욱 풍부하고 의미 있게 만드는 중요한 요소가 될 수 있습니다. 냄새는 생존과 연결되고, 감정을 움직이며, 기억을 환기시키는 강력한 도구입니다. 향기를 통해 우리는 감각을 넘어선 세상을 경험하고, 삶의 본질을 더 깊이 이해할 수 있습니다.

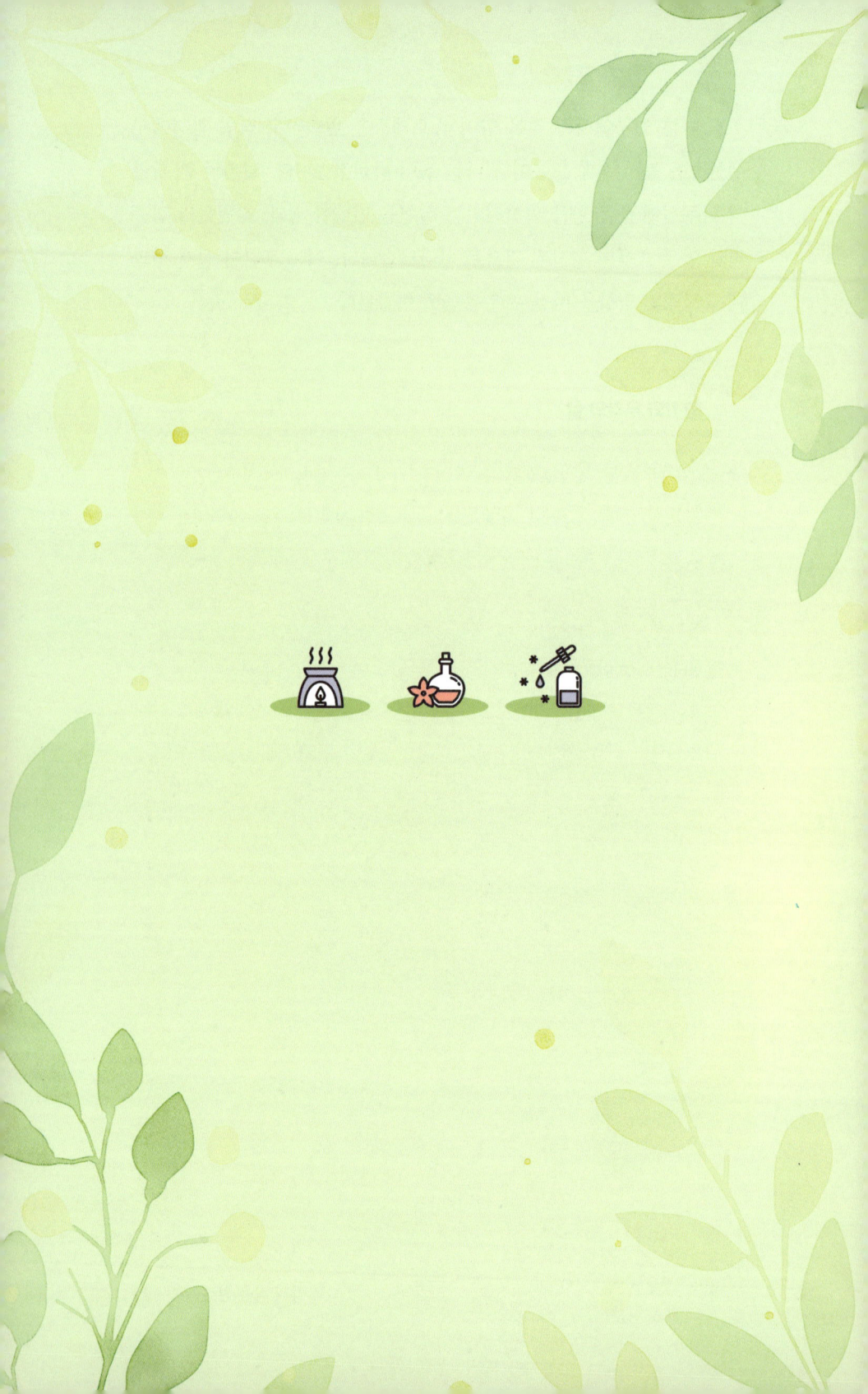

2장

세계 향기의 문화와 역사

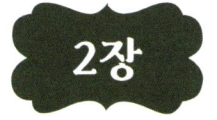

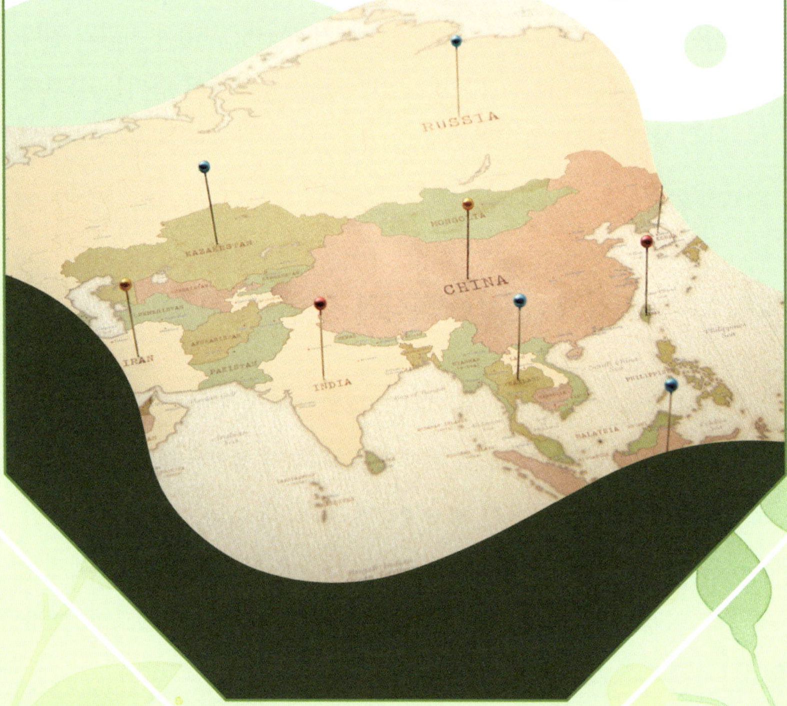

고대
신과 인간을 잇는 향기의 기원

바람에 실려 오는 은은한 향기는 고대부터 인간의 삶에 깊숙이 자리해 왔습니다. 향기는 공기 속에 흩날리는 향료 그 이상의 존재로, 인간의 영혼과 신성을 연결하고, 몸과 마음을 치유하며, 사회적 지위와 권력을 상징하는 매개체로 사용되었습니다. 고대 문명에서 향기는 사치품이 아닌, 삶의 필수적인 부분이자 신과 인간 사이의 다리를 놓는 중요한 수단이었습니다.

 고대 이집트 : 신성한 의식과 정치의 향기

향기의 역사를 논할 때 고대 이집트를 빼놓을 수 없습니다. 이집트인들은 향을 신성함의 상징으로 여겼으며, 유향과 몰약은 신전에서 신과 교감하는 데 사용된 중요한 향료였습니다. 이 향료들은 제사 의식뿐만 아니라 미라 제작 과정에서도 필수적인 역할을 했습니다. 사후 세계를 믿었던 이집트인들에게 향은 영혼의 안식과 부활을 상징했으며, 미라에 바르는 향료는 시신의 부패를 막고 영혼이 평화롭게 안식할 수 있도록 돕는다고 여겨졌습니다.

이집트의 클레오파트라 7세는 향기를 정치적 전략의 도구로 활용한 대표적인 인물입니다. 그녀는 장미 오일과 블루 로터스 오일을 이용해 자신의 카리스마와 권력을 부각시켰습니다. 전해지는 일화에 따르면, 클레오파트라는 율리우스 카이사르와 안토니우스를 만날 때 장미 향기로 가득 찬 배를 이용해 상대방에게 강렬한 인상을 남겼다고 합니다. 이는 향기가 감각적인 즐거움을 넘어 권력과 영향력을 표현하는 데 활용된 사례로, 이집트에서 향기는 종교적 의식과 정치적 수단 모두에서 중요한 역할을 했습니다.

메소포타미아와 바빌로니아 : 왕권과 신성함의 상징

메소포타미아와 바빌로니아 문명에서도 향기는 신성함의 상징으로 자리 잡았습니다. 이 지역의 신전과 궁전에서는 다양한 향료가 사용되었으며, 이는 신과의 교감을 표현하는 중요한 의식의 일부였습니다.

바빌로니아의 왕들은 향료를 사용해 왕권의 신성함을 강조했습니다. 향료는 신전에서 제사를 지낼 때 필수적으로 사용되었으며, 이는 신의 축복을 받는 왕의 권위를 상징했습니다. 고대 메소포타미아의 쐐기문자 기록에는 삼나무 오일과 향기로운 수지가 의료적 용도로 사용된 사례도 등장합니다. 이들은 상처 치료나 질병 예방에 효과적이라 여겨졌으며, 이는 향기가 신성함뿐만 아니라 치유의 도구로도 활용된 것을 보여줍니다.

🌿 고대 그리스 : 치유와 철학의 도구

고대 그리스에서는 향기가 철학적 사유와 치유의 수단으로 발전했습니다. 그리스인들은 향기를 정신적 평화와 신체적 건강을 유지하는 도구로 인식했습니다. 히포크라테스는 향기로운 식물의 효능을 연구하며, 향이 공기를 정화하고 질병을 예방하는 데 도움이 된다고 주장했습니다. 이는 향기의 의학적 활용이 아로마테라피의 기초로 자리 잡는 계기가 되었습니다.

그리스 철학자 아리스토텔레스 또한 향기의 심리적 영향을 탐구했습니다. 그는 향기가 정신적 평화를 유지하고, 인간의 감정을 조화롭게 조절하는 역할을 한다고 보았습니다. 이 시기의 향료로는 라벤더와 로즈마리가 널리 사용되었으며, 이는 심리적 안정과 기억력 증진에 효과적인 것으로 알려졌습니다.

고대 로마 : 사회적 지위와 향기의 예술

고대 로마에서는 향기가 사회적 지위와 권위를 나타내는 상징으로 자리 잡았습니다. 로마의 귀족들은 목욕 후 향유를 바르는 것을 일상화했으며, 이는 개인위생 관리를 넘어 사회적 신분을 드러내는 행위로 여겨졌습니다. 로마 황후 포피아 사비나는 매일 장미수로 목욕을 하며 자신의 권력과 우아함을 과시했습니다.

로마 병사들은 전투 전에 장미 향기를 사용하여 자신감을 고취하고 정신적 안정을 얻었습니다. 이는 향기가 장식품이 아닌, 심리적 회복과 자기표현의 도구로 사용된 것을 보여줍니다.

로마인들은 향기를 통해 예술적 감각을 표현하기도 했습니다. 향기를 이용한 연극 공연이나 의식 행사는 향의 예술적 가치를 높이는 데 기여했습니다. 로마의 향기는 사치품이 아닌 미학적 창조물로서 문화적 의미를 지니게 되었습니다.

> **핵심정리**
> ### 향기의 여정 : 신성과 치유에서 예술과 권력으로
>
> 고대 문명에서 향기는 신과 인간을 연결하는 매개체, 질병을 치유하는 도구, 그리고 사회적 지위를 나타내는 상징으로 자리 잡았습니다. 이집트의 신성한 의식, 메소포타미아의 왕권 상징, 그리스의 철학적 탐구, 로마의 사회적 표현은 각각의 시대와 문화에서 향기가 다양한 의미와 기능을 지니며 발전해 왔음을 보여줍니다.
>
> 고대의 향기는 종교적 의식에서 출발하여, 점차 의학적 치료와 예술적 표현으로 확장되었고, 이는 현대에 이르러 아로마테라피와 향수 산업의 기초가 되었습니다. 향기의 여정은 인간의 역사와 함께 발전하며, 시대와 문화를 초월한 감각의 언어로 자리 잡아 왔습니다.

중세
신앙과 치유, 그리고 상업의 향기

중세 유럽은 혼란과 변화의 시기였습니다. 흑사병과 같은 전염병이 유럽 전역을 휩쓸며 사람들의 삶에 깊은 불안과 공포를 남겼지만, 동시에 종교적 신앙과 치유에 대한 새로운 접근이 확산되었습니다. 이 시기에 향기는 사치품이나 치유 도구로 머무르지 않고, 신앙적 상징이자 경제적 가치를 지닌 중요한 자원으로 자리 잡았습니다.

 흑사병과 향기의 치유적 활용

14세기 유럽을 강타한 흑사병(페스트)은 유럽 인구의 절반가량을 사망에 이르게 한 치명적인 전염병이었습니다. 당시 사람들은 질병의 원인을 정확히 알지 못했기 때문에 공기를 정화하거나 악취를 제거하는 것이 병을 막는 방법이라고 믿었습니다. 이로 인해 라벤더, 로즈마리, 타임 같은 허브와 향료가 널리 사용되었습니다.

흑사병의 상징으로 잘 알려진 새 부리 모양의 가면은 의사들이 착용한 보호 장비로, 그 안에는 유향, 몰약, 로즈마리 등 향기로운 허브와 향료가 채워져 있었습니다. 당시 사람들은 전염병이 '나쁜 공기'에 의해 퍼진다고 믿었으며, 이러한 향료가 공기를 정화하고 질병의 확산을 막는 역할을 한다고 생각했습니다. 이 시기의 향료 사용은 의학적 치료보다는 질병 예방과 정신적 안정을 위한 수단으로 활용되었습니다.

종교와 의식에서의 향기

중세 유럽은 종교적 신앙이 사회 전반에 깊숙이 자리한 시기였습니다. 향기는 교회 의식과 기도에서 중요한 역할을 했으며, 신과 인간을 연결하는 성스러운 매개체로 사용되었습니다. 유향과 몰약은 미사와 같은 종교의식에서 불태워져 공간을 정화하고 신성함을 강조하는 데 사용되었습니다.

특히, 교황 클레멘트 6세는 페스트가 유럽을 휩쓸던 시기에 자신의 방을 향기로 채워 공기를 정화하려 했다는 기록이 남아 있습니다. 이는 향기가 생명 보호와 영적 안정을 위한 도구로 인식되었음을 보여줍니다. 성당에서는 유향과 로즈마리 같은 향료를 태워 신과의 교감을 강조했으며, 이는 공동체의 신앙심과 결속을 강화하는 데 기여했습니다.

향료 무역과 경제적 가치의 시작

중세는 향료가 유럽에 본격적으로 소개되기 시작한 시기였습니다. 십자군 전쟁을 통해 유럽은 동방 세계와 접촉하면서 사프란, 침향, 계피 같은 향료를 처음 접하게 되었습니다. 그러나 이 시기 향료의 주요 용도는 상업보다는 종교적 의식과 치유에 있었습니다. 유럽 교회에서는 향료를 사용해 공기를 정화하고 전염병 예방에 활용했으며, 의학적 가치는 물론 신성한 의미로도 받아들여졌습니다.

베네치아와 제노바 같은 도시국가들이 향료 무역을 통해 점차 부를 쌓기 시작했지만, 이는 르네상스 시대의 대규모 상업적 확장의 서막에 불과했습니다. 중세의 향료는 아직 귀족 사회로 널리 퍼지지 않았으며, 주로 교회와 의료 현장에서 제한적으로 사용되었습니다.

일상생활 속 향기의 역할

향료는 중세 유럽의 일상생활에서도 중요한 역할을 했습니다. 당시 도시 환경은 위생 상태가 열악했기 때문에 향료와 허브는 악취를 덮는 데 자주 사용되었습니다. 귀족들은 장미수나 라벤더 오일을 사용해 몸과 옷에 향기를 더했으며, 이는 청결을 유지하는 동시에 사회적 지위를 강조하는 요소로 인식되었습니다.

중세 가정에서는 향이 담긴 포푸리나 향 주머니를 침대와 방 곳곳에 배치해 쾌적한 환경을 유지하려 했습니다. 또한, 향은 정신적 안정과 휴식을 돕는 심리적 위안의 역할도 했습니다. 라벤더와 타임은 공기를 정화하고, 심리적 안정을 돕는 허브로 널리 알려졌습니다.

핵심정리
향기의 문화적, 종교적, 경제적 융합

중세 시대의 향기는 치유, 신앙, 경제라는 세 가지 축을 중심으로 발전했습니다. 흑사병과 같은 전염병 속에서 향은 질병 예방과 심리적 안정을 제공하는 수단으로 사용되었으며, 교회와 종교의식에서는 신성함을 강조하는 중요한 요소로 자리 잡았습니다. 동시에 향료는 유럽과 동방 세계를 연결하는 상업적 자산으로서 유럽의 경제 발전과 문화 교류에 중요한 역할을 했습니다.

중세 유럽에서 향기는 생명 보호, 영적 위안, 사회적 지위를 모두 담아낸 상징적인 존재였습니다. 이 시대의 향기 문화는 후대의 르네상스와 산업혁명 시대에 이르러 과학적 발전과 예술적 창작으로 이어지며, 현대의 향수 산업과 아로마테라피로 발전하는 데 중요한 기반이 되었습니다.

르네상스
예술과 과학, 그리고 권력의 향기

르네상스는 유럽 역사에서 예술, 과학, 그리고 문화적 부흥이 꽃피운 시기였습니다. 이 시기에 향기는 치유 도구나 사치품을 넘어, 예술적 창조물, 과학적 탐구의 대상, 그리고 권력의 상징으로 자리 잡았습니다. 르네상스 시대의 향수는 개인의 정체성과 사회적 지위를 표현하는 도구로 사용되었으며, 향료 무역의 확장과 조향 기술의 발전은 현대 향수 산업의 토대를 마련했습니다.

예술과 향기의 융합

르네상스 시대는 예술적 창의성이 절정에 달한 시기로, 향수 역시 예술의 한 형태로 인식되었습니다. 이탈리아에서는 향수가 회화, 조각, 건축과 함께 문화의 중요한 부분으로 자리 잡았습니다. 조향사들은 향료의 조합을 통해 감각적인 작품을 창조했고, 이는 당시 예술가들이 색채와 형태로 표현한 예술작품과 같은 가치를 지녔습니다.

특히 카트린 드 메디치(Catherine de' Medici)는 이탈리아 피렌체의 귀족 가문 출신으로, 프랑스 왕 앙리 2세와 결혼하면서 프랑스 궁정에 향수 문화를 전파한 인물로 알려져 있습니다. 그녀는 베르가못, 오렌지 블로섬, 재스민 등을 활용한 독창적인 향수를 개발했으며, 이는 유럽 상류층 사이에서 큰 인기를 끌었습니다. 그녀의 조향사였던 르네 르 플레르(Rene le Florentin)는 프랑스 향수 산업의 기초를 닦았고, 이는 그라스 지역이 세계적인 향수 중심지로 성장하는 데 중요한 역할을 했습니다.

과학적 탐구와 향수의 진화

르네상스는 과학적 탐구가 활발하게 이루어진 시기였습니다. 연금술과 의학의 발전은 향수 제조 과정에 중요한 영향을 미쳤습니다. 이탈리아와 프랑스에서는 알코올 증류 기술이 발달하면서 향료를 안정적으로 추출하고 보존할 수 있는 방법이 개발되었습니다.

이 시기의 대표적인 혁신은 헝가리 워터(Hungary Water)의 탄생입니다. 14세기 헝가리의 엘리자베스 왕비(Queen Elizabeth of Hungary)을 위해 제작된 이 향수는 로즈마리와 레몬을 주성분으로 하여, 향수의 역사에서 최초로 알코올을 기반으로 한 제품으로 평가받고 있습니다. 헝가리 워터는 향수 이상의 의미를 지녔으며, 건강과 아름다움의 상징으로 귀족 사회에서 큰 인기를 끌었습니다.

또한, 이 시기에 향은 질병 예방과 의료적 활용 측면에서도 주목받았습니다. 라벤더, 타임, 로즈마리 같은 허브는 방부 효과와 치유 작용으로 인해 전염병 예방과 공기 정화에 사용되었습니다. 이는 향수 제조 기술이 사람들의 생활 속에서 실질적인 가치로 자리 잡아 왔음을 보여줍니다.

🌿 향료 무역의 확장과 정치적 영향력

르네상스 시대는 향료가 종교적 의식과 의학적 용도에 국한되지 않고, 유럽 경제와 정치의 핵심 자원으로 자리매김한 시기였습니다. 십자군 전쟁 이후 동방에서 유럽으로 유입된 사프란, 침향, 계피 같은 향료는 귀족과 상류층 사이에서 부와 권력의 상징으로 자리 잡았으며, 이는 대항해 시대를 통해 전 세계로 확산되었습니다.

이 시기 베네치아와 제노바뿐 아니라 포르투갈과 스페인이 신항로 개척에 뛰어들며 향료 무역은 국가 간 외교와 정치적 협상의 주요 수단으로 떠올랐습니다. 특히, 향료를 둘러싼 경쟁은 유럽 국가 간의 식민지 쟁탈전으로 이어졌으며, 이는 향신료 전쟁(Spice Wars)과 식민지 시대의 서막을 여는 계기가 되었습니다.

향료 무역의 확장은 경제뿐 아니라 정치와 외교에도 깊은 영향을 미치며, 유럽의 정치적 지형과 국제 관계를 재편하는 데 중요한 역할을 했습니다.

🌿 프랑스 궁정과 향기의 정치적 상징

르네상스 시대의 향수는 프랑스 궁정에서 더욱 화려하게 꽃피웠습니다. 루이 14세는 베르사유 궁전을 "향기로 가득한 궁전"으로 만들며 향수를 권력의 상징으로 활용했습니다. 그는 매일 향수를 넣은 목욕을 즐겼으며, 장미, 재스민, 오렌지 블로섬 같은 고급 향료로 궁전의 정원을 채워 궁정의 위엄과 권위를 강조했습니다.

프랑스 궁정에서 향수는 귀족들의 사회적 지위를 나타내는 필수품으로 자리 잡았습니다. 귀족들은 화려한 향수로 자신들의 부와 권력을 드러냈으며, 이는 패션과 예술의 중요한 일부로 통합되었습니다. 이 시기의 향수는 사치품이 아니라, 정치적 상징과 사회적 계층을 나타내는 수단으로 기능했습니다.

> **핵심정리**
> ### 르네상스의 향기 유산 : 조향 예술과 과학의 융합
>
> 르네상스 시대의 향기는 예술적 창의성, 과학적 발전, 그리고 경제적 성장이 어우러진 결과물입니다. 이 시기의 조향 기술과 향료 무역의 확장은 현대 향수 산업의 기초를 마련했으며, 향수는 개인의 정체성과 사회적 지위를 표현하는 중요한 문화적 요소로 자리 잡았습니다.
>
> 당시 향료는 궁정의 화려한 향취로 머물지 않고, 일상생활과 의학, 과학 분야에서도 적극적으로 활용되었습니다. 이러한 유산은 오늘날 프랑스 그라스를 세계적인 향수의 중심지로 정착시키는 데 기여했으며, 현대 향수 산업과 아로마테라피 연구에도 중요한 영향을 미쳤습니다.
>
> 향기는 감각적 즐거움을 제공하는 것에서 나아가 예술과 과학 발전을 촉진하는 역할을 했습니다. 향료는 문화적 표현의 도구이자 개인의 개성을 드러내는 수단으로 사용되었으며, 동시에 새로운 조향 기술과 과학적 연구가 발전하는 계기를 마련했습니다. 또한, 향료 무역의 확장은 경제적 성장의 중요한 동력이 되어 유럽 사회 전반에 깊은 영향을 미쳤습니다.
>
> 르네상스 시대의 향료 문화는 예술과 과학, 경제를 아우르며 인류의 삶과 밀접한 관계를 맺어왔습니다. 오늘날에도 당시의 향료 유산은 현대 향수 산업과 조향 예술, 심리적 치유 분야에서 중요한 가치를 지니고 있습니다.

산업혁명
향기의 대중화와 과학적 전환

19세기 산업혁명은 인류의 삶을 근본적으로 변화시켰습니다. 기계화와 대량 생산의 도입으로 일상생활의 많은 부분이 새롭게 재편되었으며, 이는 향수 산업에도 큰 영향을 미쳤습니다. 이 시기는 향수가 상류층의 전유물에서 벗어나 대중적인 소비재로 자리 잡게 된 결정적 전환점이었습니다. 합성향료의 개발과 화학 기술의 진보는 향수의 접근성을 높였을 뿐만 아니라 향기의 예술성과 과학적 깊이를 확장하는 데 중요한 역할을 했습니다.

 합성 향료의 등장 : 향수의 과학적 혁신

19세기 중반, 화학 기술의 눈부신 발전은 향수 제조 방식에 혁신을 가져왔습니다. 이전까지 향수는 장미, 재스민, 유향과 같은 천연 재료에 의존했으며, 이로 인해 생산량이 제한적이고 가격이 높았습니다. 그러나 1868년, 쿠마린(Coumarin)의 발견을 시작으로, 자연에서 얻기 어려운 향들을 실험실에서 합성할 수 있는 기술이 등장했습니다. 이어 1874년에는 바닐린(Vanillin)이 개발되어 바닐라 향을 저렴하게 대량 생산할 수 있게 되었습니다.

이러한 합성향료는 천연향료로는 구현하기 어려운 새로운 향조(Accord)를 만들어낼 수 있는 가능성을 열어주었습니다. 합성향료의 등장으로 조향사들은 더 풍부하고 독창적인 향을 창조할 수 있었으며, 이는 향수의 다양성과 품질을 한층 높이는 계기가 되었습니다. 향료의 인공 합성은 단순한 비용 절감이 아니라 향기의 창의성과 예술성을 확장하는 데 중대한 역할을 했습니다.

향수 산업의 대중화 : 상류층에서 대중으로

산업혁명의 또 다른 핵심 변화는 향수의 대량 생산이 가능해졌다는 점입니다. 향수는 더 이상 귀족과 상류층만이 사용할 수 있는 사치품이 아니었고, 중산층과 노동 계층에게도 접근 가능한 제품으로 자리 잡았습니다. 이는 기계화된 생산 공정과 합성향료의 개발로 인해 가능해졌으며, 향수는 일상적인 소비재로 확산되었습니다.

1889년, 프랑스의 겔랑(Guerlain) 가문은 합성향료와 천연향료를 조합한 쥬키(Jicky)를 출시하면서 현대 향수의 새로운 장을 열었습니다. 이 향수는 라벤더와 쿠마린의 조화로 고전적인 향과 현대적인 감각을 융합하였으며, 향수가 외적 치장을 위한 도구에서 나아가, 개인의 정체성을 드러내는 문화적 표현으로 자리 잡는 데 기여했습니다. 이 제품은 향수의 대중화뿐만 아니라 향수 산업의 창의적 진화를 이끈 상징적인 작품으로 평가받고 있습니다.

향료의 의학적 활용과 아로마테라피의 탄생

산업혁명 시기에 향료의 역할은 향수 제조의 영역을 벗어나 의료와 위생 분야로 확대되었습니다. 라벤더와 민트 같은 허브는 진정, 소독, 소화 개선 등의 효능으로 인해 가정에서 자주 사용되었습니다. 이 시기는 향료가 질병 예방과 심리적 안정에 어떻게 활용될 수 있는지를 본격적으로 탐구하기 시작한 시점이기도 합니다.

특히, 프랑스 화학자 르네 모리스 가트포세(Rene-Maurice Gattefosse)는 화학 실험 중 발생한 화상을 라벤더 오일로 치료하면서 향료의 치유 효과를 발견했습니다. 그는 이 경험을 바탕으로 향료의 의학적 활용 가능성을 연구하였고, 1937년에는 아로마테라피(Aromatherapie)라는 용어를 처음으로 사용하여 현대 아로마테라피의 기초를 세웠습니다. 이로써 향료는 향기만을 위한 도구에서 벗어나, 정신적 안정과 신체적 건강을 돌보는 수단으로 인식되기 시작했습니다.

도시화와 향기의 새로운 역할

산업혁명은 도시화와 함께 대규모 인구 이동을 가져왔고, 이는 향수의 필요성과 사용 방식에도 변화를 일으켰습니다. 인구 밀도가 높은 도시 환경에서는 개인위생과 청결이 중요해졌으며, 향수는 불쾌한 냄새를 감추는 위생 관리의 수단으로 자리 잡았습니다.

특히, 공공 교통수단이나 공공장소에서 향수를 사용하는 것이 일상화되면서, 향수는 개인적인 향취의 역할을 넘어서 사회적 관계와 이미지 형성에 중요한 역할을 하게 되었습니다. 사람들은 향수를 통해 자신의 개성과 사회적 지위를 표현했고, 이는 향수가 패션과 라이프스타일의 중요한 일부로 자리 잡게 되는 계기가 되었습니다.

핵심정리
산업혁명이 남긴 유산

산업혁명은 향수 산업에 과학적 혁신과 대중적 확산이라는 두 가지 중요한 변화를 가져왔습니다. 합성향료의 개발은 향수의 다양성과 표현력을 확장 시켰으며, 대량 생산 기술은 향수를 모든 계층이 접근할 수 있는 일상적인 제품으로 만들었습니다.

이러한 변화는 향수가 예술, 과학, 그리고 상업의 경계를 넘나드는 복합적인 문화적 상징으로 자리 잡는 데 기여했습니다. 산업혁명 이후, 향수는 향기를 제공하는 역할을 벗어나 개인의 정체성을 표현하는 중요한 수단으로 발전했으며, 이는 현대 향수 산업의 발전에 결정적인 토대가 되었습니다.

산업혁명 시대의 향수는 고급스러운 향기를 넘어서, 대중의 일상, 의료적 활용, 그리고 사회적 상징성을 담아내는 다층적인 문화적 표현으로 자리 잡았습니다. 이러한 변화는 오늘날까지도 향수가 문화적, 경제적, 예술적 가치를 지닌 중요한 산업으로 성장하는 데 큰 영향을 미쳤습니다.

20세기
패션과 향수의 융합, 그리고 감각의 혁신

20세기는 향수가 아름다움을 위한 제품을 벗어나 패션, 예술, 그리고 개인적 정체성의 표현 수단으로 자리 잡은 시기입니다. 이 시기는 향수 산업이 패션계와 긴밀히 연결되며 문화적 아이콘으로서의 지위를 확립한 중요한 전환점이었습니다. 기술의 발전과 대중문화의 확산, 그리고 개개인의 감각적 욕구가 향수를 제품에서 예술적 창조물로 탈바꿈시켰습니다.

 패션 하우스와 향수의 만남 : 브랜드 아이덴티티의 확립

1921년, 패션 디자이너 코코 샤넬은 향수 역사에 샤넬 No.5라는 혁신적인 작품을 선보였습니다. 이 향수는 천연향료와 합성향료를 조화롭게 결합하여, 이전에는 경험하지 못한 독특한 향을 창조했습니다. 샤넬 No.5는 알데히드(Aldehyde)를 첨가한 첫 향수로, 이는 기존의 자연주의적 향에서 벗어나 모던하고 추상적인 향조를 구현했습니다.

샤넬 No.5의 성공은 향기의 독창성에만 있지 않았습니다. 간결한 이름, 미니멀한 병 디자인, 그리고 코코 샤넬의 자유롭고 현대적인 여성상이 이 향수를 시대의 상징으로 만들었습니다. 특히 1950년대, 헐리우드 스타 마릴린 먼로가 한 인터뷰에서 "잠잘 때 무엇을 입느냐"는 질문에 "샤넬 No.5 몇 방울이요"라고 답하며, 이 향수는 여성의 매력과 자신감을 상징하는 아이콘으로 자리 잡게 되었습니다.

이후 디올, 랑콤, 이브 생 로랑 등 주요 패션 하우스들이 잇달아 향수 시장에 진출했습니다. 1947년, 디올의 미스 디올(Miss Dior)은 우아함과 낭만을 담아냈으며, 1964년에는 이브 생 로랑의 이브 생 로랑 오피움(Opium)이 대담하고 관능적인 향으로 대중의 시선을 사로잡았습니다. 이러한 브랜드들은 향수를 통해 자신들의 브랜드 아이덴티티를 확립하고, 소비자들에게 감각적 경험을 제공했습니다.

🌿 니치 향수의 등장 : 대중성과 개성의 경계 넘기

20세기 후반에는 니치 향수(Niche Perfume)가 등장하면서 향수 산업에 새로운 바람을 불어넣었습니다. 대중적이고 상업적인 향수에서 벗어나, 개인화와 독창성을 강조한 니치 향수는 소규모 제작과 예술적 향조로 차별화되었습니다. 이러한 향수들은 소비자들에게 획일화된 향기가 아닌, 개인의 취향과 감성을 반영한 특별한 향기를 제공합니다.

1990년대, 프레데릭 말(Frederic Malle)과 같은 조향사가 이끄는 니치 향수 브랜드들은 조향사의 이름을 전면에 내세우며, 향수를 하나의 예술작품으로 다루기 시작했습니다. 딥티크, 르 라보, 바이레도와 같은 브랜드들은 자연의 향뿐만 아니라, 도시의 냄새, 기억의 단편, 문화적 상징을 향기로 담아내며 감각의 새로운 지평을 열었습니다.

이러한 변화는 향수가 패션의 일부가 아니라, 자신의 정체성과 삶의 이야기를 담는 매개체로 자리 잡는 데 기여했습니다.

🌿 감각 실험과 향기의 대중문화 속 확산

20세기 후반, 향수는 대중문화와 예술의 다양한 영역으로 확장되었습니다. 팝 아트(POP Art)와 현대 미술은 향수를 시각 예술과 결합하여 새로운 형태의 감각적 경험을 창조했습니다. 앤디 워홀(Andy Warhol)은 그의 작품에서 상업적 이미지를 활용하여 브랜드 향수를 대중문화의 아이콘으로 표현했습니다.

특히 그는 1967년 작품 'You're In'에서 코카콜라 병을 형상화한 향수 용기를 제작하여, 상업주의를 풍자하는 동시에 향수를 예술의 소재로 끌어들였습니다. 이 향수병은 실제 향기를 담고 있었으며, 제품 외형에 대중적 상징을 덧입힘으로써 소비문화와 예술 사이의 경계를 재조명했습니다. 또한 1980년대에 제작된 Halston Advertising Series에서는 유명 향수 브랜드 이미지를 실크스크린 기법으로 표현하여, 향수가 지닌 사회적 의미와 상징성을 시각적으로 풀어냈습니다. 이러한 작업을 통해 향수는 장식을 위한 물건이라는 인식을 벗어나, 예술적 표현과 문화적 메시지를 담는 매체로 인식되기 시작했습니다.

이 시기, 향수는 영화와 문학 속에서도 중요한 상징으로 등장했습니다. 패트릭 쥐스킨트(Patrick Süskind)의 소설 향수: 어느 살인자의 이야기(Perfume: The Story of a Murderer, 1985)는 향기의 세계가 인간의 본능과 사회적 질서에 얼마나 깊이 연결되어 있는지를 탐구하며, 향수에 대한 대중의 인식을 한층 더 확장시켰습니다. 2006년 영화화된 이 작품은 향수가 단순한 감각적 대상이 아니라 심리적, 문화적, 철학적 의미를 지닌 매개체임을 보여주었습니다.

🌿 소비자 경험의 변화 : 향수의 대중화

20세기는 향수가 더 넓은 계층으로 확산된 시대였습니다. 광고와 마케팅의 발달은 향수를 특정 계층의 전유물에서 벗어나, 더 많은 사람들에게 접근 가능한 일상적 제품으로 자리 잡게 했습니다. 텔레비전 광고와 패션 잡지를 통해 향수는 전 세계적으로 빠르게 확산되었으며, 다양한 가격대와 스타일의 향수들이 등장하면서 소비자들은 자신만의 향기를 찾을 수 있는 폭넓은 선택지를 갖게 되었습니다.

이러한 변화는 향수가 단지 사치의 상징이 아닌, 감각적 취향과 라이프스타일을 표현하는 수단으로 자리 잡는 데 기여했습니다.

🌿 향기의 심리학과 과학적 연구

20세기 후반에는 향기의 심리적 효과와 과학적 연구가 본격적으로 진행되었습니다. 후각이 감정, 기억, 행동에 미치는 영향이 밝혀지면서, 향수는 정서적 안정, 집중력 향상, 기억 회상 등 다양한 심리적 기능을 가진 제품으로 인식되었습니다.

1970년대에는 아로마테라피가 대중적으로 알려지기 시작하면서 향기의 치유 효과에 대한 관심이 높아졌습니다. 이로 인해 향수는 미용 제품에 그치지 않고, 건강한 삶과 정신적 안정을 돕는 중요한 요소로 자리 잡았습니다. 라벤더, 페퍼민트, 시트러스 계열의 향기는 스트레스 완화와 기분 전환에 긍정적인 영향을 미치는 것으로 다양한 연구에서 밝혀지며, 향기를 통한 심신의 균형 유지에 대한 관심이 더욱 확대되었습니다.

> 핵심정리
20세기 향수의 의미

　20세기는 향수가 패션, 예술, 과학, 그리고 개인적 정체성의 영역을 넘나들며 문화적 상징으로 자리 잡은 시기였습니다. 패션 하우스와 향수의 융합은 향수를 브랜드 철학과 미학을 전달하는 중요한 매개체로 만들었고, 니치 향수의 등장은 향수의 창의성과 독창성을 확장하는 계기가 되었습니다.

　이 시기의 향수 산업은 대중문화와 소비자 경험의 변화에 발맞춰 진화했으며, 향기는 더 이상 특정 계층의 전유물이 아닌, 개인적인 감각적 경험과 자기표현의 수단으로 자리 잡았습니다. 20세기의 이러한 변화는 오늘날 향수가 문화적, 심리적, 그리고 사회적 가치를 지닌 중요한 산업으로 성장하는 데 토대가 되었습니다.

21세기
지속 가능성과 감각 혁신의 시대

21세기는 지속 가능성과 개인화라는 가치를 중심으로 향기 산업의 지형을 변화시키고 있습니다. 환경을 고려한 제품 개발과 더불어, 디지털 기술과 융합된 향기 경험은 현대인의 감각적 삶에 새로운 차원을 더하고 있습니다. 팬데믹과 같은 글로벌 사건은 향기의 역할을 재조명하며, 심리적 안정과 건강을 위한 도구로서 향기의 가치를 더욱 확산시켰습니다.

지속 가능한 향기 산업의 발전

현대 소비자들은 향기의 품질뿐만 아니라 그 과정에서의 지속 가능성을 중요하게 여깁니다. 친환경적 생산 과정, 생분해 가능한 포장재, 윤리적 원료 조달은 이제 선택이 아닌 필수 조건이 되었습니다. 이에 따라 향기 산업은 생산 과정 전반에서 환경과 윤리를 고려한 접근을 강화하고 있습니다.

브랜드 르 라보와 조 말론은 재생 가능한 원료와 친환경 포장을 통해 지속 가능성을 추구하는 대표적인 예입니다. 이들은 향수 제작 과정에서 동물 실험을 배제하고, 천연 원료의 공정 거래를 실천하며 소비자와의 신뢰를 구축했습니다.

또한, 비건 향수의 등장은 동물성 원료를 사용하지 않는 윤리적 소비 트렌드를 반영한 것입니다. 바이레도와 같은 브랜드는 비건 인증을 받은 향수 제품을 출시하며 환경 보호에 대한 책임감을 강조하고 있습니다.

🌿 개인 맞춤형 향기의 확산

21세기 향수 시장은 개인의 취향과 개성을 반영한 맞춤형 향수로 빠르게 변화하고 있습니다. 소비자들은 이제 대중적인 향수보다는 자신만의 독특한 향기를 선호하며, 기술 발전과 함께 더욱 다양한 향기 경험이 가능해졌습니다.

AI 기반 조향 시스템은 이러한 변화를 이끄는 핵심 기술로 자리 잡고 있습니다. 예를 들어, 노트워디(Noteworthy)는 AI를 활용해 소비자의 성향과 취향을 분석한 후, 최적의 향수를 추천하는 서비스를 제공합니다. 이를 통해 소비자들은 자신의 개성과 감각을 반영한 맞춤형 향수를 선택할 수 있으며, 향수는 미용 제품에 국한되지 않고 자기표현과 감정적 경험을 반영하는 도구로 자리 잡았습니다.

한편, 더 누 코(The Nue Co.)는 감각적 경험과 웰니스를 중시하며, 심신 안정과 건강에 긍정적인 영향을 주는 향기를 개발하는 브랜드로 알려져 있습니다. 스트레스 완화와 에너지 균형을 돕는 기능성 향수를 선보이며, 자연 유래 원료와 지속 가능한 생산 방식을 통해 향기의 활용 범위를 더욱 확장해 나가고 있습니다.

이러한 변화는 향수가 개인의 감각적 경험과 감정적 연결을 형성하는 중요한 매개체로 자리 잡고 있음을 보여줍니다. 소비자들은 자신만의 향기를 통해 삶의 질을 높이고, 더욱 깊은 만족감을 느끼고 있습니다.

🌿 팬데믹과 향기 시장의 변화

코로나19 팬데믹은 전 세계인의 생활 방식을 근본적으로 변화시켰고, 이는 향기 산업에도 큰 영향을 미쳤습니다. 거리 제한과 실내 생활의 증가로 인해 사람들은 심리적 안정을 찾기 위한 방법으로 향기에 더욱 관심을 갖기 시작했습니다.

팬데믹 동안 실내 공간을 쾌적하게 유지하고 스트레스와 우울감을 완화하기 위해 아로마 확산기(디퓨저)의 수요가 눈에 띄게 증가했습니다. 라벤더, 일랑일랑 등의 향은 불안을 줄이고 수면의 질을 높이는 데 도움을 주었으며, 시트러스 계열의 향은 기분을 상쾌하게 하고 활력을 북돋우는 데 효과적이었습니다. 또한, 건강에 대한 관심이 높아지면서 티트리와 유칼립투스 같은 항균 에센셜 오일의 소비가 크게 늘었습니다. 이러한 오일은 공기 중 바이러스 제거, 면역력 강화, 호흡기 건강 유지에 효과적인 것으로 알려져 있습니다.

의료기관과 가정에서도 아로마테라피가 보조적 건강 관리 수단으로 활용되는 사례가 증가했습니다. 이 외에도 '팬데믹 블루'로 불리는 우울증과 불안 장애가 확산되면서, 향기의 정서적 치유 효과가 주목받기 시작했습니다. 2020년에 Journal of Affective Disorders에 발표된 연구에 따르면, 페퍼민트와 자몽 향은 우울증 완화에 긍정적인 영향을 미쳤으며, 라벤더 향은 불안 장애 환자의 스트레스 수치를 현저히 감소시킨 것으로 나타났습니다.

팬데믹 이후에도 이러한 변화는 지속되고 있습니다. 홈케어와 자기 관리에 대한 관심이 높아지면서, 향기는 일상 속에서 마음을 편안하게 하는 중요한 요소가 되고 있습니다. 맞춤형 향기 서비스와 디지털 조향 기술의 발전은 개인화된 향기 경험을 확대하고 있으며, 사람들은 이제 자신의 감정과 환경에 맞는 향기를 선택하여 삶의 질을 높이고 있습니다. 이러한 변화는 향기 산업이 일시적인 유행에 그치지 않고, 심리적 안정과 신체적 건강을 포괄하는 삶의 필수적인 요소로 자리 잡고 있음을 보여줍니다.

디지털 시대의 향기 경험 : 가상현실과의 융합

21세기는 디지털 기술과 향기의 융합을 통해 새로운 감각적 경험을 창출하고 있습니다. 가상현실(VR)과 증강현실(AR) 기술이 향기와 결합하면서, 향기는 더 이상 물리적 공간에만 국한되지 않고 가상 공간에서도 경험할 수 있는 감각적 요소로 확장되었습니다.

VR 게임이나 가상 전시회에서는 향기를 활용해 몰입감을 높이고 있습니다. 예를 들어, VR 여행 프로그램은 특정 지역의 풍경뿐만 아니라 현지의 향기까지 재현하여 사용자가 마치 그곳에 있는 듯한 느낌을 받을 수 있도록 합니다.

소비자들은 온라인 조향 플랫폼을 통해 자신만의 향수를 디지털 환경에서 설계하고 주문할 수 있습니다. 이러한 플랫폼은 개인의 기분, 계절, 선호하는 향 노트를 분석하여 맞춤형 향수를 제안합니다.

향기와 웰니스의 통합

21세기에 향기는 외적인 아름다움을 위한 제품이 아니라, 건강 관리와 심리적 안정의 필수 요소로 자리 잡고 있습니다. 아로마테라피는 이제 일상적인 건강 관리 방법 중 하나로 활용되며, 정신적 안정, 면역력 강화, 집중력 향상 등 다양한 분야에서 그 가치를 인정받고 있습니다.

많은 기업에서는 직원들의 스트레스 관리와 업무 효율성 향상을 위해 사무실 환경에 아로마 디퓨저를 설치하고 있습니다. 레몬과 로즈마리 향은 집중력과 사고력을 높이는 데 도움을 주며, 라벤더 향은 긴장을 풀어주어 업무 중 발생하는 불안을 완화합니다. 이로 인해 향기는 생산성을 높이는 직장 문화의 한 부분으로 자리 잡고 있습니다.

일부 병원과 의료기관에서는 아로마테라피를 보조 치료로 도입하여 환자들의 통증 완화, 불안 감소, 수면 개선을 돕고 있습니다. 영국의 국립보건서비스(NHS)와 같은 기관에서는 아로마테라피를 임산부의 진통 완화, 암 환자의 스트레스 관리에 적용하는 사례가 꾸준히 늘어나고 있습니다. 향기는 의료 환경에서 환자의 심리적 안정을 유도하고, 치료 효과를 높이는 역할을 하고 있습니다.

> **핵심정리**
> ### 향기의 미래, 감각과 기술의 융합
>
> 21세기의 향기 산업은 지속 가능성, 개인화, 디지털 기술의 발전과 함께 새로운 방향으로 나아가고 있습니다. 환경 보호와 윤리적 소비에 대한 관심은 향수 산업 전반에 영향을 미치며, 친환경적인 원료 사용과 지속 가능한 제조 공정이 주목받고 있습니다.
>
> 맞춤형 향수와 스마트 디퓨저의 등장은 사람들이 자신의 감각적 경험을 더욱 섬세하게 조율할 수 있는 기회를 제공합니다. 향수는 이제 개인의 개성과 취향을 표현하는 수단으로 기술과 결합하여 소비자들에게 독창적인 경험을 제공하고 있습니다.
>
> 코로나 팬데믹은 향기의 심리적, 의료적 가치에 대한 인식을 새롭게 하는 계

기가 되었습니다. 사람들은 향기를 통해 스트레스를 관리하고, 집 안에서 쾌적한 환경을 유지하며, 일상에서의 감정적 안정을 찾게 되었습니다. 이로 인해 향기는 정신 건강과 생활의 질을 높이는 데 중요한 역할을 하게 되었고, 향기 산업은 이러한 수요에 맞춰 빠르게 변화하고 있습니다.

앞으로 향기는 가상현실(VR), 인공지능(AI)과 같은 첨단 기술과 융합하여 새로운 감각 경험의 가능성을 넓혀 나갈 것입니다. 이는 향기 산업이 21세기의 감각 혁신을 이끄는 중요한 분야로 자리매김하게 할 것입니다.

3장

한국 향기의 전통과 발전

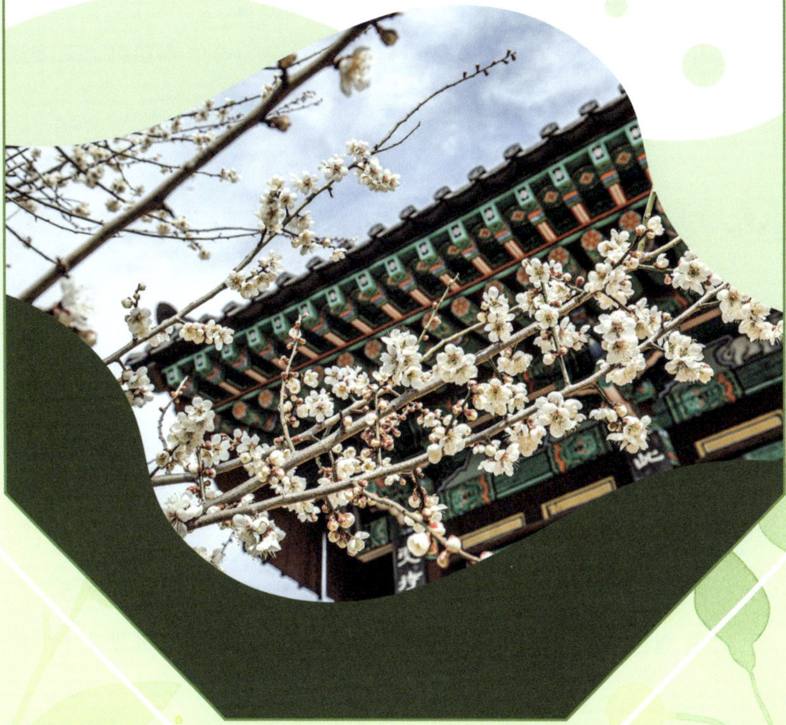

삼국 시대
불교 전래와 향기의 시작

삼국시대는 한국 향기 문화의 뿌리가 형성된 시기로, 불교의 전래와 함께 향이 본격적으로 일상과 의식 속에 자리 잡기 시작했습니다. 그러나 향기의 기원은 불교 전래 이전부터 이미 한국 고유의 신화와 전통 속에 존재했습니다.

 단군신화와 향기의 기원 : 마늘, 쑥, 그리고 신단수

한국의 단군신화는 향기 문화의 뿌리를 이해하는 데 중요한 단서를 제공합니다. 이 신화는 건국 신화에 국한되지 않고, 자연과 인간의 조화, 그리고 향기로운 풀과 식물의 상징성을 담고 있습니다.

환웅이 하늘에서 내려와 인간 세상을 다스리던 중, 곰과 호랑이가 인간이 되기를 소망했습니다. 환웅은 그들에게 마늘과 쑥을 주며, 100일 동안 햇빛을 보지 않고 이 음식만 먹으면 인간이 될 수 있다고 말했습니다. 곰은 인내심을 가지고 이 시련을 이겨내어 여인으로 변신했고, 이후 환웅과 결혼하여 단군왕검을 낳았습니다.

　이 이야기에서 마늘과 쑥은 음식 이상의 존재로, 정화와 변화의 상징으로 등장합니다. 특히 마늘은 강한 향을 지닌 식물로, 악귀를 물리치고 건강을 지키는 방부 및 치유의 역할을 해왔습니다. 쑥 역시 향초로 태워 공간을 정화하거나 몸을 따뜻하게 하는 데 사용되었습니다. 이러한 전통은 오늘날까지도 삼복더위에 쑥을 태우는 풍습이나 김장철 마늘 사용으로 이어지고 있습니다.

　또한, 환웅이 내려온 장소로 알려진 신단수(神檀樹)는 신성한 나무로, 고대부터 인간과 신을 연결하는 상징적 존재였습니다. 신단수 주변에서 향을 피우거나 제사를 지내는 풍습은 자연과 신성한 존재의 교감을 나타내는 초기 형태의 향 문화로 볼 수 있습니다.

🌿 고구려 : 불교와 함께 퍼진 향기 문화

　고구려에서는 불교의 전래와 함께 향의 사용이 본격화되었습니다. 사찰과 왕실에서는 향을 태워 공간을 정화하고 명상과 수행에 집중할 수 있는 환경을 조성했습니다. 고구려의 고분벽화에는 향로를 들고 제사를 지내는 장면이 묘사되어 있어, 향이 종교적 의식뿐만 아니라 왕실 의례와 귀족 문화에도 깊이 스며들었음을 보여줍니다.

🌿 백제 : 일본으로 전해진 향 문화와 '백제 금동대향로'

　백제는 불교뿐만 아니라 향 문화를 일본에 전파한 국가로 평가됩니다. 일본 아스카 문화의 형성에 깊은 영향을 미친 백제는 불교와 함께 향나무와 향료 사용법을 전해주었으며, 이는 일본 전통 향 문화인 코도

(香道)의 발전에 기여했습니다.

　백제의 향 문화를 대표하는 유물 중 하나가 바로 백제 금동대향로입니다. 부여 능산리 고분군에서 출토된 이 향로는 7세기 백제의 정교한 금속 공예 기술과 향 문화의 발전을 보여주는 중요한 유물입니다. 용과 봉황으로 장식된 상단은 하늘을 상징하며, 연꽃 문양은 불교적 깨달음을 표현합니다. 이 향로는 향을 담는 기능만으로는 설명할 수 없는, 우주관과 불교적 세계관을 표현한 예술작품으로 평가받고 있습니다.

　이 향로의 구조 또한 독창적입니다. 뚜껑 부분에는 산과 나무, 동물들이 정교하게 조각되어 있어 자연의 조화를 상징하며, 향을 피울 때 연기가 산의 안개처럼 퍼지도록 설계되었습니다. 이는 향이 신성한 세계와 인간의 삶을 연결하는 매개체로 인식되었음을 보여줍니다. 백제 금동대향로는 예술과 신앙이 조화를 이루는 작품으로, 백제의 향 문화 수준을 증명하는 중요한 유산입니다.

🌿 신라 : 향을 통한 정신 수양과 귀족 문화

　신라에서는 불교가 국교로 자리 잡으면서 향의 역할이 더욱 중요해졌습니다. 불국사와 같은 사찰에서는 향이 명상과 수행의 필수적인 요소로 자리 잡았으며, 왕실 제례와 국가적 의식에서도 향을 태워 신성함을 강조했습니다.

　특히 신라 귀족들은 향을 개인적 품격을 나타내는 수단으로 사용했습니다. 화랑도 문화에서는 향낭을 허리에 차고 다니며 몸과 마음을 정결히 했습니다. 이는 장신구가 아니라 정신적 수양과 자기 관리의 상징으로 여겨졌습니다. 향나무와 침향 같은 고급 향료는 귀족들 사이에서 지위와 교양을 나타내는 필수품이 되었습니다.

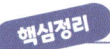

삼국시대의 향기 문화

　삼국시대의 향기 문화는 불교 전래와 함께 체계적으로 발전했지만, 그 기원은 단군신화와 같은 고유의 전통과 신화 속에서도 찾을 수 있습니다. 마늘과 쑥, 신단수는 단순한 식물과 나무가 아니라 정화와 변화, 그리고 신성과 인간의 연결을 상징하는 중요한 요소였습니다.

　백제 금동대향로와 같은 유물은 삼국시대 향 문화의 예술적 가치와 정교한 기술력을 보여주며, 고구려와 신라의 향기 사용은 정신 수양과 사회적 위계를 표현하는 수단으로 자리 잡았습니다.

　삼국시대의 향기 문화는 한국의 정체성과 문화적 유산으로서 현대까지도 깊은 영향을 미치고 있습니다.

고려 시대
향의 생활화와 불교 문화의 정점

고려 시대는 불교가 국교로 자리 잡은 시대로, 향은 종교적 의식뿐 아니라 일상생활 전반에 깊이 스며들었습니다. 왕실과 귀족뿐 아니라 일반 서민들도 향을 생활 속에서 다양하게 활용하였으며, 이 시기에 한국의 향 문화는 정교함과 예술성을 더해 한층 더 발전했습니다.

 불교 의식과 향의 중심적 역할

고려 시대 불교 의식에서 향은 필수적인 요소였습니다. 향을 피우는 행위는 공간 정화 이상의 의미를 가졌습니다. 향은 부처님께 바치는 공양의 일환이자, 마음을 정화하고 깨달음을 향한 수행을 돕는 중요한 수단으로 여겨졌습니다.

특히, 팔만대장경을 제작할 때 향은 매우 중요한 역할을 했습니다. 대장경 조판 과정에서 목판을 제작하거나 경전을 인쇄할 때 향을 태워 잡귀를 물리치고 나쁜 기운을 없앴습니다. 이는 경전이 가진 신성함을 보호하고, 작업에 참여하는 이들의 마음을 깨끗이 다지는 의식이기도 했습니다.

또한, 사찰에서는 향을 피우는 것이 일상적이었으며, 법회나 명상 수행 시 향을 사용해 수행자들의 집중력을 높였습니다. 이는 불교 신앙의 표현에 그치지 않고, 심리적 안정과 영적 교감을 위한 도구로 자리 잡았습니다.

🌿 향의 생활화 : 귀족과 서민의 일상 속 향기

고려 시대 향은 귀족 사회와 왕실의 전유물이 아니었습니다. 이 시기에는 향이 일반 가정에도 널리 퍼졌으며, 향의 사용은 신분과 관계없이 일상적인 습관이 되었습니다.

귀족 가문에서는 향을 피우는 것이 품격과 교양의 상징이었습니다. 귀족들은 차(茶) 문화와 결합하여 향을 즐겼으며, 차를 마시며 향을 함께 즐기는 다도(茶道) 문화가 발전했습니다. 향은 정신 수양과 심신의 안정을 돕는 수단으로 인식되었으며, 이는 문인과 학자들 사이에서 큰 인기를 끌었습니다. 향낭을 허리에 차고 다니거나, 서재에서 향을 피워 독서와 글쓰기에 집중하는 것이 유행했습니다.

반면 서민들도 향을 다양한 방식으로 활용했습니다. 특히 약재로서의 향 사용이 활발했습니다. 쑥, 백단향, 침향 등은 몸을 따뜻하게 하고 병을 예방하는 데 사용되었으며, 이는 민간요법의 중요한 부분으로 자리 잡았습니다. 또한, 향을 태워 해충을 쫓거나 공간의 냄새를 제거하는 등 실용적인 목적으로도 활용되었습니다.

🌿 고려청자와 향로 : 예술과 향의 결합

고려 시대 향 문화의 정수를 보여주는 대표적인 유물은 고려청자 향로입니다. 고려청자는 세계적으로 인정받는 도자기이며, 청자 향로는 그 정교한 기술력과 예술성을 집약한 작품으로 평가받습니다.

청자 향로는 향을 피우는 도구가 아니라 미적 즐거움과 불교적 상징성을 함께 지닌 예술품이었습니다. 연꽃무늬, 구름, 용 등의 문양이 새겨진 향로는 향이 피어오를 때 그 연기가 마치 자연의 일부처럼 흩날리도록 설계되었습니다. 이는 향이 단순한 냄새가 아니라 자연과 인간, 신성을 연결하는 매개체로 인식되었음을 보여줍니다.

또한, 고려의 은제 향로, 청동 향로 등은 왕실과 귀족 가정에서 필수적인 장식품이자 실용품으로 사용되었습니다. 이 향로들은 중국과 일본에까지 수출되어 국제적인 예술품으로 인정받았으며, 고려의 향 문화가 세계적으로 얼마나 발전했는지를 보여줍니다.

문인과 향 : 정신적 수양과 창작의 동반자

고려 시대 문인들과 학자들은 향을 향기로 즐기기보다는 정신적 수양과 창작 활동의 도구로 삼았습니다. 향을 피우며 시를 짓고, 서예를 하거나, 명상에 잠기는 것이 일상적인 풍경이었습니다. 이는 향이 창조적 사고와 정신 집중을 돕는 중요한 수단이었음을 의미합니다.

특히, 고려의 선비들은 서재에서 향을 피우며 조용한 환경을 조성해 자기 수양에 힘썼습니다. 이는 향이 지닌 심리적 안정 효과를 보여주는 한 예로, 향이 문학과 예술의 발전에 기여한 바가 큽니다.

핵심정리

고려 시대의 향 문화 : 종교적 신앙에서 일상으로의 확산

고려 시대는 향 문화가 일상 속으로 깊이 스며든 시기였습니다. 불교의 확산과 함께 향은 종교적 의식에서 중요한 역할을 했으며, 왕실과 귀족뿐만 아니라 일반 가정에서도 다양하게 활용되었습니다. 팔만대장경 제작 과정에서의 향 사용, 고려청자 향로와 같은 예술품, 그리고 문인들의 정신 수양에 활용된 향은 고려 시대 향 문화의 다양성과 깊이를 잘 보여줍니다.

향은 이 시기에 종교적 도구나 사치품의 의미를 넘어 자연스럽게 생활 속 필수 요소로 자리 잡았으며, 이는 고려 시대의 예술, 의학, 생활 전반에 큰 영향을 미쳤습니다. 고려의 향 문화는 이후 조선 시대에도 이어지며 한국의 향기 문화 발전에 중요한 토대를 마련했습니다.

조선 시대
유교적 질서와 일상 속 향의 변모

조선 시대는 유교적 가치관이 사회 전반을 지배하며 향의 사용과 의미가 새로운 방향으로 전환된 시기입니다. 불교 중심의 고려와 달리, 조선은 유교적 예법을 국가 운영의 근간으로 삼으면서 향이 제례와 일상생활, 그리고 의학적 활용을 통해 사회 전반에 스며들었습니다.

제례와 유교적 의식 속 향의 중요성

조선 시대에서 향의 가장 중요한 역할은 제례(祭禮)에서의 사용이었습니다. 유교 사회에서 조상에 대한 효는 최고의 덕목으로 여겨졌으며, 향은 조상과 후손을 연결하는 매개체로 자리 잡았습니다. 제사상에는 반드시 향로가 놓였고, 향을 태우는 행위는 정성과 경건함을 표현하는 방식으로 이해되었습니다.

국조오례의(國朝五禮儀)에 따르면, 제사를 지낼 때 향을 피우는 것은 조상의 영혼을 불러오는 행위로 규정되었습니다. 이때 사용하는 향은 정제된 침향이나 백단향이 선호되었으며, 이는 깨끗하고 신성한 공간을 조성하는 데 도움을 주었습니다. 향 연기가 하늘로 퍼져나가는 모습은 조상에게 후손의 정성과 예가 전해진다는 상징적 의미를 담고 있었습니다.

🌿 양반 사회와 향의 품격 : 교양과 자기 수양의 도구

조선 시대 양반층은 향을 제례 도구로만 사용하지 않았습니다. 향은 교양인의 필수품으로 자리 잡으며, 자기 수양과 심리적 안정을 위한 도구로 활용되었습니다. 양반들의 서재(書齋)에는 항상 향로가 놓였으며, 글을 쓰거나 책을 읽을 때 향을 피워 마음을 다스리고 집중력을 높이는 데 도움을 주었습니다.

퇴계 이황과 율곡 이이와 같은 조선의 대표적 유학자들은 향을 피우며 심신을 가다듬고 사색에 잠기는 것을 중요하게 여겼습니다. 이들은 향의 향기를 통해 내면의 평정심을 유지하고, 도덕적 수양의 일환으로 향을 활용했습니다.

또한, 향낭과 향초는 양반 여성들 사이에서도 인기를 끌었습니다. 향낭은 의복에 달아 몸의 냄새를 제거하고, 심신의 안정을 돕는 휴대용 향품으로 사용되었습니다. 이는 패션 소품을 넘어 귀족 여성들의 품격을 상징하는 아이템으로 자리 잡았습니다.

🌿 향과 의학의 융합 : 한의학 속 향료의 활용

조선 시대에는 향료의 의학적 활용이 본격적으로 체계화되었습니다. 조선 의학의 기초가 되는 향약집성방(鄕藥集成方)과 동의보감(東醫寶鑑) 같은 의학서에는 향료의 약리적 효능이 상세히 기록되어 있습니다.
- ⬢ **침향** : 몸을 따뜻하게 하고 소화를 돕는 효능이 있다고 여겨졌으며, 복통이나 소화불량 치료에 사용되었습니다.
- ⬢ **백단향** : 마음을 진정시키고 스트레스를 완화하는 데 도움을 주었으며, 불면증 치료에도 쓰였습니다.
- ⬢ **향나무** : 해독 작용이 뛰어나 피부병 치료와 호흡기 질환 예방에 활용되었습니다.

향은 약재로서 중요한 역할을 하였으며, 의료 현장은 물론 가정에서도 다양한 치료 목적으로 활용되었습니다.

향과 관혼상제 : 인생 의례 속 향의 역할

조선 시대에는 관혼상제, 즉 성인식, 혼례, 장례, 제사 등 인생의 중요한 순간마다 향이 사용되었습니다. 특히 장례 의식에서 향은 죽은 이의 영혼을 인도하고 나쁜 기운을 제거하는 역할을 했습니다.

장례 절차 중 빈소에는 항상 향로가 놓였고, 향을 피워 죽은 자의 넋을 위로하며 남은 이들의 슬픔을 달래는 데 사용되었습니다. 이때 사용된 향은 침향이나 백단향이 주로 선택되었으며, 이는 고인의 영혼을 깨끗이 정화하는 데 효과적인 것으로 믿어졌습니다.

혼례에서도 향은 중요한 요소였습니다. 혼례복에 향낭을 달아 부부의 평안과 새로운 시작을 기원했으며, 신혼집에서는 향을 피워 잡귀를 몰아내고 좋은 기운을 불러들이는 풍습이 있었습니다.

🌿 향 문화의 대중화와 서민층의 활용

조선 후기에는 향이 서민층으로까지 널리 확산되었습니다. 향은 더 이상 상류층의 전유물이 아니었으며, 시장이나 약재상에서 쉽게 구할 수 있는 상품이 되었습니다.

서민들은 향을 공간 정화와 방충의 용도로 활용했습니다. 특히 여름철에는 쑥이나 침향을 태워 모기나 해충을 쫓는 데 사용했으며, 이는 생활필수품으로 자리 잡았습니다. 또한, 쑥뜸과 같은 전통 요법도 향의 연장 선상에서 건강 관리의 일환으로 활용되었습니다.

핵심정리
조선 시대 향 문화의 변모와 지속성

조선 시대에는 향이 종교적 의식뿐만 아니라 유교적 예법, 개인의 자기 수양, 의학적 활용 등 다양한 영역에서 생활 속에 깊이 스며들었습니다. 제례와 관혼상제에서는 정성과 경건함을 표현하는 요소로 사용되었으며, 양반층에게는 교양과 품격을 상징하는 중요한 부분으로 자리 잡았습니다.

또한, 의학적 활용과 서민 생활 속에서 향은 실용적인 도구로 자리 잡으며 한국 향기 문화의 지속성과 변화를 이끌었습니다. 조선 시대의 향 문화는 오늘날 제사 의례, 한방 치료, 일상적 향수 사용 등 다양한 형태로 계승되고 있습니다.

근현대
산업화와 향의 대중화

근현대에 접어들며 한국의 향기 문화는 전통적 의미에서 벗어나 산업화, 도시화, 그리고 글로벌화의 흐름에 따라 변화와 확장을 거듭했습니다. 이 시기에는 서양 향수와 아로마테라피가 도입되며, 향이 개인적 표현과 정신적 안정을 위한 수단으로 자리 잡았습니다.

 개항기와 일제강점기 : 전통과 서양 향수의 만남

19세기 후반 개항기는 한국 향기 문화에 서양의 향수가 본격적으로 도입되는 시기였습니다. 일본을 통해 수입된 서양 향수와 화장품은 도시 상류층 여성들 사이에서 새로운 미용 트렌드로 자리 잡기 시작했습니다. 이로 인해 전통적인 향낭과 향로 사용이 점차 줄어들었으나, 제례와 전통 의식에서는 여전히 전통 향이 중요한 역할을 유지했습니다.

일제강점기 동안 일본은 서양의 향수 문화를 적극적으로 도입했고, 한국에서도 일본 브랜드의 향수와 화장품이 유통되기 시작했습니다. 대표적인 예로 시세이도와 같은 일본 브랜드의 제품들이 도시 여성들 사이에서 인기를 끌었습니다. 하지만 이러한 향수와 화장품은 주로 상류층과 도시 거주자들에게 국한되었으며, 농촌 지역에서는 여전히 쑥, 침향, 백단향과 같은 전통 향료가 의료와 생활 용도로 널리 사용되었습니다.

🌿 광복 이후 : 산업화와 향의 대중화

1945년 광복 이후, 한국은 빠르게 산업화와 도시화를 경험했습니다. 이 과정에서 서양 향수는 더 이상 상류층의 전유물이 아닌, 대중적 소비재로 자리 잡기 시작했습니다. 1960~70년대에는 국산 향수와 화장품 브랜드가 등장하며, 한국 향기 산업의 초석이 마련되었습니다.

- **1970년대** : 럭키(Lucky), ABC 화장품 등 한국 최초의 향수와 화장품 브랜드가 등장하며, 향은 미용과 패션의 필수 요소로 자리 잡았습니다. 이 시기의 향수는 주로 플로럴 계열과 시트러스 계열이 인기를 끌었으며, 이는 당시 여성의 우아함과 청결함을 강조하는 사회적 분위기와 맞물렸습니다.
- **1980년대** : 경제 성장과 함께 해외 브랜드가 본격적으로 한국 시장에 진출하기 시작했습니다. 샤넬, 디올, 랑콤 등의 유럽 향수 브랜드가 인기를 끌었으며, 면세점과 백화점을 통해 다양한 향수 제품들이 소개되었습니다.

🌿 아로마테라피의 도입과 확산

1990년대에 들어서면서 아로마테라피라는 개념이 한국에 소개되기 시작했습니다. 이는 향이 미용뿐만 아니라 정신적 안정과 건강 관리를 위한 수단으로 인식되는 계기가 되었습니다. 라벤더, 페퍼민트, 티트리 등의 에센셜 오일이 널리 알려지며, 향이 스트레스 해소와 심리적 안정에 긍정적인 영향을 미친다는 인식이 확산되었습니다. 이는 한국 사회가 빠른 산업화와 도시화로 인한 스트레스와 심리적 피로에 직면하면서 대중의 관심을 끌었습니다.

스파, 마사지 샵, 피트니스 센터 등에서도 아로마테라피가 활용되며, 향은 웰니스 문화의 일환으로 자리 잡았습니다.

🌿 21세기 : 글로벌화와 개인 맞춤형 향기 시장

21세기에 들어서며 한국의 향기 문화는 글로벌 트렌드와 디지털 기술의 발전에 따라 더욱 다양해졌습니다. 맞춤형 향수와 스마트 디퓨저 같은 기술이 도입되면서, 향은 미용과 치유의 개념을 확장하여 자기표현과 감성적 경험을 위한 중요한 요소로 자리 잡았습니다.

딥티크, 바이레도와 같은 니치 향수 브랜드가 한국 시장에 진출하며, 대중적인 향수와 차별화된 독창적인 향이 주목받기 시작했습니다.

이러한 변화 속에서 개인의 취향을 반영한 향수 공방이 전국적으로 증가하였습니다. 향수 공방은 제품 구매의 개념을 확장하여, 직접 향을 만들고 조향 과정에 참여하는 체험형 공간으로 자리 잡았습니다. 사람들은 자신만의 향기를 만들기 위해 공방을 찾으며, 이는 개인 맞춤형 향수 시장의 성장을 촉진하고 향기 경험의 폭을 넓히는 계기가 되었습니다. 서울의 가로수길, 성수동과 같은 트렌디한 지역뿐만 아니라 지방 도시에서도 다양한 공방이 생겨나며, 사람들의 참여와 자기표현의 기회가 확대되었습니다.

한국의 화장품 산업이 글로벌 시장에서 인기를 얻으면서, K-향수와 아로마테라피 제품들도 세계적으로 주목받고 있습니다. 아모레퍼시픽, 엘지생활건강 등의 한국 화장품 브랜드는 향을 강조한 제품을 출시하며, 자연 친화적이고 건강한 이미지를 부각하고 있습니다.

코로나19 팬데믹으로 인해 실내에서 보내는 시간이 늘어나면서, 향에 대한 관심이 더욱 높아졌습니다. 아로마 확산기(디퓨저)와 항균 아로마 오일의 수요가 증가했으며, 이는 심리적 안정과 건강 관리에 대한 관심으로 이어졌습니다. 이러한 변화는 향기가 일상생활에서 심신의 균형과 건강을 돕는 중요한 역할을 하게 된 계기가 되었습니다.

핵심정리
근현대 향기 문화의 확산과 미래

근현대에 들어서면서 한국의 향기 문화는 전통과 현대적 감각이 조화를 이루며, 글로벌 흐름과 개인의 취향이 반영되는 방식으로 변화해 왔습니다. 서양 향수와 아로마테라피가 보급되면서 향은 개인의 개성을 표현하고, 정신적 안정을 돕는 수단으로 자리 잡았으며, 산업화와 세계화의 영향으로 국제적인 트렌드와 연결되었습니다.

오늘날 향은 소비재의 개념을 벗어나 감정과 기억을 자극하는 요소로 활용되며, 심리적 치유와 정체성 표현, 문화적 교류의 중요한 매개체로 인식되고 있습니다. 이러한 흐름은 앞으로도 지속될 것이며, 향기 문화는 더욱 폭넓고 깊이 있는 방식으로 발전해 나갈 것입니다.

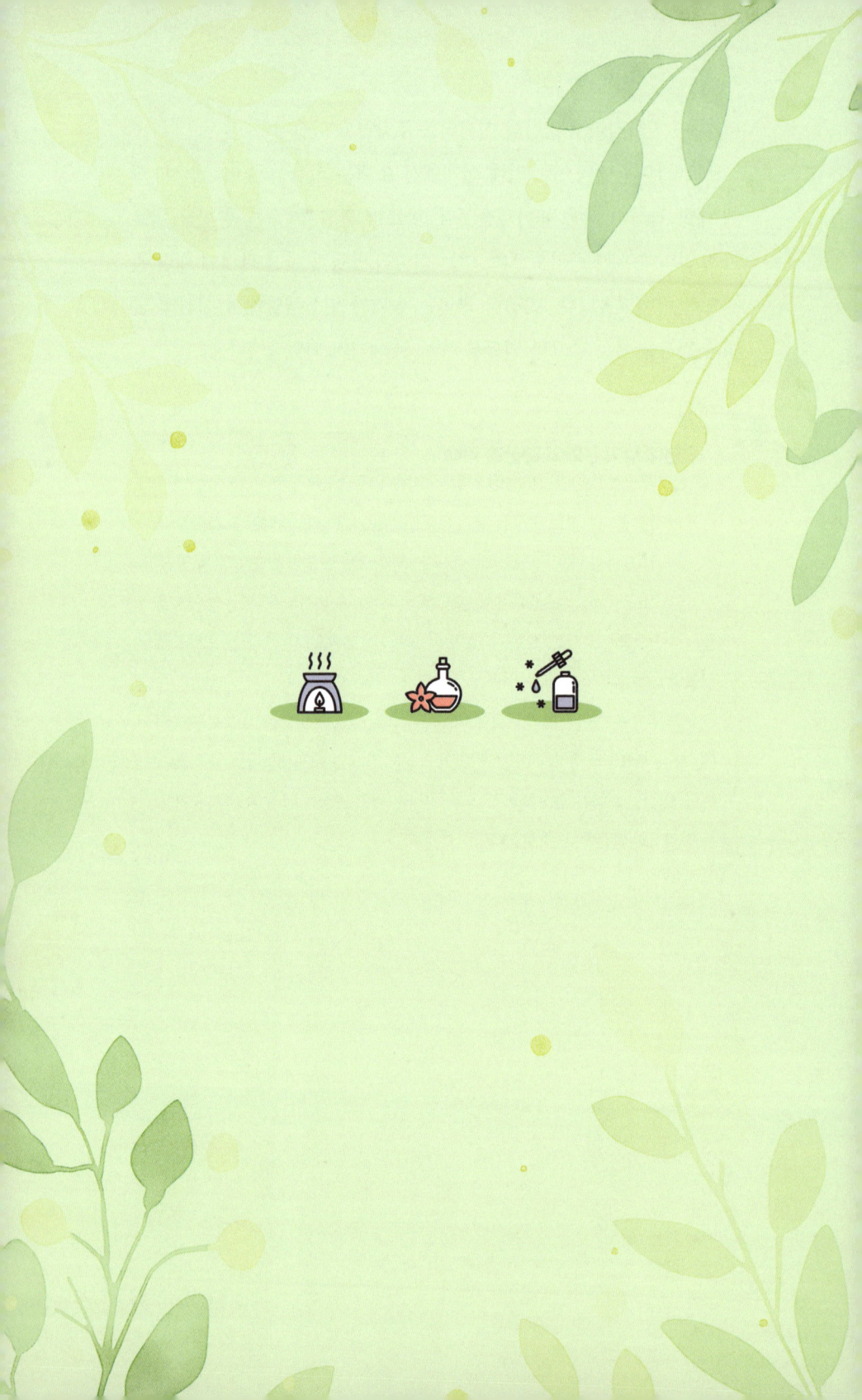

4장

아로마테라피 세계

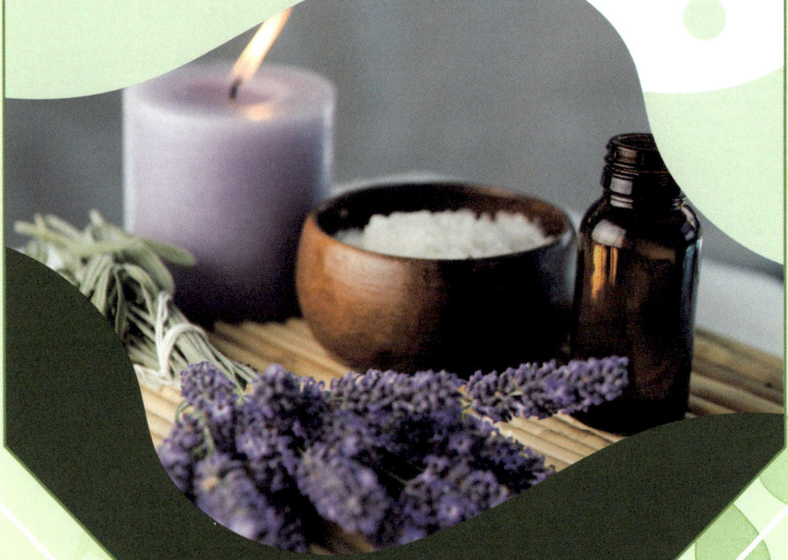

아로마테라피
자연의 향기와 치유의 만남

　아로마테라피(Aromatherapy)는 아로마(aroma), 즉 '향기'와 테라피(therapy), '치유'라는 두 단어의 결합에서 탄생한 용어로, 향기를 활용하여 신체적, 정신적 건강을 증진하는 자연 요법입니다. 이 용어는 1937년 프랑스의 화학자 르네 모리스 가트포세에 의해 처음 사용되었습니다. 그는 화학 실험 중 화상을 입었을 때 라벤더 오일을 사용해 놀라운 치유 효과를 경험한 후, 에센셜 오일의 치료적 가능성을 연구하게 되었습니다. 이 경험은 아로마테라피라는 새로운 치유법의 출발점이 되었으며, 오늘날까지도 많은 사람들이 자연의 향기를 통해 신체적 균형과 정서적 안정을 찾고 있습니다.

　아로마테라피의 핵심은 바로 에센셜 오일(Essential Oil)입니다. 에센셜 오일은 식물의 잎, 꽃, 열매, 뿌리, 나무껍질 등에서 추출한 휘발성 향기 성분의 농축액으로, 자연이 품은 생명 에너지를 담고 있습니다. 이러한 오일은 자연에서 직접 추출한 방향유로, 흔히 천연향이라고도 불립니다. 이 오일들은 향기뿐 아니라, 신체와 마음의 균형에 도움을 주는 천연 화합물로 구성되어 있습니다.

🌿 에센셜 오일의 기원

에센셜 오일의 역사는 인류가 자연과 교감하며 살아온 오랜 시간 속에서 시작되었습니다. 고대 사회에서 식물은 생존을 위한 식량 이상의 존재였습니다. 사람들은 특정 식물이 상처를 보호하거나 질병을 예방하는 데 효과적이라는 사실을 발견했고, 이는 식물이 외부 환경에 적응하기 위해 스스로 생성한 천연 화합물 덕분임을 알게 되었습니다.

예를 들어, 고대 이집트에서는 유향과 몰약이 미라 제작에 사용되었는데, 이 두 오일은 뛰어난 항균성과 방부 효과로 시신의 부패를 지연시켰습니다. 고대 그리스와 로마에서는 라벤더와 로즈마리가 상처 소독과 감염 예방에 널리 활용되었습니다. 이와 더불어 동양에서도 향료와 약초를 이용한 치유 전통이 깊이 자리 잡고 있습니다. 한국의 전통 의학인 한의학에서도 쑥과 생강 같은 식물은 약재로서뿐만 아니라, 향기로운 연기를 통해 몸과 마음을 정화하는 데 사용되었습니다.

식물들이 생성하는 이 화합물들은 자연 방어 시스템의 일환으로, 곰팡이, 박테리아, 바이러스와 같은 외부 위협으로부터 자신을 보호하기 위해 진화해 온 것입니다. 이 화합물들이 농축된 형태가 바로 에센셜 오일이며, 현대 아로마테라피의 핵심 요소로 자리 잡았습니다.

🌿 에센셜 오일의 특성

에센셜 오일은 식물의 생명력과 특성을 응축한 복합 화합물로, 다음과 같은 주요 특징을 가지고 있습니다.

휘발성

에센셜 오일은 휘발성이 높아 공기 중으로 빠르게 퍼져나갑니다. 이로 인해 확산기를 통해 실내 공간을 향기롭게 만들거나, 호흡기를 통해 체내로 흡수되어 신체에 영향을 미칠 수 있습니다. 레몬, 유칼립투스 같은 오일은 빠르게 증발하여 상쾌한 향을 남기고, 샌달우드나 파촐리 오일은 오랫동안 잔향을 유지합니다.

고농축 화합물

에센셜 오일은 극소량으로도 강력한 효과를 발휘합니다. 장미 오일의 경우, 단 1mL를 얻기 위해 약 2,000송이 이상의 장미 꽃잎이 필요합니다. 이처럼 농축된 오일은 수십에서 수백 가지의 화학 성분을 함유하고 있어, 적은 양으로도 강력한 생리적 작용을 일으킵니다.

소수성(물과 잘 섞이지 않음)

에센셜 오일은 물에 잘 녹지 않는 성질이 있어 사용할 때 반드시 적절한 희석제가 필요합니다. 일반적으로 캐리어 오일(스위트 아몬드 오일, 호호바 오일 등)이나 알코올(에탄올, 보드카 등)과 혼합하여 사용하는 것이 적절합니다.

특히, 목욕 시 에센셜 오일을 물에 직접 떨어뜨리면 물 위에 떠 있어 피부에 자극을 줄 수 있습니다. 이를 방지하기 위해 천일염, 우유, 벌꿀, 보드카와 같은 자연 유화제를 활용하는 것이 좋습니다. 이러한 유화제는 에센셜 오일이 물에 균일하게 분산되도록 도와 피부에 보다 안전하게 흡수될 수 있도록 합니다.

빛과 열에 민감

에센셜 오일은 산화와 변질에 취약하기 때문에 빛과 열로부터 보호하는 것이 중요합니다. 갈색 또는 푸른색 유리병에 보관하고, 직사광선을 피해 서늘한 곳에 두는 것이 좋습니다. 특히 감귤류 오일은 산화가 빠르므로 냉장 보관이 권장됩니다.

신체와 정신에 대한 영향

에센셜 오일의 주요 성분들은 신체적, 정신적 건강에 긍정적인 변화를 유도합니다.

- **라벤더 오일** : 스트레스 완화, 불면증 개선.
- **유칼립투스 오일** : 호흡기 건강 증진, 공기 정화.
- **페퍼민트 오일** : 정신 집중력 향상, 두통 완화.

이러한 효과는 오일에 포함된 테르페노이드, 페놀, 알데하이드 등 다양한 유기 화합물 덕분입니다.

핵심정리
자연이 선사하는 조화로운 에너지

에센셜 오일은 자연이 주는 선물로서, 향기를 통해 신체와 정신의 조화를 이루는 데 기여합니다. 이러한 오일들은 합성향료와 달리 식물이 오랜 세월 동안 진화하며 만들어낸 복합 화학 구조를 그대로 보존하고 있습니다. 이는 향기 이상의 경험을 제공하며, 우리의 삶 속에서 건강 증진과 감정적 균형을 이루는 중요한 역할을 합니다.

현대 사회에서도 에센셜 오일은 아로마테라피, 화장품, 의료 보조 치료 등 다양한 분야에서 널리 사용되며, 자연의 치유력을 현대인의 삶 속으로 가져오는 다리 역할을 하고 있습니다. 에센셜 오일을 통해 우리는 자연과의 깊은 연결을 경험하며, 더 나은 삶의 질을 추구할 수 있습니다.

에센셜 오일 추출 방법
자연의 정수를 담아내는 기술

아침 햇살 속에서 방울방울 떨어지는 감귤류 과일의 신선한 즙, 뜨거운 증기 속에서 피어오르는 라벤더의 부드러운 향기, 섬세하게 꽃잎에서 추출된 재스민의 우아한 향. 이러한 자연의 향기는 에센셜 오일이라는 정수를 담아내기 위한 섬세하고 정교한 과정을 통해 우리에게 전달됩니다. 에센셜 오일 추출은 단순한 기술적 작업이 아니라, 자연의 고유한 특성을 온전히 담아내기 위한 섬세한 예술이라 할 수 있습니다.

🌿 증류법 : 전통과 신뢰의 방법

증류법은 에센셜 오일을 추출하는 가장 오래된 방식 중 하나로, 오랜 세월 동안 신뢰받아 온 전통적인 기법입니다. 이 과정에서는 식물 재료를 증기나 물에 노출시켜 세포벽을 부드럽게 분해한 후, 휘발성 오일을 방출합니다. 방출된 증기는 냉각 과정을 거쳐 응축되며, 물과 오일의 밀도 차이를 이용해 순수한 오일을 분리합니다.

- **특징** : 열을 사용하지만 적절한 온도와 압력 조절을 통해 식물의 섬세한 화학 성분이 손상되지 않도록 보호합니다. 이 덕분에 고품질의 에센셜 오일을 안정적으로 추출할 수 있으며, 식물 본연의 향과 효능을 최대한 유지할 수 있습니다.
- **대표 오일** : 라벤더, 로즈마리, 페퍼민트, 유칼립투스, 티트리 등.

증류법으로 얻은 오일은 식물 고유의 향기와 유익한 성분을 그대로 보존하며, 자연이 담고 있는 에너지를 온전히 전달하는 역할을 합니다.

냉압착법 : 신선한 감귤류의 향기를 보존

냉압착법은 주로 레몬, 오렌지, 베르가못과 같은 감귤류 과일의 껍질에서 에센셜 오일을 추출하는 데 사용됩니다. 이 방법은 열을 사용하지 않고 껍질을 물리적으로 압착하여 오일을 추출하기 때문에, 감귤류 특유의 신선한 향과 활성 성분을 그대로 유지할 수 있습니다.

- **특징** : 열에 민감한 감귤류 오일의 특성을 보호하면서, 신선한 향기와 활성 성분을 보존합니다. 냉압착법으로 추출된 감귤류 오일에는 리모넨(limonene)과 같은 천연 성분이 포함되어 있으며, 일부 연구에서 항균 및 항산화 작용이 보고된 바 있습니다.
- **대표 오일** : 레몬, 오렌지, 베르가못, 라임, 자몽 등.

냉압착법으로 얻은 감귤류 오일은 밝고 상쾌한 향기를 지녀, 하루를 기분 좋게 시작하는 데 도움을 줍니다.

용매 추출법 : 섬세한 꽃의 향기를 담아내다

용매 추출법은 열에 민감한 섬세한 꽃에서 에센셜 오일을 추출하는 데 사용되는 정교한 기술입니다. 이 과정에서는 휘발성이 높은 용매를 활용하여 향기 성분을 효과적으로 추출한 후, 증발 및 정제 과정을 거쳐 오일을 얻습니다.

- **특징:** 이 방법은 섬세한 꽃의 향기를 손상 없이 보존할 수 있도록 설계된 추출 방식입니다. 그러나 용매가 일부 잔류할 가능성이 있어, 이를 완전히 제거하는 정제 과정이 필수적입니다. 이 과정을 거쳐 생산된 오일은 일반적으로 '앱솔루트(absolute)'라고 불리며, 일반적인 증류 오일보다 향이 더욱 진하고 풍부한 것이 특징입니다.
- **대표 오일 :** 장미, 재스민, 일랑일랑, 바닐라, 톤카빈 등.

용매 추출법으로 얻은 오일은 향의 깊이와 풍부함을 그대로 보존하며, 고급 향수 제조 및 심리적 치유를 위한 아로마테라피에서 널리 활용됩니다.

핵심정리

에센셜 오일 추출의 예술 : 기술을 넘어선 자연의 재현

에센셜 오일을 추출하는 과정은 단순한 기술적 절차가 아니라, 자연이 지닌 향과 효능을 온전히 보존하는 정교한 작업입니다. 각 추출 방식은 식물의 특성에 따라 결정되며, 향기뿐만 아니라 유효 성분과 치유력을 효과적으로 전달하는 역할을 합니다.

증류법으로 얻은 라벤더 오일은 긴장을 완화하고 마음을 차분하게 만들어 주며, 냉압착법으로 추출된 레몬 오일은 신선한 향으로 활력을 불어넣습니다. 용매 추출법을 이용한 장미 오일은 감정을 어루만지고 내면의 안정을 돕습니다.

이러한 다양한 방법으로 얻어진 에센셜 오일은 향기를 즐기는 데 그치지 않고, 신체와 감정의 균형을 유지하는 데 중요한 역할을 합니다. 에센셜 오일의 추출 과정은 자연이 가진 유익한 성분을 생활 속에서 활용할 수 있도록 돕는 과정이며, 이를 통해 우리는 자연과 더욱 가까워질 수 있습니다.

에센셜 오일의 주요 성분과 효능
자연의 분자, 건강의 열쇠

　에센셜 오일은 향기로운 액체로 인식되지만, 그 안에는 식물이 지닌 고유한 특성과 치유력이 응축된 천연 화합물이 포함되어 있습니다. 이 화합물들은 각 식물의 종류, 재배 환경, 그리고 추출 방법에 따라 달라지며, 에센셜 오일의 독특한 향과 효능을 결정짓습니다.

　에센셜 오일을 구성하는 성분은 수천 가지에 달하며, 화학적 특성에 따라 여러 그룹으로 분류됩니다. 대표적인 성분 그룹으로는 테르펜, 알코올, 에스터 등이 있으며, 이들은 신체와 정신 건강에 다양한 방식으로 긍정적인 영향을 미칩니다.

 천연 화학 성분과 그 특징

> **테르펜 (Terpenes)**
>
> 테르펜은 항염, 항균, 면역력 강화 등의 효과로 잘 알려진 성분입니

다. 대표적으로 리모넨(Limonene)은 레몬 오일에서 발견되며, 상쾌하고 밝은 향으로 기분을 환기시킵니다. 리모넨은 스트레스 완화와 심리적 에너지 회복에 도움을 주며, 신선한 아침 공기를 들이마신 듯한 상쾌함을 제공합니다.

에스터 (Esters)

에스터는 진정 작용과 항염 효과로 심리적 긴장을 완화하는 데 유용합니다. 리나릴 아세테이트(Linalyl Acetate)는 라벤더와 로만 카모마일 오일에 풍부하게 함유되어 있으며, 부드럽고 달콤한 향을 발산합니다. 이 성분은 숙면을 유도하고 일상 속 피로를 풀어주는 데 효과적입니다.

케톤 (Ketones)

케톤은 세포 재생을 돕고 집중력을 향상시키는 역할을 합니다. 펜콘(Fenchone)은 스위트 펜넬 오일에 포함된 성분으로, 소화 기능을 개선하고 복부 경련을 완화하는 데 효과적입니다. 또한, 여성의 생리 주기조절에도 유익한 것으로 알려져 있습니다.

알코올 (Alcohols)

알코올 성분은 강력한 항균 및 항바이러스 효과를 가지며, 피부 치유에도 도움을 줍니다. 테르피넨-4-올(Terpinen-4-ol)은 티트리 오일의 주요 성분으로, 피부 트러블 완화와 감염 예방에 효과적입니다. 이 성분은 깨끗하고 청량한 향으로 피부와 마음을 동시에 정화하는 데 기여합니다.

알데하이드 (Aldehydes)

알데하이드는 진정 효과와 정서적 안정을 제공합니다. 시트랄(Citral)

은 레몬 오일, 레몬그라스 오일에서 발견되며, 생기 넘치는 상큼한 향으로 불안을 완화하고 기분을 밝게 만듭니다.

페놀 (Phenols)

페놀은 항산화 및 항균 효과로 면역 체계를 강화합니다. 티몰(Thymol)과 카르바크롤(Carvacrol)은 타임 오일과 오레가노 오일에 포함되어 있으며, 강한 항균 작용을 통해 감염 예방에 도움을 줍니다. 다만, 이 성분들은 자극이 강하므로 희석 후 사용하는 것이 중요합니다.

옥사이드 (Oxides)

옥사이드는 호흡기 건강을 지원하는 성분으로, 1,8-시네올(1,8-Cineole)이 대표적입니다. 이 성분은 유칼립투스 오일에 풍부하게 들어 있으며, 비염이나 감기 증상 완화에 도움을 줍니다.

에터 (Ethers)

에터는 소화기 건강을 돕고 복부 긴장을 완화하는 데 도움을 줍니다. 메틸차비콜(Methyl Chavicol)은 타라곤 오일의 주요 성분으로, 복부 팽만감 해소와 소화 불량 개선에 도움을 줍니다.

락톤 (Lactones)

락톤은 점액 용해 작용을 통해 호흡기 건강에 도움을 줍니다. 테트라하이드로푸란-락톤(Tetrahydrofuran Lactones)은 콜츠풋 오일에서 발견되며, 기도 청결 유지와 목의 불편함 완화에 효과적입니다.

🌿 에센셜 오일 성분 이해의 중요성

에센셜 오일의 효과적인 활용을 위해서는 그 안에 포함된 성분을 이해하는 것이 중요합니다. 각 화합물은 신체적·정신적 건강에 다른 방식으로 작용하며, 이를 숙지함으로써 오일을 더욱 안전하고 효과적으로 사용할 수 있습니다. 예를 들어, 페놀 계열의 오일은 뛰어난 항균 효과를 제공하지만 피부 자극이 있을 수 있으므로 반드시 희석 후 사용해야 합니다. 반면, 에스터 계열은 피부에 비교적 순하게 작용하여 릴렉싱 효과를 더욱 높이는 데 적합합니다.

🌿 에센셜 오일의 향과 효능을 결정짓는 요소

에센셜 오일의 향기는 향료 그 이상의 의미를 지니며, 신체적·정신적 건강에 다양한 영향을 미치는 중요한 요소입니다. 오일의 향은 식물의 화학 성분이 복합적으로 어우러져 만들어지며, 이 조합은 각 오일의 특성과 효능에 직접적인 영향을 줍니다.

라벤더 오일을 예로 들면, 이 오일은 리날룰(Linalool), 리나릴 아세테이트(Linalyl Acetate), 보르네올(Borneol)과 같은 주요 성분을 포함하고 있습니다.

- 리날룰은 상쾌한 플로럴 향으로 신경 안정 및 스트레스 완화에 도움을 줍니다.
- 리나릴 아세테이트는 부드러운 허브 향으로 진정 효과와 항염 작용을 합니다.
- 보르네올은 은은한 상쾌함을 지닌 성분으로, 심신을 안정시키고 활력을 회복하는 데 도움을 줍니다.

이러한 다양한 성분의 조화는 라벤더 오일을 스트레스 완화, 수면 개선, 피부 진정 등 다방면으로 활용 가능하게 만듭니다. 또한, 오일의 성분 비율은 식물의 재배 환경, 추출 방식, 저장 조건에 따라 달라질 수 있으며, 이로 인해 같은 식물에서 추출된 오일이라도 향과 효능에 차이가 발생할 수 있습니다.

> **핵심정리**
> **자연과 과학의 조화로운 만남**
>
> 에센셜 오일의 성분과 그 효능을 이해하는 것은 단순한 취향의 문제가 아니라, 건강한 삶을 위한 실질적인 방법을 찾는 과정입니다. 각 성분은 신체적·정신적 건강에 긍정적인 변화를 가져오며, 과학적으로도 그 효과가 입증되고 있습니다. 자연이 선사하는 작은 방울 속에는 수백 가지의 화합물이 조화를 이루며, 우리의 삶에 깊은 영향을 미칠 수 있는 가능성을 지니고 있습니다.
>
> 에센셜 오일을 올바르게 활용하면, 우리는 자연이 지닌 회복의 힘을 생활에 접목하여 몸과 마음의 균형을 유지할 수 있습니다. 이를 통해 에센셜 오일은 향기 이상의 가치를 지니며, 건강과 정서적 안정을 돕는 유용한 도구로 활용됩니다.

아로마테라피의 주요 효능
신체, 정신, 정서의 조화

아로마테라피는 향기를 즐기는 것에서 나아가 신체적 건강 증진, 정신적 안정, 그리고 정서적 치유에 이르는 광범위한 효과를 제공합니다. 에센셜 오일에 함유된 천연 화합물은 우리의 신경계, 면역계, 호르몬 시스템 등에 작용하여 다양한 신체적·정신적 변화를 유도합니다. 여기에서는 아로마테라피가 인간의 전반적인 건강에 미치는 긍정적인 영향을 신체적, 정신적, 정서적 측면으로 나누어 살펴보겠습니다.

 신체적 효능 : 자연이 주는 치유의 손길

아로마테라피는 신체의 다양한 기능을 개선하고 질병 예방 및 회복을 돕는 데 효과적입니다.

면역력 강화 및 감염 예방

가장 대표적인 신체적 효능은 면역력 강화와 감염 예방입니다. 티트리 오일은 강력한 항균 및 항바이러스 성분을 지니고 있어 상처 소독, 피부 트러블 완화에 효과적입니다. 감기에 걸리기 쉬운 환절기에는 유칼립투스 오일이 호흡기를 시원하게 열어주며, 코막힘과 기침 완화에 도움을 줍니다.

식물이 스스로를 보호하기 위해 생성하는 천연 화합물은 우리 몸에서도 자연적인 방어력을 활성화하는 역할을 합니다. 이러한 성분들은 면역 체계를 균형 있게 유지하는 데 기여하며, 건강한 생활을 돕는 자연의 선물로 활용됩니다.

통증 완화 및 염증 감소

통증 완화와 염증 감소는 아로마테라피가 제공하는 중요한 효과 중 하나입니다. 하루 동안 쌓인 피로로 무거워진 어깨를 페퍼민트 오일을 희석해 마사지하면, 멘톨의 시원한 감각이 근육 긴장을 풀어 주고 두통을 완화하는 데 도움이 됩니다. 로즈마리 오일은 혈액순환을 원활하게 하여 관절의 불편함을 줄이고, 운동 후 근육통을 부드럽게 완화하는 데 활용됩니다.

에센셜 오일은 몸의 불편함을 자연스럽게 줄이며, 피로로 지친 신체에 활력을 더하는 데 유용합니다.

소화 기능 개선

소화 기능을 원활하게 하는 것도 아로마테라피가 가진 중요한 역할 중 하나입니다. 긴 하루를 보내고 속이 더부룩하다면, 진저 오일의 따뜻한 향을 맡아 보세요. 생강 특유의 깊고 부드러운 향은 소화를 도와주고 메스꺼움을 완화하는 데 유용합니다. 펜넬 오일 또한 복부 팽만감과 소화불량을 줄여주며, 편안한 소화를 유도합니다.

이러한 오일들은 소화기관을 부드럽게 자극하여 기능을 돕고, 식후 불편함을 줄이는 데 효과적입니다.

호르몬 균형 조절 및 생리통 완화

여성 건강 관리에서도 아로마테라피는 유용하게 활용됩니다. 클라리세이지 오일은 호르몬 분비를 조절하여 생리통을 완화하고, 갱년기 증상을 줄이는 데 도움을 줍니다. 생리 전후 감정 기복이 심할 때는 제라늄 오일을 사용하면 심리적 안정을 돕고 몸의 균형을 유지하는 데 유익합니다.

아로마테라피는 이처럼 생리 주기와 관련된 신체적 불편함을 자연스럽게 다스리는 데 기여합니다.

피부 건강 증진

피부 건강을 유지하고 개선하는 데 아로마테라피는 효과적인 방법 중 하나입니다. 라벤더 오일은 피부 재생을 촉진하여 화상이나 상처 치유에 도움을 주며, 여드름과 같은 피부 트러블을 진정시키는 데 유용합니다. 프랑킨센스 오일은 피부 탄력을 높이고, 노화 방지 효과를 지니고 있어 전반적인 피부 건강을 돕습니다.

에센셜 오일은 피부를 보호하고 외부 자극으로부터 건강한 상태를 유지하는 데 중요한 역할을 합니다.

아로마테라피는 신체의 다양한 기능을 돕고, 일상 속에서 자연의 치유력을 활용하는 방법을 제공합니다. 자연에서 얻은 향과 성분이 우리의 몸과 마음을 조화롭게 돌보는 데 도움을 줄 수 있습니다.

정신적 효능 : 마음의 안식을 찾아서

아로마테라피는 뇌의 변연계를 자극하여 스트레스를 줄이고 정신적 안정을 돕는 데 효과적입니다. 향기는 감정과 기억을 활성화하며, 집중력과 창의력 향상에도 긍정적인 영향을 미칩니다.

긴장 해소

라벤더 오일의 부드럽고 달콤한 향은 신경계를 진정시키고 긴장을 완화하는 데 유용합니다. 긴 하루를 마친 후 라벤더 향을 맡으며 깊이 숨을 들이쉬면, 마음이 한결 편안해지는 것을 느낄 수 있습니다. 로만 카모마일 오일 역시 따뜻하고 부드러운 향을 지니고 있어 불안감을 낮추고 심신의 안정을 돕습니다.

집중력 향상 및 기억력 증진

집중력 향상과 정신적 명료함 또한 아로마테라피가 제공하는 중요한 혜택입니다. 로즈마리 오일의 상쾌한 향은 기억력과 인지 기능을 촉진하여 업무나 학습에 도움을 줍니다. 페퍼민트 오일은 시원하고 깨끗한 향기로 정신을 맑게 하고, 피로로 흐릿해진 사고를 정리하는 데 유용합니다. 이러한 오일들은 정신적 피로를 줄이고 보다 효과적으로 업무를 수행할 수 있도록 도와줍니다.

수면 질 개선

아로마테라피는 숙면을 유도하는 데도 활용됩니다. 라벤더와 클라리세이지 오일은 심신을 이완시키고 편안한 휴식을 돕는 역할을 합니다. 취침 전 몇 방울을 베개에 떨어뜨리거나, 아로마 확산기를 사용하면 부드러운 향이 공간을 감싸며 숙면을 유도합니다. 충분한 휴식을 취함으로써 정신적 피로가 해소되고, 새로운 하루를 맞이할 에너지를 충전할 수 있습니다.

스트레스 완화

베르가못 오일은 감정의 균형을 유지하는 데 도움이 되는 오일입니다. 신선하고 부드러운 향은 불안과 긴장을 줄이고, 감정을 편안하게 조절하는 데 유용합니다. 감정 기복이 심하거나 지속적인 스트레스에 노출될 때, 베르가못의 향은 안정감을 부여하고 마음을 차분하게 가라앉히는 데 기여합니다.

아로마테라피는 정신적 균형과 감정적 안정을 돕는 자연의 선물입니다. 향기를 통해 우리는 일상의 긴장과 스트레스를 덜어내고, 내면의 평화를 찾을 수 있습니다.

정서적 효능 : 감정의 조화를 이루다

감정은 우리의 일상을 더 풍요롭고 생생하게 만들어 주지만, 때때로 예상치 못한 감정의 흐름에 휩싸여 균형을 잃을 때가 있습니다. 이럴 때 아로마테라피는 향기를 통한 섬세한 치유의 역할을 하며, 마음을 다독이고 안정감을 되찾는 데 도움을 줍니다.

감정 안정 및 긍정적 기분 유도

아로마테라피는 감정을 조절하고 심리적인 안정을 돕는 데 효과적입니다. 감정이 요동칠 때, 일랑일랑 오일의 부드러운 플로럴 향은 마음을 진정시키고 안정감을 줍니다. 불안이나 긴장감이 높아질 때 이 향을 천천히 들이마시면, 따뜻한 위로를 받는 듯한 편안함을 느낄 수 있습니다.

또한, 아로마테라피는 감정을 자연스럽게 표현할 수 있도록 도와줍니다. 스트레스가 쌓이거나 억눌린 감정이 있을 때, 클라리 세이지 오일의 독특한 허브 향은 감정의 흐름을 부드럽게 풀어주고, 창의적인 사고를 자극하는 데 유용하게 작용합니다. 이는 예술적 활동을 촉진하거나 감정적으로 얽힌 문제를 해소하는 과정에서 긍정적인 역할을 합니다.

불안 및 우울 증상 완화

슬픔이나 상실감으로 인해 마음이 무거울 때, 아로마테라피는 감정의 균형을 되찾는 데 도움을 줍니다. 로즈 오일의 따뜻하고 부드러운 향기는 지친 마음을 어루만지고, 감정적인 안정감을 제공합니다. 이는 감정을 억누르기보다는 자연스럽게 받아들이고 회복하는 과정을 돕는 역할을 합니다.

또한, 스위트 오렌지 오일은 활력 넘치는 시트러스 향으로 기분을 환기시켜 주며, 감정적인 피로와 우울감을 해소하는 데 유용합니다. 이 향은 신선한 에너지를 더해주어 감정적인 부담을 덜어주고, 일상 속에서 긍정적인 기분을 유지하는 데 도움을 줍니다.

트라우마 및 심리적 상처 치유

정서적 긴장을 완화하고 내면의 평온함을 찾는 데 아로마테라피는 중요한 역할을 합니다. 프랑킨센스 오일의 깊고 고요한 향은 명상과 같은 차분한 상태로 이끌어주며, 불안정한 감정을 안정시키는 데 도움을 줍니다. 감정이 복잡하게 얽혀 혼란스러울 때, 이 향은 내면의 소리에 집중할 수 있도록 돕습니다.

감정의 흐름과 균형 유지

향기는 기분을 좋게 하는 것을 넘어, 감정을 조율하고 내면의 안정을 돕는 중요한 요소로 작용합니다. 이를 통해 우리는 자신을 더 깊이 이해하고, 감정적으로 성숙해지는 경험을 하게 됩니다. 향기는 비록 눈에 보이지 않지만, 감정의 흐름에 자연스럽게 스며들어 삶의 질을 높이는 데 기여합니다.

아로마테라피는 우리의 정서를 부드럽게 감싸 주며, 감정의 균형을 되찾고 내면의 평화를 찾는 데 도움을 줍니다. 향기를 통해 우리는 감정을 자연스럽게 받아들이고, 스스로를 돌보는 방법을 배워 더욱 조화로운 삶을 만들어 갈 수 있습니다.

에센셜 오일의 안전한 사용
자연의 선물, 올바른 활용

 엘리베이터 안에서 누군가의 짙은 향수 냄새로 숨이 막히거나, 대중교통에서 강한 향이 머리를 지끈거리게 했던 경험이 있으신가요? 아무리 고급 향수라도 과도하게 사용하거나 환기가 잘되지 않는 공간에서 뿌리면, 향기는 금세 자극적인 냄새로 변해 두통, 메스꺼움, 심지어 알레르기 반응까지 유발할 수 있습니다. 이런 경험은 우리에게 향기를 올바르게 사용하는 것이 얼마나 중요한지를 일깨워 줍니다.

 반면, 향기가 주는 편안함을 경험한 순간도 있을 것입니다. 아늑한 저녁, 아로마 확산기를 통해 라벤더의 은은한 향이 공간을 천천히 채우는 모습을 떠올려 보세요. 이 부드러운 향기는 하루 동안 쌓인 긴장을 풀어 주고 마음을 차분하게 가라앉히며, 깊은 숙면으로 이끌어 줍니다. 에센셜 오일은 단순히 공간을 채우는 향기가 아니라, 자연이 선사하는 치유의 힘을 담은 농축된 식물의 에센스입니다. 하지만 그만큼 강력한 성분을 지니고 있기 때문에, 올바른 사용법을 지키지 않으면 불쾌감을 주거나 건강에 해로울 수도 있습니다.

　에센셜 오일은 식물의 향기와 효능을 고스란히 담고 있는 만큼, 신중한 사용이 필요합니다. 안전하고 효과적으로 활용하기 위해서는 적절한 희석 비율과 올바른 사용 방법을 이해하는 것이 중요합니다. 이제부터 에센셜 오일을 안전하게 즐기기 위한 기본 지침과 희석 비율을 살펴보며, 이 소중한 자연의 선물을 현명하게 활용하는 방법을 알아보겠습니다.

에센셜 오일 사용 시 기본 원칙

적절한 희석

　에센셜 오일은 고농축된 성분을 함유하고 있어, 피부에 직접 사용하기 전에 반드시 희석해야 합니다. 희석하지 않은 상태로 피부에 적용하면 자극, 발진, 화학적 화상을 유발할 수 있습니다. 특히 페퍼민트, 블랙페퍼, 시나몬 오일과 같은 오일은 강한 자극성이 있으므로 더욱 주의가 필요합니다.

패치 테스트 실시

　새로운 에센셜 오일을 처음 사용할 때는 피부 반응을 확인하기 위해 소량을 팔 안쪽에 발라 24시간 동안 관찰하는 패치 테스트를 권장합니다. 가려움증, 발진, 붉어짐 등의 반응이 나타나면 사용을 중단해야 합니다.

민감성 부위 사용 금지

　눈, 코안 쪽, 귀 내부, 생식기와 같은 민감한 부위에는 에센셜 오일을 사용하지 않아야 하며, 실수로 이러한 부위에 오일이 닿았을 경우 즉시 식물성 오일(캐리어 오일)로 닦아내야 합니다. 물로 씻어내면 자극이 더 심해질 수 있습니다.

🌿 광독성 주의

감귤류 오일(예 : 레몬, 베르가못, 라임 등)은 피부에 바른 후 햇빛에 노출되면 색소 침착이나 피부 화상을 유발할 수 있습니다. 이러한 오일은 저녁 시간에 사용하거나, 사용 후 최소 12시간 동안 직사광선을 피하는 것이 좋습니다.

🌿 임산부, 어린이, 노인 사용주의

임산부, 어린이, 노인의 경우 특정 에센셜 오일 사용이 금지되거나 제한될 수 있습니다. 예를 들어, 로즈마리, 세이지, 바질 등의 오일은 임산부에게 자궁 수축을 유발할 수 있어 사용을 피해야 하며, 어린이는 성인보다 더욱 낮은 농도로 희석하여 신중하게 사용해야 합니다. 또한, 노인의 경우 피부가 얇고 민감할 수 있으므로, 자극적인 오일이나 고농도의 사용을 피하고 체질에 맞는 오일을 선택하는 것이 중요합니다.

🌱 에센셜 오일의 희석 비율 가이드

에센셜 오일을 안전하게 사용하려면 적절한 희석이 필수적입니다. 일반적으로는 호호바 오일, 스위트 아몬드 오일, 코코넛 오일과 같은 캐리어 오일과 혼합하여 사용하지만, 반드시 캐리어 오일과 함께 사용해야 하는 것은 아닙니다. 사용 목적과 방법에 따라 물, 소금, 크림, 로션 등 다양한 매개물을 활용할 수도 있습니다.

특히, 목욕, 족욕, 좌욕과 같이 물을 이용하는 방법으로 에센셜 오일을 사용할 때는 주의가 필요합니다. 에센셜 오일은 물과 잘 섞이지 않는 소수성 물질이기 때문에, 그대로 물에 떨어뜨릴 경우 오일이 물 위에 뜨면서 피부에 직접 닿아 자극을 유발할 수 있습니다. 이러한 문제를 예방하려면, 물에 사용하기 전 오일을 잘 분산시킬 수 있는 유화제나 적절한

용해제를 함께 사용하는 것이 중요합니다.

집에서 쉽게 구할 수 있는 소금, 우유, 꿀, 위스키, 보드카 등은 에센셜 오일이 물에 잘 섞이도록 돕는 역할을 합니다. 예를 들어, 목욕할 때에는 소금 1큰술이나 우유, 꿀 1~2큰술에 에센셜 오일 3~5방울을 미리 섞은 후 물에 넣으면 오일이 균일하게 퍼져 피부 자극을 줄일 수 있습니다.

또한, 디퓨저를 사용할 경우 물과 함께 확산시키는 방식이 일반적이며, 일부 제품은 오일의 분산력을 높이기 위해 소량의 에탄올이나 가용화제(폴리솔베이트 등)를 포함할 수도 있습니다.

이처럼 다양한 희석 방법이 존재하지만, 피부에 직접 도포할 경우에는 캐리어 오일과 혼합하는 것이 권장됩니다. 이는 에센셜 오일의 강한 농도를 완화하고, 피부에 보다 부드럽고 안전하게 흡수될 수 있도록 돕기 때문입니다. 사용 목적과 대상에 따라 적절한 희석 비율을 따르는 것이 중요하며, 이를 통해 에센셜 오일의 효능을 보다 안전하고 효과적으로 활용할 수 있습니다.

사용 목적	에센셜 오일 희석 비율	캐리어 오일 10mL 기준 에센셜 오일 사용량
일반 사용 (데일리 케어)	2~3%	4~6방울
민감성 피부 및 노인	1%	2방울
어린이 (2~6세)	0.5~1%	1~2방울
임산부	0.5% 이하	1방울 이하
마사지 (전신)	1~2%	2~4방울
집중 케어 (국소적용)	5%	10방울
목욕용	5~10방울 (30mL 유화제에 희석 후 사용)	

에센셜 오일 사용 시 주의사항

장기간 사용 시 주기적 중단

동일한 에센셜 오일을 장기간 사용하면 체내 축적 또는 과민 반응을 일으킬 수 있습니다. 일정 기간 사용 후 휴식기를 갖는 것이 바람직하며, 다양한 오일을 번갈아 사용하는 것도 좋은 방법입니다.

내복 사용에 대한 주의

일부 에센셜 오일은 식용 가능하다는 오해가 있지만, 의사의 지시 없이 내복하는 것은 매우 위험합니다. 특히 강한 독성을 가진 오일은 간과 신장에 부담을 줄 수 있으므로 전문적인 지식 없이 복용해서는 안 됩니다.

반려동물과 함께 사용할 때 주의

반려동물은 후각이 민감하기 때문에 에센셜 오일 사용 시 주의가 필요합니다. 특히 고양이는 티트리, 유칼립투스, 로즈마리, 라벤더 등의 오일에 민감하게 반응할 수 있습니다. 반려동물과 함께 생활하는 공간에서는 오일 사용량을 줄이거나 사용을 자제하는 것이 좋습니다.

 ## 에센셜 오일 보관 방법

에센셜 오일의 효과를 유지하기 위해서는 적절한 보관이 필수적입니다.
- 어두운 병에 보관 : 에센셜 오일은 빛과 열에 민감하므로, 갈색이나 푸른 색 유리병에 담아 직사광선을 피해 보관해야 합니다.
- 서늘한 곳에 보관 : 고온 다습한 환경은 오일의 산화를 촉진할 수 있습니

다. 냉장 보관이 가능한 오일(감귤류 계열)은 냉장고에 보관하면 더욱 신선하게 유지할 수 있습니다.

● **뚜껑을 단단히 닫기** : 공기와 접촉하면 산화가 빨라지므로, 사용 후에는 반드시 뚜껑을 단단히 닫아야 합니다.

> **핵심정리**
> **에센셜 오일, 자연을 닮은 일상의 치유**
>
> 에센셜 오일은 자연이 선사한 귀중한 자원으로, 올바르게 활용할 때 그 효능을 온전히 누릴 수 있습니다. 안전한 사용법과 적절한 희석 비율을 지키는 것이 중요하며, 무엇보다 적절한 양과 방법을 활용할 때 가장 효과적입니다.
>
> 일상 속에서 에센셜 오일을 활용하여 나만의 향기로운 공간을 만들어보세요. 은은하게 퍼지는 자연의 향기는 몸과 마음을 조화롭게 가꾸고, 건강한 삶을 위한 소중한 요소가 되어 줄 것입니다.

5장

아로마콜로지의 세계

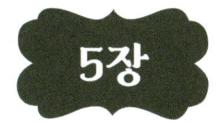

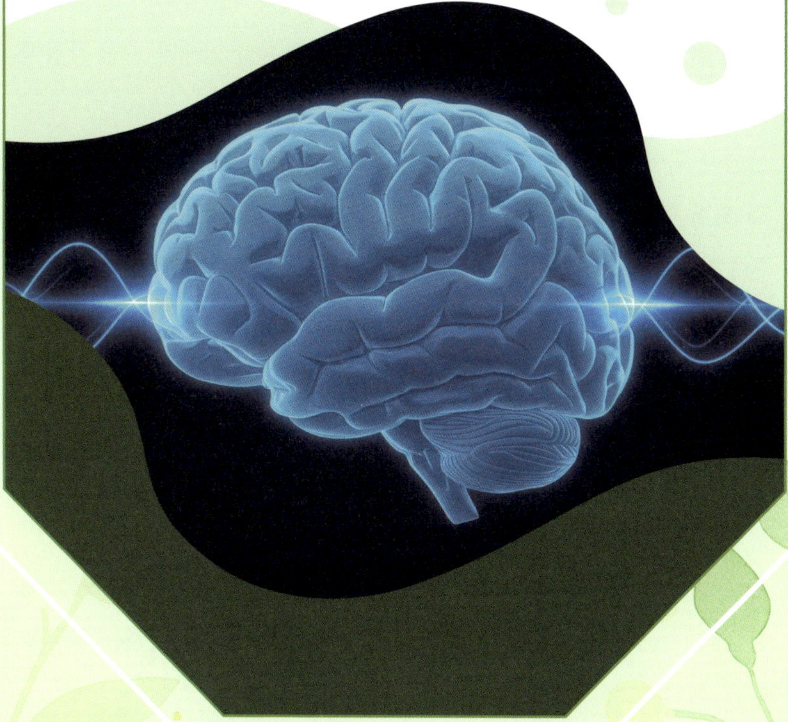

아로마콜로지
감성과 과학의 만남

한밤중, 은은하게 퍼지는 향기가 공간을 가득 채우며 하루의 피로가 서서히 풀리는 경험을 해본 적이 있나요? 무의식적으로 깊이 숨을 들이쉬며 편안함을 느끼는 순간, 우리는 향기가 단순한 냄새가 아닌 감정에 영향을 주는 존재임을 깨닫게 됩니다.

역사 속에서도 향은 심리적 안정과 정서적 균형을 위한 중요한 도구로 활용되었습니다. 나폴레옹은 전장의 긴장감을 풀기 위해 로즈마리 향수를 애용했고, 고대 로마 귀족들은 목욕 후 라벤더 오일을 발라 심신을 안정시키며 숙면을 취했습니다. 고대 이집트인들은 신전 의식에서 유향과 몰약을 사용해 마음을 가라앉히고 집중력을 높였습니다. 이러한 사례들은 향기가 인간의 감정과 정신적 상태에 영향을 미쳐왔음을 보여줍니다.

이처럼 향이 인간 심리에 미치는 작용을 과학적으로 탐구하는 학문이 바로 아로마콜로지(Aromachology)입니다. 아로마콜로지는 '향(Aroma)'과 '심리학(Psychology)'의 합성어로, 향기가 인간의 심리에 미치는 영향을 과학적으로 연구하는 분야입니다. 아로마테라피(Aromatherapy)가 신체적 치유와 건강 증진에 초점을 맞춘 반면, 아로마콜로지는 향을 통해 감정, 기억, 행동에 영향을 주는 메커니즘을 분석하고, 이를 바탕으로 집중력 향상, 스트레스 감소, 기분 전환과 같은 심리적 변화를 유도하는 데 중점을 둡니다.

향이 우리의 감정과 행동을 어떻게 변화시키는지에 대한 과학적 근거를 제시하는 것이 아로마콜로지의 핵심입니다. 정서적 안정, 스트레스 관리, 인지 기능 향상 등 구체적인 심리적 효과를 얻기 위한 다양한 연구가 지금도 활발히 진행되고 있습니다. 이제부터 아로마콜로지가 우리의 삶 속에서 어떻게 활용되고 있는지, 그리고 향이 심리에 미치는 과학적 메커니즘에 대해 자세히 살펴보겠습니다.

🌿 우리 삶 속의 아로마콜로지

아로마콜로지는 우리의 일상에서 심리적 안정, 공간 연출, 교육 및 의료 환경 개선 등 다양한 방식으로 활용되며, 후각을 통해 감정과 행동에 영향을 미치는 중요한 요소로 자리 잡고 있습니다.

심리적 안정에 기여

심리적 안정에 기여하기 위해, 전 세계의 명상 센터와 요가 스튜디오에서는 라벤더, 샌달우드, 프랑킨센스 등의 향을 활용하여 편안한 분위기를 조성합니다. 예를 들어, 미국의 '요가웍스(YogaWorks)'는 수업 중 라벤더 향을 사용하여 수련자들의 이완을 돕고 있습니다. 또한, 영국의 '사이케어(Psycare)'와 같은 심리 치료 기관에서는 상담실에 라벤더와 베르가못 블렌딩 향을 분사하여 불안을 완화하는 데 활용하고 있습니다.

브랜드와 공간 연출

특정 공간의 분위기를 결정하는 요소 중 하나가 바로 향기입니다. 많은 브랜드가 고유의 향을 개발하여 고객들에게 특별한 경험을 제공하고, 브랜드에 대한 인상을 더욱 깊이 남기도록 합니다.

- **백화점 및 브랜드 매장** : 국내 주요 백화점들은 각자의 브랜드 정체성을 강화하기 위해 시그니처 향을 사용합니다. 롯데백화점은 시트러스, 베르가못, 유자, 클로브 등의 향이 혼합된 '플리트비체'라는 시그니처 향을 개발하여 전 점포에 적용하였으며, 이는 청명한 호수에 둘러싸인 숲속 길을 산책하는 느낌을 줍니다.

- **패션 및 뷰티 브랜드** : 대표적인 사례로 '템버린즈(Tamburins)'가 있습니다. 템버린즈는 매장마다 고유의 향을 설계하여 브랜드 경험을 강화하고 있으며, 방문한 고객이 향기를 기억하도록 유도합니다. 특히, 템버린즈의 시그니처 향인 '베르가못과 시더우드' 조합은 감각적인 공간 연출과 함께 브랜드의 정체성을 확립하는 중요한 요소가 되고 있습니다.

- **호텔 및 항공사** : 럭셔리 호텔들은 브랜드 경험을 극대화하기 위해 맞춤형 향기를 제작하여 활용합니다. 예를 들어, 포시즌스 호텔은 우디와 머스크 향을 결합해 품격 있는 분위기를 연출하며, W 호텔은 트렌디하고 감각적인 이미지를 전달하기 위해 오리엔탈 계열의 향을 사용합니다. 또한, 싱가포르 항공(Singapore Airlines)은 '스테판 플로럴 워터'라는 자체 향을 개발하여 기내에서 분사함으로써 승객들에게 일관된 브랜드 경험을 제공합니다.

교육과 의료 환경 개선

향기는 교육 및 의료 환경에서도 효과적으로 활용됩니다.

- **학교 및 교육기관** : 집중력을 높이는 데 효과적인 것으로 알려진 레몬과 로즈마리 향은 학습 환경에 적극적으로 사용됩니다. 일본의 일부 초등학

교에서는 학생들의 집중력을 높이고 피로감을 줄이기 위해 교실 내 아로마 확산기를 활용하며, 독일의 몇몇 도서관에서는 레몬향을 분사하여 독서와 연구에 몰입할 수 있도록 돕고 있습니다.

- **병원 및 의료 기관** : 병원에서는 환자의 불안을 완화하고 심리적 안정을 돕기 위해 향을 활용합니다. 미국 메이요 클리닉(Mayo Clinic)에서는 수술 전후의 불안을 줄이기 위해 라벤더와 캐모마일 향을 사용하고 있으며, 국내에서도 일부 종합병원이 수술 대기실에서 라벤더 향을 활용하여 환자들의 긴장을 완화하는 데 도움을 주고 있습니다. 또한, 치과에서는 진료 중 환자의 긴장을 줄이기 위해 오렌지 블로섬이나 바닐라 향을 확산하는 사례도 늘어나고 있습니다.

아로마콜로지는 다양한 공간에서 심리적 안정, 브랜드 경험 강화, 교육 및 의료 환경 개선 등 실생활 속에서 중요한 역할을 하고 있습니다. 향기는 무의식적으로 우리의 감정과 기억에 각인되며, 이를 효과적으로 활용하면 보다 풍부한 경험과 긍정적인 변화를 유도할 수 있습니다.

아로마콜로지의 확장

향기는 최신 기술과 결합하며 다양한 분야에서 활용되고 있습니다.

- **스마트 아로마 확산기** : 개인의 감정 상태를 분석하여 적절한 향을 자동으로 분사하는 기술이 개발되고 있습니다. 감정 변화에 따라 향기를 조절하는 이 기술은 주거 공간뿐만 아니라 사무실, 요가 스튜디오, 의료 시설에서도 적용될 전망입니다.
- **맞춤형 향기 서비스** : 빅데이터와 인공지능을 활용하여 개인의 취향과 감정 상태에 맞춘 향을 추천하는 서비스가 등장하고 있습니다. 사용자의 라

이프스타일과 기분에 맞춰 조향된 향은 향수, 방향제, 홈케어 제품 등에 적용되어 더욱 개별화된 경험을 제공합니다.

향기는 일시적인 후각적 자극이 아니라, 우리의 감정과 건강을 조절하는 중요한 요소로 자리 잡고 있습니다.

아로마콜로지는 스트레스 관리와 정서적 안정을 위한 실용적인 방법으로 주목받고 있으며, 그 활용 범위가 점점 확대되고 있습니다. 지금 주변을 감싸고 있는 향기가 감정에 어떤 영향을 미치는지 떠올려 보세요. 향은 공기 중에 머무르는 작은 분자가 아니라, 감성과 과학이 어우러져 삶의 질을 높이는 중요한 요소가 될 수 있습니다.

아로마콜로지의 연구와 과학적 근거
감성과 과학의 융합

향기를 맡았을 때 특정한 기억이 떠오르거나 기분이 변하는 경험을 한 적이 있을 것입니다. 비 오는 날의 흙내음이 어린 시절을 떠올리게 하거나, 따뜻한 바닐라 향이 긴장된 마음을 차분하게 만드는 것처럼 향기는 우리의 감정과 행동에 깊은 영향을 미칩니다. 역사적으로도 향은 마음을 안정시키고 집중력을 높이며, 건강을 증진하는 데 활용되어왔습니다.

이러한 현상이 단순한 기분 변화가 아니라 과학적으로 설명될 수 있다는 점에서 아로마콜로지는 중요한 연구 분야로 자리 잡고 있습니다. 향기가 감정, 행동, 건강에 미치는 영향을 분석하는 이 분야는 감성과 과학이 만나는 접점을 탐구하며, 실생활에서 활용할 수 있는 다양한 가능성을 제시합니다. 특히, 현대 연구들은 향이 신경계에 미치는 영향을 정량적으로 분석하여 맞춤형 향기 치료와 실용적인 활용법을 개발하는 데 기여하고 있습니다.

아로마콜로지의 주요 연구 결과

- **스트레스 완화와 심리적 안정** : International Journal of Neuroscience(2017) 연구에 따르면, 라벤더 향이 심박 수와 혈압을 낮추고 자율 신경계를 안정시키는 효과가 있는 것으로 나타났습니다. 연구 참가자들은 라벤더 향을 맡은 후 스트레스 지수가 유의미하게 감소했으며, 긴장 완화 효과가 지속적으로 유지되었습니다.

- **기억력과 인지능력 향상** : Therapeutic Advances in Psychopharmacology(2012) 연구에서는 로즈마리 향이 작업 기억을 강화하고 정보 처리 속도를 높이는 데 기여한다는 결과를 제시하였습니다. 연구에 따르면, 로즈마리 향이 있는 환경에서 기억 테스트를 수행한 참가자들이 더 높은 점수를 기록하였으며, 뇌파 분석에서도 집중력 향상과 관련된 변화를 확인할 수 있었습니다.

- **수면의 질 향상** : Nature and Science of Sleep(2019) 연구에서는 라벤더와 카모마일 향이 불면증 환자의 수면 시간을 증가시키고 질을 개선하는 효과를 확인했습니다. 연구에 따르면, 라벤더 향을 사용한 그룹은 수면 유지 시간이 평균 30분 이상 증가했으며, 수면 중 뒤척임이 줄어드는 결과를 보였습니다.

- **감정 유도와 행동 변화** : Chemical Senses(2018) 연구에 따르면, 시트러스 계열의 향은 피로감을 감소시키고 활력을 높이는 데 효과적이며, 바닐라 향은 심리적 안정감을 증진하고 긍정적인 감정을 유도하는 데 도움을 주는 것으로 나타났습니다. 연구에서는 실험 참가자들에게 다양한 향을 맡게 한 후 감정 평가 설문을 진행했으며, 시트러스 계열 향을 맡은 그룹은 활력 수준이 높아지고 바닐라 향을 맡은 그룹은 긴장이 완화되는 경향을 보였습니다.

🌿 향기의 과학적 접근 : 뇌를 들여다보다

향기는 후각 기관에서 처리되는 것이 아니라, 감정과 기억을 담당하는 뇌의 특정 영역과 깊이 연결되어 있습니다. 이를 연구하기 위해 현대 과학에서는 뇌파 측정(EEG)과 기능적 자기공명영상(fMRI)을 활용하여 향기가 뇌에 미치는 영향을 분석하고 있습니다.

예를 들어, 연구자들은 실험 참가자들에게 특정 향기를 맡게 한 후 EEG(뇌파 측정 장치)를 통해 뇌파 변화를 관찰하였습니다. 뇌파는 기능에 따라 알파파(α-wave), 베타파(β-wave), 세타파(θ-wave), 델타파(δ-wave)로 구분됩니다.

- **알파파** : 심리적 안정과 이완을 유도하는 뇌파
- **베타파** : 집중력과 각성을 높이는 뇌파
- **세타파** : 창의적 사고 및 가벼운 수면 상태와 관련된 뇌파
- **델타파** : 깊은 수면과 회복에 중요한 역할을 하는 뇌파

실험 결과, 라벤더 향을 맡은 참가자들은 알파파가 증가하여 심리적 안정과 이완 효과가 증대되었으며, 로즈마리 향을 맡은 참가자들은 베타파가 증가하여 집중력과 경계 태세가 강화되는 경향을 보였습니다.

또한, fMRI(기능적 자기공명영상) 연구에서는 향기가 감정과 기억을 담당하는 변연계를 활성화하는 모습을 시각적으로 확인할 수 있었습니다. 실험 참가자들이 오렌지 블로섬 향을 맡았을 때, 도파민 분비가 증가하여 긍정적인 감정이 강화되는 것이 관찰되었습니다.

이러한 연구 결과는 향기를 이용한 심리 치료, 맞춤형 향기 개발, 스트레스 관리, 우울증 치료, 집중력 향상 등의 분야에서 실질적으로 활용되고 있습니다. 향기가 일시적인 감각적 경험을 넘어서는 신경과학적으로도 의미 있는 영향을 미친다는 점이 과학적으로 입증되면서, 향기

를 통한 정서 조절 및 뇌 건강 관리가 더욱 주목받고 있습니다.

아로마콜로지의 미래와 연구 확장

향기와 디지털 기술의 융합

향기 산업은 디지털 기술과 결합하며 더욱 정교하게 발전하고 있습니다. 예를 들어, 스마트 디퓨저는 실내 공기의 질과 사용자의 감정 상태를 분석한 후 최적의 향기를 자동으로 확산하는 기능을 제공합니다. 이를 활용하면 업무 집중이 필요한 시간에는 로즈마리나 유칼립투스 향을, 저녁에는 라벤더 향을 퍼뜨려 편안한 분위기를 조성할 수 있습니다. 이러한 맞춤형 향기 조절 기술은 개인의 심리적 상태와 환경에 적합한 조향 방식으로 발전하고 있습니다.

아로마콜로지와 멀티센서리 경험

향기는 시각, 청각, 촉각과 조화를 이루며 더욱 풍부한 감각적 경험을 제공하는 방향으로 발전하고 있습니다. 예를 들어, 일본의 한 호텔 체인은 로비에서 은은한 녹차 향과 피아노 음악을 함께 제공하여 차분하고 고급스러운 분위기를 연출하고 있습니다. 또한, VR(가상현실)과 향기를 결합한 시스템이 개발되어 가상 환경에서도 후각을 활용한 몰입감 높은 경험을 제공하는 연구가 진행되고 있습니다. 향기가 감정과 기억에 깊이 영향을 미친다는 점을 보여주는 사례입니다.

의료 및 심리 치료에서의 활용

향기는 의료 및 심리 치료에서도 중요한 역할을 하며, 환자의 정서적 안정을 돕고 치료 효과를 높이는 데 활용되고 있습니다. 예를 들어, 미국의 한 암 전문 병원에서는 항암 치료를 받는 환자들을 위해 라벤더와 페퍼민트 향을 활용한 아로마 치유 프로그램을 운영하였으며, 연구 결과, 향기 치료를 받은 환자들은 불안과 메스꺼움이 감소하고 정서적 안정감이 향상된 것으로 나타났습니다.

프랑스의 한 노인 요양 시설에서는 치매 환자들을 대상으로 로즈마리와 레몬 향을 활용한 후각 자극 치료를 시행하고 있으며, 연구에 따르면 이러한 향기가 기억력 활성화와 정서적 안정에 긍정적인 영향을 미치는 것으로 보고되었습니다. 이처럼 향기는 의료 환경에서도 환자의 심리적 안정을 돕는 효과적인 도구로 활용되고 있습니다.

PTSD(외상 후 스트레스 장애) 치료에서의 적용

향기 치료는 PTSD 치료에서도 연구가 활발히 진행되고 있으며, 특정 향기를 활용하여 트라우마 기억을 완화하는 실험이 지속적으로 이루어지고 있습니다.

특히, 지난 10년간 저자는 소방공무원 약 1,500명을 대상으로 PTSD 치유 프로그램을 운영하며, 2박 3일 또는 1박 2일의 과정에서 참가자별 맞춤형 향기 치유를 적용한 사례가 있습니다. 화재 및 재난 현장에서 극심한 스트레스를 겪은 소방관들은 불안, 우울, 수면 장애 등의 증상을 보이는 경우가 많았으며, 이들을 대상으로 향기 치유를 진행한 결과, 참가 전·후의 스트레스 지수를 측정했을 때 평균 20~30% 감소하는 효과가 나타났습니다. 이는 향기가 정서적 치유에 미치는 긍정적인 영향을 객관적인 데이터로 증명한 사례로 평가됩니다.

아로마콜로지는 현대인의 심리적 안정과 삶의 질을 높이는 중요한 역할을 합니다. 향기는 공기 중에 흩어지는 향 이상으로, 감정과 기억을 섬세하게 조율하며 신체와 정신에 긍정적인 변화를 이끌어냅니다. 오늘 당신이 맡은 향이 하루의 기분과 행동에 어떤 영향을 미치는지 한 번 경험해 보세요. 향기는 우리 삶을 더욱 풍요롭고 조화롭게 만들어 주는 특별한 힘을 지니고 있습니다.

아로마콜로지와 멀티센서리 접근법
감각의 조화로운 연결

　창밖에 잔잔한 빗소리가 들려오고, 은은하게 퍼지는 라벤더 향이 공간을 감싸는 순간, 우리는 한층 더 깊은 평온함을 느낍니다. 따뜻한 조명이 만들어낸 부드러운 분위기 속에서 한 잔의 차를 마시며 마음을 정리하는 시간은 일상의 쉼을 넘어, 감정을 가다듬고 새로운 활력을 불어넣는 순간이 됩니다.

　향기는 우리의 감각과 결합하여 더 몰입감 있는 경험을 만들어냅니다. 후각은 단독으로 작용하는 것이 아니라, 청각, 시각, 촉각과 상호작용하며 감정과 인식을 변화시키는 힘을 가지고 있습니다. 최근 연구들은 향기가 공간, 조명, 음악, 촉각과 결합했을 때 감정과 기억에 미치는 영향을 분석하며, 이를 활용한 다감각(multisensory) 접근법이 주목받고 있습니다.

향기와 음악 : 심리적 효과의 증대

음악은 우리의 감정을 조율하고 기억을 자극하는 강력한 힘을 지니고 있습니다. 여기에 향기가 더해질 때, 두 감각은 상호작용하며 심리적 안정감과 긍정적 에너지를 배가시킵니다.

- **클래식 음악과 라벤더 향** : 라벤더 향은 본래 심신을 이완시키는 효과가 있으며, 잔잔한 클래식 음악과 함께하면 심박수를 안정시키고 스트레스 완화 효과를 높일 수 있습니다. 실제로 병원이나 명상 센터에서는 이러한 조합을 활용해 환자들의 긴장을 해소하고, 편안한 분위기를 조성합니다.
- **시트러스 향과 경쾌한 리듬** : 오렌지, 자몽과 같은 시트러스 계열의 향기는 상쾌한 느낌을 주며, 활기찬 음악과 어우러질 때 기분을 고양시키고 에너지를 북돋우는 데 도움이 됩니다. 피트니스 센터나 카페에서 이런 조합을 활용하면 더욱 생동감 있는 공간을 연출할 수 있습니다.

한 연구에서는 학생들이 라벤더 향이 있는 환경에서 차분한 음악을 들으며 공부했을 때, 집중력과 학습 능력이 향상된다는 결과를 발표하였습니다. 이는 후각과 청각이 결합될 때 인지 기능과 정서적 안정에 미치는 긍정적인 영향을 입증하는 사례입니다. 음악과 향기의 조합은 감각적 즐거움에 그치지 않고 우리의 감정을 조율하고 일상의 경험을 더욱 풍부하게 만들어 줍니다.

향기와 조명 : 공간 경험의 강화

조명과 향기의 조화는 공간의 분위기를 조성하는 데 중요한 역할을 합니다. 빛은 감정을 조율하고 시각적 경험을 형성하는 핵심 요소이며, 여기에 향기가 더해지면 공간은 더욱 감각적으로 풍부해지며 기억에 오래 남는 경험을 제공합니다.

- 🟧 **은은한 조명과 샌달우드 향** : 부드럽고 따뜻한 조명 아래에서 샌달우드 향이 가득한 공간은 평온함과 안정감을 선사하며, 긴장을 푸는 데 도움을 줍니다.
- 🟧 **밝은 조명과 시트러스 계열 향** : 시트러스 향과 자연광이나 밝은 조명이 어우러지면 신선하고 활기찬 에너지를 유도하며, 업무 집중도와 생산성을 높이는 데 효과적입니다.

고급 호텔과 프리미엄 브랜드 매장은 이러한 조명과 향기의 조화를 통해 고객들에게 특별한 경험을 제공합니다. 미국의 리츠칼튼 호텔에서는 로비와 라운지 공간에 따뜻한 조명과 함께 블랙커런트와 바닐라가 조화된 시그니처 향을 활용하여 우아하고 품격 있는 분위기를 조성합니다. 또한, 프랑스의 르 메르디앙 호텔은 호텔 체인마다 특색 있는 조명과 향기를 연출하여 고객들이 브랜드를 감각적으로 기억하도록 설계하였습니다.

조명과 향기는 공간의 성격을 더욱 강조하며, 브랜드의 정체성을 전달하는 요소로 활용되고 있습니다. 적절한 조합을 통해 우리는 더욱 감각적인 경험을 할 수 있으며, 공간 속에서 느끼는 감정과 분위기를 조절할 수 있습니다.

향기와 촉각 : 깊이 있는 감각 경험

촉각은 인간의 기본적인 감각 중 하나로, 피부를 통한 감각 자극은 정서적 안정과 깊은 이완을 유도합니다. 여기에 향기가 더해질 때, 두 감각이 조화를 이루며 심신의 긴장을 풀어주고 감각적 경험을 더욱 풍부하게 만들어 줍니다.

- **아로마 마사지와 심신의 이완** : 라벤더, 샌달우드, 일랑일랑 에센셜 오일이 포함된 마사지 오일은 부드러운 촉각 자극과 함께 향기의 심리적 안정 효과를 제공하여 신체적 피로와 스트레스를 동시에 완화하는 데 효과적입니다.
- **텍스처와 향기의 조화** : 부드러운 실크 시트, 따뜻한 울 블랭킷, 또는 벨벳 쿠션과 같은 촉감 요소에 향기를 더하면 감각적 경험이 더욱 풍부해집니다. 예를 들어, 실크 베갯잇에 라벤더 오일을 살짝 뿌리면 부드러운 감촉과 함께 숙면을 돕는 향기의 효과가 더해져 보다 깊고 편안한 휴식을 유도할 수 있습니다.

향기와 촉각이 함께 작용할 때, 심리적 안정과 신체적 편안함이 증대됩니다. 이러한 감각의 결합은 일상 속에서 만족감과 정서적 평온을 보다 풍부하게 느끼도록 도와줍니다.

멀티센서리 경험의 미래

현대의 기술은 아로마콜로지를 더욱 발전시키며, 향기와 시각, 청각, 촉각을 결합한 새로운 감각적 경험을 창출하고 있습니다.

미디어아트와 향의 융합

최근 전시회와 공연에서는 향기를 활용한 새로운 시도가 이루어지고 있습니다. 대표적인 사례로 일본의 'teamLab'이 있습니다. 이들은 인터랙티브 미디어아트 전시에 향을 도입하여, 관객이 시각적으로만 작품을 감상하는 것이 아니라 후각까지 활용하여 몰입감을 극대화하는 경험을 제공합니다. 예를 들어, 꽃이 피어나는 영상과 함께 은은한 꽃 향이 공간에 퍼지면서, 관객들은 더욱 생생하게 작품을 느낄 수 있습니다.

🌿 4DX 영화와 향기의 몰입

4DX 영화관은 모션 체어와 특수 환경 장비를 통해 영화 장면에 따라 의자가 움직이거나 바람이 불고 향기가 나는 등 다양한 효과를 제공하여 관객의 몰입감을 높입니다. 예를 들어, 2019년 개봉한 영화 '알라딘'의 4DX 버전에서는 주인공이 양탄자를 타고 하늘을 나는 장면에서 의자가 부드럽게 움직이고, 기분 좋은 바람과 함께 꽃향기가 퍼져 관객들이 실제로 하늘을 나는 듯한 경험을 할 수 있었습니다. 또한, 미나리의 정이삭 감독이 연출한 영화 트위스터스의 4DX 버전에서는 주인공이 들판에서 바람을 느끼는 장면에서 의자가 흔들리고, 바람 효과와 함께 풀숲의 향기가 더해져 관객들이 실제로 토네이도 속에 있는 듯한 생생한 경험을 할 수 있었습니다. 4DX 영화관은 시각과 청각을 비롯해 후각과 촉각까지 자극하여 관객들에게 더욱 몰입감 있고 풍부한 감각적 체험을 제공합니다.

🌿 스마트 디퓨저와 감각적 환경 조성

최신 스마트 디퓨저는 사용자의 감정 상태를 분석하여 조명과 음악과 연동해 최적의 향기를 제공하는 기술이 도입되고 있습니다. 예를 들어, 필립스 휴(Philips Hue) 조명 시스템과 연동된 스마트 디퓨저는 조명의 색상과 향기를 조절하여 공간의 분위기를 더욱 조화롭게 만듭니다. 이를 활용하면 아침에는 상쾌한 향과 밝은 조명이 활력을 불어넣고, 저녁에는 은은한 조명과 따뜻한 향기가 편안한 휴식을 돕는 환경을 조성할 수 있습니다.

🌿 VR(가상현실)과 향기의 결합

가상현실(VR) 기술이 발전하면서, 향기를 함께 구현하는 기술이 주목받고 있습니다. 이를 통해 게임, 명상, 힐링 콘텐츠에서도 향기를 활용한 새로운 감각적 경험이 가능해지고 있습니다. 예를 들어, 미국의 'OVR Technology'는 VR 환경에 맞춰 실제와 유사한 향을 제공하는 기술을 개발하고 있습니다. 사용자가 가상의 숲을 거닐 때 나무 향과 흙내음을 맡을 수 있도록 하거나, 바닷가를 배경으로 한 환경에서는 신선한 바다 내음을 더하는 방식입니다. 이러한 기술은 심리 치료, 스트레스 관리, 몰입형 콘텐츠 제작 등 다양한 분야에서 활용될 것으로 기대됩니다.

아로마콜로지와 멀티센서리 접근법은 향기를 다양한 감각과 결합하여 감각적 경험을 더욱 풍부하게 하고, 정서적 안정과 몰입감을 높이는 데 중요한 역할을 합니다. 향기, 음악, 빛, 촉각이 어우러지는 순간, 우리의 감각은 한층 더 섬세하고 깊이 있는 경험으로 확장됩니다.

오늘 당신이 맡은 향기는 어떤 감각과 함께 조화를 이루고 있나요?

향기는 우리의 감정과 인식을 세밀하게 조율하며, 일상 속 분위기를 은밀하게 바꾸는 힘을 지니고 있을지도 모릅니다.

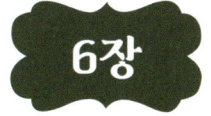

자연의 향기, 에센셜 오일의 세계

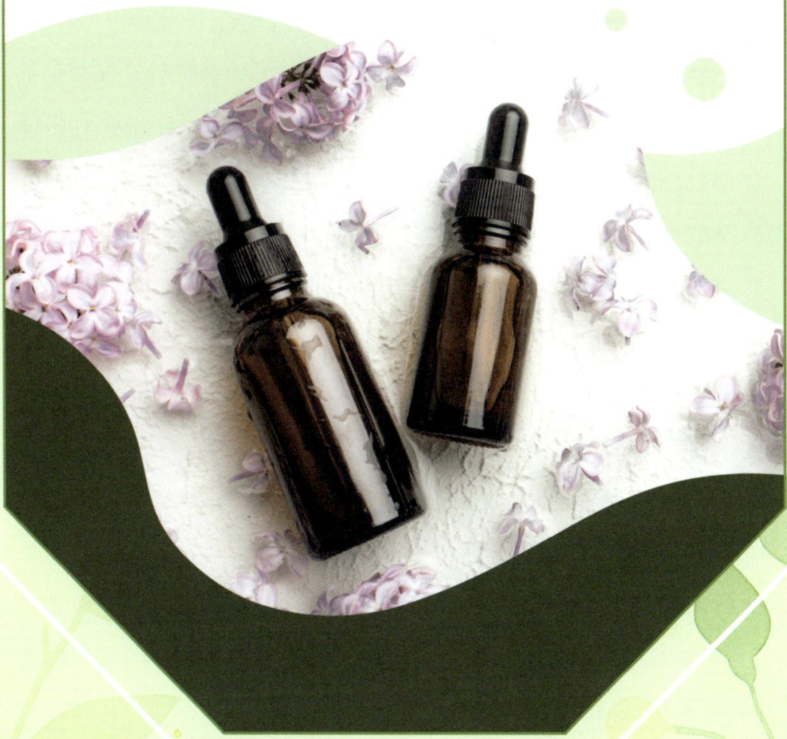

향기의 구조

우리가 에센셜 오일을 맡을 때 느끼는 향기는 단일한 향이 아니라, 시간의 흐름에 따라 서서히 변화하며 감각의 여러 층을 자극합니다.

처음에는 가볍고 산뜻한 향이 다가오고, 이어서 부드럽고 조화로운 향이 공간을 감싸며, 마지막에는 깊고 따뜻한 잔향이 마음속에 오래 남습니다. 이러한 향기의 흐름은 오일에 포함된 화학 성분의 휘발성과 분자 구조에 따라 달라지며, 향이 퍼지고 사라지는 속도에 따라 우리는 서로 다른 향의 표정을 경험하게 됩니다. 이 특성은 아로마테라피에서 오일을 조합하거나 목적에 따라 활용할 때 중요한 기준이 됩니다.

또한, 에센셜 오일이 지닌 고유한 향의 계열은 향기를 이해하고 선택하는 데 있어 핵심적인 역할을 합니다. 상큼한 감귤 향, 부드러운 꽃 향기, 시원한 허브, 따뜻한 나무 향 등 다양한 향의 특성은 우리의 감정 상태와 밀접하게 연결되어 있으며, 사용 목적에 따라 적절한 향을 선택하는 데 유용한 기준이 됩니다.

이제부터는 에센셜 오일의 향기를 휘발도에 따라 구분하는 방식과 향의 계열별 특성에 대해 구체적으로 살펴보겠습니다.

🌿 휘발도에 따른 분류

에센셜 오일의 향기는 휘발성에 따라 탑 노트(Top Note), 미들 노트(Middle Note), 베이스 노트(Base Note)로 나뉩니다. 이 구조는 향의 지속 시간과 강도를 결정짓는 중요한 요소로, 각각의 노트가 서로 다른 감각적 경험을 선사합니다. 이를 흔히 '향 피라미드'로 표현하며, 향의 진화 과정을 시각적으로 이해하는 데 도움을 줍니다.

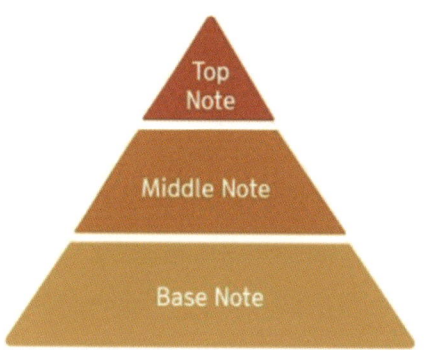

- 🔶 **탑 노트**(Top Note) : 에센셜 오일을 처음 맡았을 때 느껴지는 상쾌하고 가벼운 향으로, 즉각적인 기분 전환과 신선한 첫인상을 제공합니다. 이 향은 빠르게 증발하여 짧은 시간 동안 유지되며, 대표적인 오일로는 레몬, 베르가못 등의 감귤류 오일이 여기에 속합니다.
- 🔶 **미들 노트**(Middle Note) : 향의 중심을 이루는 부드럽고 조화로운 향기로, 감정을 안정시키고 향의 균형을 유지합니다. 지속 시간이 비교적 길어 전체 향의 중간 단계에서 중요한 역할을 하며, 라벤더, 로즈마리, 제라늄 오일 등이 있습니다.

- **베이스 노트**(Base Note) : 무게감 있고 깊은 향으로 오랜 시간 동안 잔향을 남기며, 전체 향의 지속성을 높이고 균형을 잡아줍니다. 샌달우드, 파촐리, 베티버 오일은 베이스 노트의 대표적인 예로, 심리적 안정과 편안함을 제공합니다.

이러한 향의 구조는 식물이 자연 속에서 생성하는 화학 성분의 조합에 따라 형성됩니다. 식물은 생존을 위해 다양한 화합물을 생성하며, 이 성분들이 모여 각각의 독특한 향을 만들어냅니다. 향기의 발현과 지속 시간은 오일의 휘발성과 분자 구조에 의해 결정되며, 이를 바탕으로 탑 노트, 미들 노트, 베이스 노트가 조화를 이루어 감각적인 경험을 제공합니다.

향의 분류

에센셜 오일은 향의 특성에 따라 다양한 향 계열로 분류되며, 이는 일반적으로 향 패밀리(Fragrance Family)라고 불립니다. 각 향 패밀리는 특정 감정이나 분위기를 유도하는 데 사용되며, 아로마테라피와 아로마콜로지에서 향을 선택하고 조합하는 중요한 기준이 됩니다. 주요 향 계열과 그 특징은 다음과 같습니다.

- **시트러스**(Citrus) : 레몬, 오렌지, 자몽 등 감귤류 특유의 상큼하고 신선한 향이 특징입니다. 활력을 불어넣고 기분을 환기시키는 데 효과적입니다.
- **과일**(Fruity) : 복숭아, 베리류 등 달콤하고 부드러운 과일 향으로, 따뜻하고 즐거운 분위기를 조성합니다.
- **그린**(Green) : 신선한 풀이나 나뭇잎의 향으로, 자연 속에 있는 듯한 청량함과 상쾌함을 줍니다. 바질이나 녹차 계열이 여기에 속합니다.
- **스파이스**(Spicy) : 계피, 정향 등 따뜻하고 강렬한 향으로, 따뜻한 분위기

와 에너지를 제공합니다.

- 🌼 **플로럴**(Floral) : 장미, 재스민, 라벤더 등 부드럽고 풍부한 꽃 향기로, 우아함과 편안함을 더합니다.
- 🌼 **허벌**(Herbal) : 로즈마리, 유칼립투스와 같은 허브 향은 신선함과 함께 집중력을 높이는 데 유용합니다.
- 🌼 **민티**(Minty) : 페퍼민트, 스피어민트 등의 시원하고 청량한 향으로, 상쾌함을 제공합니다.
- 🌼 **아로마틱**(Aromatic) : 스위트 펜넬, 타임 등 허브와 향신료가 결합한 향으로, 풍부하고 다층적인 향이 특징입니다.
- 🌼 **우디**(Woody) : 샌달우드, 시더우드 등 나무 특유의 따뜻하고 묵직한 향이 특징이며, 안정감을 주는 데 효과적입니다.
- 🌼 **발삼**(Balsamic) : 바닐라처럼 달콤하고 부드러운 향기로, 따뜻하고 감미로운 분위기를 조성합니다.
- 🌼 **수지**(Resinous) : 유향, 몰약과 같은 수지에서 추출된 향으로, 깊고 따뜻한 느낌을 줍니다.

향 패밀리를 이해하는 것은 향을 보다 효과적으로 활용하는 데 도움이 되며, 신체적·정신적·정서적 균형을 유지하는 데 중요한 역할을 합니다. 이러한 이해는 자신에게 맞는 향을 선택하고, 다양한 상황에 맞게 향을 블렌딩하는 데 필수적인 기준이 됩니다.

🌿 일상에서의 에센셜 오일 블렌딩 활용법

에센셜 오일은 단일 오일로 사용할 수도 있지만, 여러 오일을 조화롭게 블렌딩하면 향의 깊이와 효능이 배가됩니다. 각기 다른 노트의 오일을 적절히 조합하면, 향기는 후각적 자극이 아닌 감정과 신체에 긍정적인 영향을 미칠 수 있습니다. 이러한 블렌딩 기법은 특정한 상황이나 기분에 맞춰 개인의 취향에 어울리는 향기를 창조하는 데 활용됩니다.

🌿 활력을 북돋고 정서적 안정을 제공하는 블렌드

탑 노트의 오렌지 2방울, 미들 노트의 라벤더 2방울, 베이스 노트의 샌달우드 1방울을 혼합한 이 조합은 상쾌함과 안정감을 동시에 제공합니다. 오렌지의 감귤 향은 기분을 밝게 하고 정신을 맑게 하며, 라벤더의 부드럽고 은은한 꽃향기는 긴장을 풀고 감정을 진정시킵니다. 샌달우드의 깊고 따뜻한 나무 향은 향의 깊이를 더해, 내면의 평온을 이끌어냅니다.

이 블렌드는 아로마 확산기를 통해 실내 공간에 퍼뜨리면 하루 동안 쌓인 피로를 해소하고, 휴식과 명상 시간에 편안한 분위기를 조성하는 데 이상적입니다.

🌿 집중력 향상을 위한 블렌드

탑 노트의 레몬 2방울, 미들 노트의 로즈마리 3방울, 베이스 노트의 베티버 1방울을 조합한 이 블렌드는 정신을 맑게 하고 집중력을 향상시키는 데 효과적입니다. 레몬의 상큼한 향은 각성을 유도하고, 로즈마리의 상쾌한 허브 향은 기억력과 사고력을 증진합니다. 베티버의 흙 내음이 나는 깊은 향은 긴장을 완화하고, 집중력을 지속할 수 있는 차분한 환경을 조성합니다.

시험 준비나 중요한 업무를 앞두고 사용할 때 특히 유용하며, 아로마 확산기나 책상 옆에 아로마 스톤을 활용해 적용할 수 있습니다.

🌿 에센셜 오일의 조화로운 세계

에센셜 오일은 자연이 선사한 향기의 세계를 담고 있으며, 각각의 노트가 우리의 감각과 정서를 다채롭게 채워줍니다. 탑 노트의 상쾌한 향은 생기를 불어넣고, 미들 노트의 조화로운 향은 마음을 안정시키며, 베이스 노트의 깊고 지속적인 향은 심신의 균형을 돕습니다. 이러한 조화로운 향기는 정서적 안정뿐만 아니라 전반적인 건강에도 긍정적인 영향을 미칩니다.

블렌딩된 향기는 개인의 감정 상태와 환경에 따라 다르게 작용하며, 이는 자연과의 깊은 연결을 형성하는 역할을 합니다. 아로마테라피와 아로마콜로지 연구에 따르면, 향기는 뇌의 변연계를 자극하여 기억, 감정, 스트레스 반응 등에 영향을 미치며, 이를 통해 삶의 질을 향상시키는 데 기여합니다.

이제 에센셜 오일의 향 구조와 블렌딩 원리를 이해했으니, 다음으로는 실생활에서 자주 활용되는 33가지 에센셜 오일을 휘발성과 향 패밀리에 따라 분류하여 살펴보겠습니다. 각각의 오일이 지닌 특성과 활용법을 알아보며, 자신에게 가장 적합한 향을 찾고 건강하고 균형 잡힌 일상을 만들어가는 데 도움이 될 것입니다.

탑 노트
Top Note

　이제 본격적으로 향의 구조를 구성하는 세 가지 노트 중 첫 번째인 탑 노트에 속하는 에센셜 오일을 살펴보겠습니다. 탑 노트는 에센셜 오일 중 가장 먼저 인지되는 향기로, 사용 시 첫인상을 결정하는 중요한 요소입니다. 탑 노트는 대체로 상쾌하고 가벼운 느낌을 주며, 지속 시간은 5~30분 정도로 짧지만, 즉각적으로 기분을 환기시키고 에너지를 북돋우는 데 효과적입니다.

　이어지는 페이지에서는, 총 33종의 에센셜 오일 중 탑 노트에 해당하는 오일들을 향 계열별로 분류한 표를 확인하실 수 있습니다.

　이 오일들은 따뜻한 물 100mL에 3~5방울을 떨어뜨린 후 아로마 확산기를 사용해 공간에 퍼뜨리면, 스트레스 완화와 상쾌한 기분 전환에 도움을 줄 수 있습니다.

향 계열	에센셜 오일	특징
시트러스 (Citrus, 감귤향)	베르가못 오일(Bergamot Oil) 자몽 오일(Grapefruit Oil) 레몬 오일(Lemon Oil) 스위트 오렌지 오일 (Sweet Orange Oil)	상쾌하고 경쾌한 감귤 향이 특징이며, 스트레스 완화와 집중력 향상에 도움을 줍니다. 에너지를 북돋고 긍정적인 기분을 유도합니다.
프루티 노트 (Fruity, 과일향)	다바나 오일(Davana Oil)	독특하고 달콤한 과일 향이 감정 안정에 도움을 주며, 스트레스를 완화하는 데 유용합니다. 따뜻하고 부드러운 향으로 편안함을 선사합니다.
그린 (Green, 풀잎향)	갈바넘 오일(Galbanum Oil), 페티그레인 오일(Petitgrain Oil)	신선하고 푸르른 자연의 향기를 지니며, 내면의 평화를 돕고 명상에 적합한 환경을 조성합니다.
스파이시 (Spicy, 향신료 향)	시나몬 바크 오일 (Cinnamon Bark Oil) 진저 오일(Ginger Oil) 블랙 페퍼 오일 (Black Pepper Oil)	따뜻하고 자극적인 향이 혈액순환을 촉진하고 활력을 불어넣어 줍니다. 긴장을 완화하면서 동시에 에너지를 북돋습니다.

베르가못 에센셜 오일 (Bergamot Essential Oil)

상쾌한 활력

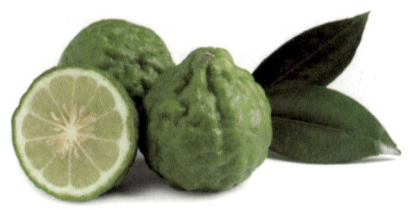

학명 *Citrus bergamia* / Citrus note

베르가못 에센셜 오일은 상쾌하고 달콤한 시트러스 향으로 기분 전환과 정서적 안정을 돕는 에센셜 오일입니다. 주로 이탈리아의 칼라브리아 지역에서 생산되며, 이름은 이탈리아 베르가모(Bergamo)라는 도시에서 유래되었습니다. 이 오일은 17세기 유럽에서 향수 제조와 치유 목적으로 널리 사용되었으며, 오늘날 얼그레이 티의 독특한 향을 만드는 핵심 성분으로도 잘 알려져 있습니다.

베르가못 에센셜 오일은 과피(껍질)에서 냉압착 방식으로 추출합니다. 주요 성분으로는 리모넨(Limonene), 리날릴 아세테이트(Linalyl Acetate), 리날룰(Linalool)이 포함되어 있으며, 항염, 항균 효과와 함께 정서적 안정감을 제공합니다. 다만, 광독성을 유발할 수 있는 버가프텐(Bergapten) 성분이 포함되어 있어 피부에 사용할 경우 직사광선을 피해야 합니다.

> ♦♦♦ 이렇게 사용해 보세요
>
> ☞ **마사지 오일** : 캐리어 오일 10mL에 베르가못 오일 2~3방울을 희석하여 부드럽게 마사지하면 피부 진정과 긴장 완화에 효과적입니다.
> ☞ **혼합 활용** : 라벤더 오일과 함께 사용하면 진정 효과를 높이며, 숙면을 유도하는 데 유용합니다.

베르가못 에센셜 오일은 사용 전 피부에 소량을 테스트하여 알레르기 반응 여부를 확인하는 것이 중요합니다. 정서적 안정과 스트레스 완화에 도움을 줄 수 있는 오일로, 현대인의 삶에 자연의 활력을 더해주는 귀중한 선물입니다.

그레이프프루트 에센셜 오일 (Grapefruit Essential Oil)

신선한 활력

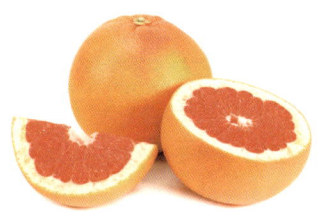

학명 *Citrus paradisi* / Citrus note

그레이프프루트 에센셜 오일은 산뜻하고 시원한 시트러스 향으로 신체적, 정서적 활력을 북돋는 데 유용한 오일입니다. 포도송이를 연상시키는 과일 모양에서 유래한 이름처럼, 그레이프프루트는 상쾌한 에너지를 전달합니다.

이 과일은 18세기 서인도 제도에서 처음 발견된 후 전 세계로 퍼졌으며, 특히 플로리다에서 자란 품질 좋은 그레이프프루트가 유명합니다.

이 오일은 과피(껍질)에서 냉압착 방식으로 추출됩니다. 주요 성분으로는 리모넨(Limonene), 미르센(Myrcene), 시트랄(Citral)이 포함되어 있습니다. 이러한 성분은 활력을 증진하고 스트레스를 완화하는 데 유용하며, 기분을 밝게 만들어 줍니다. 특히 집중력이 필요한 상황에서 사용하면 정신적 에너지를 끌어올리는 데 도움이 됩니다.

> ◆◆◆ 이렇게 사용해 보세요
>
> ☞ **바디 오일** : 캐리어 오일 10mL에 오일 2~3방울을 희석하여 셀룰라이트 마사지에 사용하면 피부 탄력을 높이고 혈액순환을 촉진하는 데 도움을 줄 수 있습니다.
>
> ☞ **목욕물** : 따뜻한 물에 오일 3방울을 떨어뜨려 피로를 해소하고 활력을 되찾을 수 있습니다. 오일을 직접 물에 넣지 말고, 소금이나 보드카에 먼저 희석한 후 물에 넣으면 보다 균일하게 섞여 피부 자극을 줄이는 데 도움이 됩니다.

그레이프프루트 에센셜 오일은 광독성을 유발할 수 있으므로 피부에 사용한 후 직사광선을 피하는 것이 중요합니다. 그레이프프루트 에센셜 오일은 일상 속 활력을 되찾고 싶을 때 자연이 선물한 신선한 에너지를 제공하는데 도움이 될 수 있습니다.

스위트 오렌지 에센셜 오일 (Sweet Orange Essential Oil)

↳ 따뜻한 활력

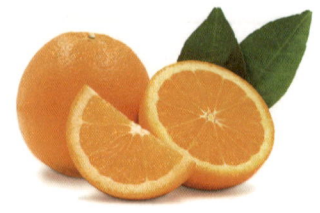

학명 Citrus sinensis / Citrus note

스위트 오렌지 에센셜 오일은 달콤하고 상큼한 향으로 행복감을 선사하며, 긴장을 완화하는 데 도움을 주는 에센셜 오일입니다. 이 오일은 감귤류의 대표적인 과일인 오렌지의 껍질에서 추출되며, 고대 중국과 인도에서부터 오렌지는 풍요와 행운의 상징으로 여겨졌습니다. 오늘날에도 오렌지의 밝은 색과 상쾌한 향기는 긍정적인 감정을 떠올리게 합니다.

스위트 오렌지 오일의 주요 성분은 리모넨(Limonene), 미르센(Myrcene), 리날룰(Linalool)로, 이들은 항균 작용, 스트레스 완화, 면역력 강화에 도움을 줍니다. 이 오일은 어린이부터 성인까지 누구에게나 부담 없이 사용할 수 있는 비교적 안전한 오일로 알려져 있습니다.

> ◆◆◆ 이렇게 사용해 보세요
>
> ☞ **마사지** : 캐리어 오일 10mL에 스위트 오렌지 오일 2~3방울을 희석하여 근육의 긴장을 완화하고 편안한 휴식을 돕는 데 활용합니다.
> ☞ **청소** : 물 한 컵에 오일 5방울을 떨어뜨려 천연 청소제로 활용하면 상쾌한 향과 동시에 위생적인 환경을 유지할 수 있습니다.

스위트 오렌지 에센셜 오일은 광독성이 없어 안전하지만, 피부 사용 전 적절히 희석하는 것이 좋습니다. 자연이 주는 달콤한 활력으로 일상의 스트레스를 녹이고 따뜻한 에너지를 채워주는 오일입니다.

레몬 에센셜 오일 (Lemon Essential Oil)

상쾌한 정화

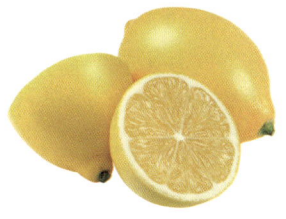

학명 *Citrus limon* / Citrus note

레몬 에센셜 오일은 신선하고 청량한 향으로 활력을 북돋우고 정화를 돕는 오일입니다. 레몬은 고대 로마와 그리스에서 약용 및 정화의 목적으로 사용되었으며, 18세기 유럽에서는 괴혈병 예방을 위해 선원들의 필수품으로 자리 잡았습니다. 오늘날에도 레몬은 건강과 활력의 상징으로 많은 사랑을 받고 있습니다.

이 오일은 레몬 껍질에서 냉압착 방식으로 추출됩니다. 주요 성분으로 리모넨(Limonene), 시트랄(Citral), 베타-피넨(β-Pinene)이 포함되어 있습니다. 이러한 성분은 공기를 정화하고, 면역력을 지원하며, 기분을 밝게 하는 데 유용합니다. 특히 집중력이 필요한 작업 환경에서 레몬 오일을 사용하면 효율성을 높이는 데 도움을 줄 수 있습니다.

◆◆◆ 이렇게 사용해 보세요

- **천연 청소제** : 물 한 컵에 오일 5~7방울을 섞어 주방, 욕실 청소에 활용하면 향기와 함께 위생적인 환경을 유지할 수 있습니다.
- **마사지** : 캐리어 오일 10mL에 레몬 오일 2방울을 희석하여 피부의 혈액 순환을 촉진하고 활력을 부여하는 데 활용합니다.

레몬 에센셜 오일은 광독성이 있으므로 피부에 사용한 후 직사광선을 피하는 것이 중요합니다. 정화와 활력을 동시에 제공하는 레몬 오일은 현대인의 일상에서 상쾌함을 더하는 자연의 동반자입니다.

다바나 에센셜 오일 (Davana Essential Oil)

↳ 독특한 달콤함

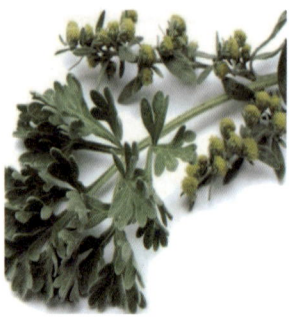

학명 *Artemisia pallens* / Fruity note

다바나 에센셜 오일은 달콤하면서도 과일과 플로럴 향이 조화된 독특한 향기로 감정 안정과 균형을 돕는 오일입니다. 고대 인도에서는 신성한 의식과 치유 목적으로 사용되었으며, 특히 명상과 기도의 도구로 사랑받았습니다. 오늘날 다바나 오일은 향수와 건강관리 제품에 활용되며, 감정의 조화를 원하는 사람들에게 특별한 오일로 알려져 있습니다.

이 오일은 다바나 허브의 꽃과 잎에서 증류 방식으로 추출되며, 플루티 향에 속합니다. 주요 성분으로는 다바논(Davanone), 리날룰(Linalool), 게라니올(Geraniol)이 포함되어 있습니다. 이러한 성분들은 감정의 안정, 스트레스 완화, 심신의 균형을 유지하는 데 도움을 줍니다.

> ✦✦✦ 이렇게 사용해 보세요
>
> ☞ **스킨케어** : 캐리어 오일 10mL에 다바나 오일 1~2방울을 희석하여 피부를 진정시키고 수분을 공급하는 데 활용합니다.
> ☞ **명상** : 손수건에 1방울을 떨어뜨려 향을 맡으며 심신의 평화를 경험해 보세요.

다바나 에센셜 오일은 독특한 향기로 자신만의 특별한 향을 만들기에 적합합니다. 감정의 균형과 안정이 필요할 때, 이 오일은 자연이 선사한 귀중한 향기로운 자원이 될 것입니다.

갈바넘 에센셜 오일 (Galbanum Essential Oil)

↳ 깊은 치유

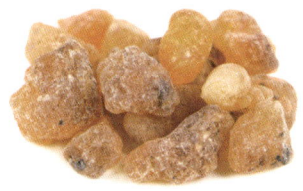

학명 *Ferula galbaniflua* / Green note

갈바넘 에센셜 오일은 대지의 깊은 향기를 담은 오일로, 정서적 안정과 치유의 상징으로 오랜 시간 사랑받아 왔습니다. 고대 이집트에서는 향신료와 약용으로 널리 사용되었으며, 클레오파트라가 매혹적인 향수로 사용했다는 전설도 전해져 내려옵니다. 성경에서도 귀한 향료로 언급될 만큼 오랜 역사와 깊은 가치를 지닌 오일입니다.

이 오일은 갈바넘 식물의 수지에서 증류 방식으로 추출되며, 신선하고 자연스러운 느낌을 주는 그린 향 계열에 속합니다. 주요 성분으로 베타-피넨(β-Pinene), 미르센(Myrcene), 리모넨(Limonene)이 포함되어 있습니다. 이 성분들은 감정을 진정시키고, 명상과 같은 내면의 작업을 지원하는 데 유용합니다. 갈바넘 오일의 건조한 우디한 언더톤이 마음을 차분하게 하고 영적 치유에 도움을 줄 수 있습니다.

> ◆◆◆ 이렇게 사용해 보세요
>
> ☞ **스킨케어** : 캐리어 오일 10mL에 1방울을 희석하여 피부 진정 및 염증 완화에 사용합니다.
> ☞ **명상** : 손수건에 1방울 떨어뜨려 향을 맡으면 집중력과 내적 고요를 돕습니다.

갈바넘 에센셜 오일은 향이 강한 편이므로 소량으로 사용하는 것이 좋습니다. 독특하고 깊은 향기는 현대인의 분주한 삶 속에서 마음을 진정시키고 내면의 치유를 돕는 데 효과적입니다.

페티그레인 에센셜 오일 (Petitgrain Essential Oil)

↳ 상쾌한 균형

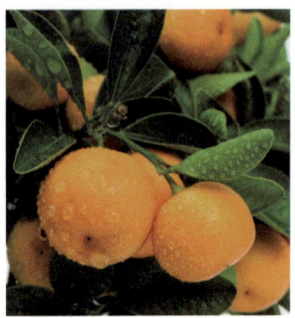

학명 *Citrus aurantium* / Green note

페티그레인 에센셜 오일은 은은하고 상쾌한 향으로 마음에 균형과 안정감을 주는 오일입니다. 페티그레인이라는 이름은 프랑스어로 '작은 씨앗'을 의미하지만, 실제로는 비터 오렌지 나무의 잎과 작은 가지에서 증류 방식으로 추출됩니다. 고대에는 마음의 평화를 위해 사용되었으며, 유럽에서는 긴장을 완화하는 차와 향수로 널리 사랑받았습니다.

이 오일은 신선한 그린 계열의 향을 지니고 있으며, 주요 성분으로는 리나릴 아세테이트(Linalyl Acetate), 리날룰(Linalool), 게라니올(Geraniol)이 포함되어 있습니다. 이러한 성분은 스트레스를 완화하고 긴장된 신경을 진정시키는 데 유용하며, 감정적인 균형을 찾는 데 도움을 줍니다.

✦✦✦ **이렇게 사용해 보세요**

☞ **목욕물** : 따뜻한 물에 오일 3방울을 떨어뜨린 후, 충분히 섞어 사용하면 피로를 해소하고 심신을 편안하게 하는 데 도움을 줍니다.

☞ **마사지** : 캐리어 오일 10mL에 페티그레인 오일 2~3방울을 희석하여 긴장된 근육을 이완하고 몸의 피로를 완화하는 데 활용합니다.

페티그레인 에센셜 오일은 부드럽고 은은한 향이 특징으로, 누구나 부담 없이 사용할 수 있습니다. 신선한 그린 노트가 마음을 차분하게 가라앉히며, 자연이 선사하는 이 향은 조화로운 휴식과 내면의 평온을 찾는 데 도움을 줍니다.

시나몬 에센셜 오일 (Cinnamon Essential Oil)

↳ 풍부한 온기

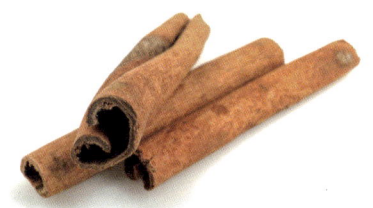

학명 *Cinnamomum zeylanicum* /
Spicy note

시나몬 에센셜 오일은 따뜻하고 달콤한 향기로 몸과 마음에 활력을 불어넣는 오일입니다. 고대 이집트에서는 귀한 약재와 향료로 사용되었으며, 중세 유럽에서는 부와 권위를 상징하는 향신료로 사랑받았습니다. 오늘날에도 시나몬의 향기는 겨울철의 따스함과 아늑함을 연상시키며, 심신에 에너지를 더하는 데 활용됩니다.

시나몬 오일은 주로 나무껍질에서 증류 방식으로 추출되며, 스파이시 계열의 강렬하고 따뜻한 향을 지니고 있습니다. 주요 성분으로는 시나믹 알데하이드(Cinnamaldehyde), 유제놀(Eugenol), 리모넨(Limonene)이 포함되어 있습니다. 이 성분들은 항균, 항산화 작용을 돕고, 기분을 북돋는 데 도움을 줍니다. 다만, 자극적인 특성이 있어 피부에 직접 사용할 경우 주의가 필요합니다.

✦✦✦ 이렇게 사용해 보세요

- **마사지 오일** : 캐리어 오일 10mL에 시나몬 오일 1방울을 희석하여 몸을 따뜻하게 감싸주며 혈액 순환을 촉진하는 마사지에 활용합니다.
- **천연 디퓨저** : 오렌지나 클로브 오일과 혼합하여 집 안에 따뜻한 분위기를 조성합니다.

시나몬 에센셜 오일은 강한 향과 자극성을 가지고 있으므로, 사용 전 피부 테스트를 통해 알레르기 반응 여부를 확인해야 합니다. 따뜻한 에너지를 더하고 계절의 변화를 감싸 안는 자연의 선물로, 일상의 활력을 채우는 데 유용합니다.

진저 에센셜 오일 (Ginger Essential Oil)

↳ 따뜻한 활력

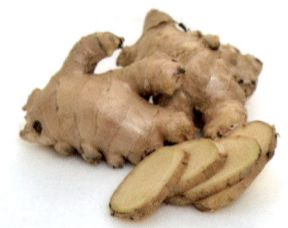

학명 *Zingiber officinale* / Spicy note

진저 에센셜 오일은 따뜻하고 스파이시한 향으로 에너지를 불어넣으며, 전반적인 활력을 돕는 오일입니다. 고대 중국과 인도에서는 진저를 약초로 사용하며 소화 건강과 면역력을 강화하는 데 활용했으며, 중세 유럽에서는 무역을 통해 귀중한 향신료로 자리 잡았습니다. 오늘날에도 진저는 몸과 마음을 따뜻하게 하고 집중력을 높이는 데 자주 사용됩니다.

이 오일은 생강 뿌리줄기에서 증류 방식으로 추출되며, 주요 성분으로는 징지베렌(Zingiberene), 쇼가올(Shogaol), 진저롤(Gingerol)이 포함되어 있습니다. 이 성분들은 혈액순환을 촉진하고, 소화 불편감을 완화하며, 피로를 해소하는 데 도움을 줍니다.

◆◆◆ 이렇게 사용해 보세요

👉 **마사지** : 캐리어 오일 10mL에 진저 오일 2방울을 희석하여 긴장된 근육을 완화하고 혈액 순환을 촉진하는 데 활용합니다.

👉 **족욕** : 따뜻한 물에 진저 오일 2방울을 떨어뜨려 발을 담그면 피로를 완화하고 몸을 따뜻하게 해줍니다.

진저 에센셜 오일은 강한 자극성을 가지고 있으므로 피부 사용 시 반드시 희석하여야 하며, 민감한 부위에 사용을 피하는 것이 좋습니다. 진저는 추운 날씨나 피곤한 일상 속에서 따뜻한 에너지를 전달하며, 몸과 마음에 활력을 불어넣는 자연이 전하는 따뜻한 위안입니다.

블랙 페퍼 에센셜 오일 (Black Pepper Essential Oil)

↳ 따뜻한 자극

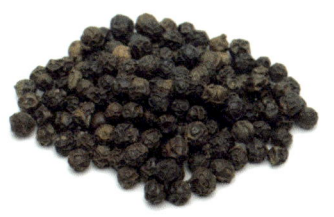

학명 *Piper nigrum* / Spicy note

블랙 페퍼 에센셜 오일은 따뜻하고 매콤한 향기로 활력을 북돋우며, 몸과 마음에 에너지를 전달하는 오일입니다. 고대 인도와 중국에서는 블랙 페퍼가 귀한 약재와 향신료로 사용되었으며, 중세 유럽에서는 "검은 금"이라 불릴 정도로 귀중하게 여겨졌습니다. 오늘날에도 블랙 페퍼는 향신료로서뿐만 아니라 건강관리와 심신의 활력을 회복하는 데 널리 사용되고 있습니다.

이 오일은 블랙 페퍼 열매에서 증류 방식으로 추출되며, 특유의 따뜻하고 자극적인 향은 스파이시 계열에 속합니다. 주요 성분으로는 베타-카리오필렌(β-Caryophyllene), 리모넨(Limonene), 사비넨(Sabinene)이 포함되어 있습니다. 이러한 성분들은 근육 이완, 혈액 순환 촉진, 소화 지원에 도움을 주며, 특히 신체적 피로 해소에 효과적입니다.

✦✦✦ 이렇게 사용해 보세요

- ☞ **마사지** : 캐리어 오일 10mL에 블랙 페퍼 오일 1~2방울을 희석하여 근육의 긴장을 완화하고 혈액 순환을 돕는 데 활용합니다.
- ☞ **족욕** : 따뜻한 물에 블랙 페퍼 오일 1~2방울을 희석한 후 발을 담그면, 몸을 따뜻하게 하고 피로를 해소하는 데 도움이 됩니다. 오일을 직접 물에 넣지 말고, 소금이나 보드카에 먼저 희석한 후 물에 넣으면 보다 균일하게 섞여 피부 자극을 줄이는 데 도움이 됩니다.

블랙 페퍼 에센셜 오일은 향이 강한 편이므로 소량으로 사용하는 것이 중요하며, 피부에 사용할 때는 반드시 희석해야 합니다. 따뜻하고 자극적인 에너지를 더해주는 블랙 페퍼는 신체적 활력을 필요로 하는 현대인에게 귀중한 자연의 선물이 됩니다.

미들 노트
Middle Note

　미들 노트는 에센셜 오일의 향이 탑 노트가 빠르게 휘발한 후 서서히 드러나면서 전체 향의 중심을 이루는 역할을 합니다. 대개 따뜻하고 부드러운 느낌을 주며, 지속 시간은 30분에서 2시간 이상으로 탑 노트보다 길어 향의 균형을 유지하는 데 중요한 역할을 합니다.

　미들 노트는 향의 중심을 잡아주며, 정서적 안정과 심리적 위안을 제공하는 특징이 있습니다. 아로마테라피에서는 심신의 조화를 돕는 핵심적인 요소로 작용하며, 긴장 완화와 감정 균형을 유지하는 데 널리 활용됩니다.

　다음 항목에서는 미들 노트 오일의 특징과 계열별 분류를 통해, 활용법까지 함께 안내합니다. 이 오일들은 따뜻한 물 100mL에 3~5방울을 넣어 아로마 확산기를 통해 공간에 퍼뜨리거나, 목욕 시 활용하면 심신의 긴장을 풀고 편안한 상태를 유도하는 데 도움이 됩니다.

향 계열	에센셜 오일	특징
플로럴 (Floral, 꽃향)	제라늄 오일 (Geranium Oil) 네롤리 오일 (Neroli Oil) 로즈 앱솔루트 (Rose Absolute) 재스민 앱솔루트 (Jasmine Absolute) 일랑일랑 오일 (Ylang Ylang Oil)	풍부하고 우아한 꽃향기로 정서적 안정과 심리적 위안을 제공하며, 사랑과 자존감을 상징합니다.
허벌 (Herbal, 허브향/풀잎향)	유칼립투스 오일 (Eucalyptus Oil) 주니퍼베리 오일 (Juniperberry Oil) 라벤더 오일 (Lavender Oil) 로즈마리 오일 (Rosemary Oil) 파인 오일 (Pine Oil)	신선하고 맑은 허브 향기로 면역력 증진과 호흡기 건강을 돕고, 집중력과 활력을 향상시킵니다.
민티 (Minty, 상쾌한 민트향)	페퍼민트 오일 (Peppermint Oil) 스피어민트 오일 (Spearmint Oil)	시원하고 청량한 향기로 정신적 각성과 피로 회복에 효과적이며, 집중력을 높이는 데 도움을 줍니다.
아로마틱 (Aromatic, 향신료와 허브의 조화로운 향)	로만 카모마일 오일 (Chamomile Roman Oil) 클라리 세이지 오일 (Clary Sage Oil) 스위트 펜넬 오일 (Sweet Fennel Oil) 티트리 오일 (Tea Tree Oil)	부드럽고 은은한 향기로 스트레스 해소와 감정 조화에 기여하며, 심신의 긴장을 완화하는 데 유용합니다.

제라늄 에센셜 오일 (Geranium Essential Oil)

↳ 균형의 꽃

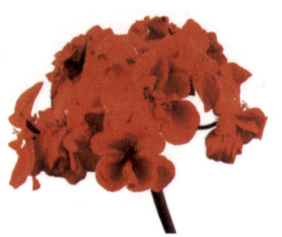

학명 *Pelargonium graveolens*
/ Floral note

제라늄 에센셜 오일은 달콤하고 부드러운 플로럴 향으로 정서적 균형과 안정감을 주는 오일입니다. 고대 이집트에서는 아름다움과 건강을 위해 피부 관리를 목적으로 사용되었으며, 빅토리아 시대에는 정원에서 재배되며 향수와 차로도 활용되었습니다. 오늘날 제라늄은 심신의 조화와 건강한 삶을 돕는 자연의 선물로 사랑받고 있습니다.

이 오일은 제라늄 잎과 줄기에서 증류 방식으로 추출되며, 주요 성분으로는 시트로넬롤(Citronellol), 게라니올(Geraniol), 리날룰(Linalool)이 포함되어 있습니다. 이 성분들은 스트레스를 완화하고 피부 건강을 지원하며, 감정을 안정시키는 데 유용합니다.

◆◆◆ 이렇게 사용해 보세요

☞ **스킨케어** : 캐리어 오일 10mL에 제라늄 오일 1~2방울을 희석하여 피부를 진정시키고 수분 밸런스를 유지하는 데 활용합니다.

☞ **목욕물** : 따뜻한 물에 오일 3방울을 더해 피로를 풀고 편안한 시간을 가질 수 있습니다.

제라늄 에센셜 오일은 은은한 향과 다용도로 활용할 수 있는 특징 덕분에 누구나 쉽게 사용할 수 있는 오일입니다. 감정적인 균형을 찾고 스트레스를 해소하고자 할 때, 자연이 준 향기로운 조화의 선물로 일상에 생기를 더합니다.

네롤리 에센셜 오일 (Neroli Essential Oil)

↳ 우아한 평온

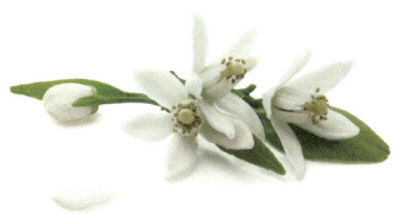

학명 *Citrus aurantium var. amara*
/ Floral note

네롤리 에센셜 오일은 풍부하고 우아한 플로럴 향으로 긴장을 풀고 마음을 안정시키는 데 도움을 주는 오일입니다. 17세기 이탈리아의 네롤라(Nerola) 공작부인 안나 마리아 드 라 트레무아유(Anna Maria de la Tremoille)이 이 향을 애용한 데서 '네롤리(Neroli)'라는 이름이 유래되었으며, 당시 유럽 귀족들에게 귀중한 향수로 큰 인기를 끌었습니다. 오늘날에도 네롤리는 고급 향수와 심신의 균형을 위한 오일로 널리 사용됩니다.

이 오일은 비터 오렌지 나무의 꽃에서 증류 방식으로 추출되며, 리날룰(Linalool), 리나릴 아세테이트(Linalyl Acetate), 네롤(Nerol) 성분을 포함하고 있습니다. 이러한 성분들은 스트레스와 불안을 완화하고 피부 재생을 촉진하는 데 유용합니다.

참고 : 오렌지 블로섬 앱솔루트(Orange Blossom Absolute)는 비터 오렌지 꽃에서 용매 추출방식으로 얻은 오일입니다. 네롤리 오일보다 향이 더욱 진하고 깊으며, 달콤한 플로럴 계열의 풍부한 향을 강조합니다. 주로 향수 원료로 사용되며, 감각적인 꽃 향을 원하는 조향에서 많이 활용됩니다.

◆◆◆ 이렇게 사용해 보세요

- 스킨케어 : 캐리어 오일 10mL에 네롤리 오일 2~3방울을 희석하여 피부에 부드럽게 발라 보습과 생기를 제공합니다.
- 목욕물 : 따뜻한 물에 오일 3방울을 넣어 몸과 마음의 피로를 해소하고 편안한 휴식을 즐길 수 있습니다.

네롤리 에센셜 오일은 피부에 순하게 작용하며, 부드럽고 섬세한 향으로 많은 사람들에게 사랑받습니다. 정서적 안정과 피부 건강을 동시에 기대할 때, 자연이 선사한 순수한 향기가 일상을 더욱 특별하게 만들어줍니다.

로즈 앱솔루트 (Rose Absolute)

↳ 사랑과 아름다움의 향기

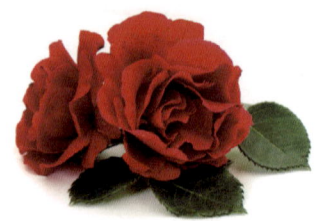

학명 *Rosa damascena, Rosa centifolia*
/ Floral note

로즈 앱솔루트는 풍부하고 우아한 장미 향기로 사랑과 감정의 치유를 상징하는 오일입니다. 고대 페르시아와 그리스에서는 로즈를 '꽃의 여왕'으로 칭하며 귀족들의 피부 관리와 의식에 사용되었습니다. 오늘날에도 로즈 앱솔루트는 고급 향수와 화장품의 핵심 원료로 널리 사용되며, 감정의 안정과 심리적 치유를 위한 자연의 선물로 많은 사랑을 받고 있습니다.

이 오일은 다마스크 로즈 꽃잎에서 용매 추출법으로 얻어지며, 주성분으로는 시트로넬롤(Citronellol), 게라니올(Geraniol), 네롤(Nerol)이 포함되어 있습니다. 이 성분들은 피부를 진정시키고 노화를 방지하며, 감정을 안정시키고 스트레스를 해소하는 데 도움을 줍니다.

> ◆◆◆ 이렇게 사용해 보세요
>
> ☞ **스킨케어** : 캐리어 오일 10mL에 로즈 앱솔루트 1~2방울을 희석하여 피부 탄력과 보습을 위해 사용합니다.
>
> ☞ **명상과 이완** : 손수건에 1방울 떨어뜨려 향을 맡으며 깊은 호흡을 통해 마음의 안정을 찾습니다.

로즈 앱솔루트는 귀한 원료로 만들어져 섬세하면서도 깊이 있는 향을 지니며, 심신의 안정을 돕는 데 유용합니다. 감정을 부드럽게 어루만지고 긴장을 완화하여, 마음의 평화를 찾고 싶은 순간에 적합합니다. 사랑과 조화로운 감정을 느끼고 싶을 때, 로즈 앱솔루트의 우아한 향은 일상에 자연의 아름다움을 더해줍니다.

재스민 앱솔루트 (Jasmine Absolute)

황홀한 감각

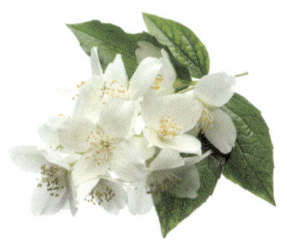

학명 *Jasminum grandiflorum* / Floral note

재스민 앱솔루트는 강렬하면서도 우아한 플로럴 향기로 마음을 고요하게 하고 감각을 깨우는 오일입니다. 고대 인도에서는 "밤의 여왕"이라 불리며 사랑과 영적 깨달음을 상징하는 꽃으로 여겨졌습니다. 재스민의 깊고 매혹적인 향은 고대부터 감정의 치유와 영혼의 성장에 도움을 주는 도구로 사용되어왔으며, 오늘날에도 재스민 앱솔루트는 고급 향수와 다양한 감정 조절 제품에 널리 활용됩니다. 이 오일은 감정을 고양하고 자신감을 북돋는 데 유용하며, 중요한 순간이나 긴장된 상황에서 긍정적인 에너지를 제공합니다.

이 오일은 재스민 꽃잎에서 용매 추출법으로 얻어지며, 주요 성분으로는 벤질 아세테이트(Benzyl Acetate), 리날룰(Linalool), 인돌(Indole)이 포함되어 있습니다. 이 성분들은 스트레스를 완화하고 정서적 안정을 돕는 데 유용하며, 재스민 특유의 깊고 풍부한 향을 형성합니다. 특히 재스민의 우아하고 부드러운 향은 긴장을 풀고 기분을 전환하는 데 도움을 주어, 심리적 안정과 휴식을 원하는 순간에 적합합니다.

> ✦✦✦ 이렇게 사용해 보세요
>
> - **스킨케어** : 캐리어 오일 10mL에 재스민 앱솔루트 1방울을 섞어 사용하면 피부를 촉촉하고 생기 있게 가꾸는 데 도움을 줍니다.
> - **자신감 회복** : 손목에 소량 발라 향을 맡으면 감정을 고양하고 심리적 균형을 찾는 데 유용합니다.

재스민 앱솔루트는 향이 강렬하므로 소량 사용이 적합합니다. 감정을 다스리고 우아함을 경험하고 싶을 때, 자연이 선사하는 이 황홀한 향기가 삶에 특별함을 더해줍니다.

일랑일랑 에센셜 오일 (Ylang Ylang Essential Oil)

↳ 달콤한 조화

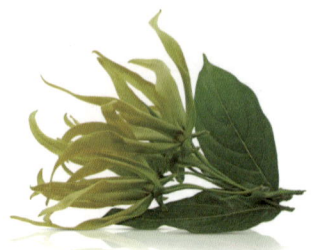

학명 *Cananga odorata* / Floral note

일랑일랑 에센셜 오일은 달콤하고 관능적인 플로럴 향으로 심신의 균형과 행복감을 주는 오일입니다. 이 오일은 필리핀과 인도네시아에서 "꽃 중의 꽃"으로 불리며, 전통적으로 신혼부부의 침실에 장식하여 사랑과 조화를 상징하는 꽃으로 사용되었습니다. 오늘날에도 일랑일랑은 고급 향수와 스킨케어 제품에 널리 활용되며, 심신의 조화와 편안함을 선사하는 에센셜 오일로 많은 이들에게 사랑받고 있습니다.

일랑일랑 오일은 나무의 꽃에서 증류 방식으로 추출되며, 주요 성분으로는 게라니올(Geraniol), 리날룰(Linalool), 베타-카리오필렌(β-Caryophyllene)이 포함되어 있습니다. 이 성분들은 스트레스를 완화하고 감정을 안정시키는 데 도움을 주며, 피부 건강을 지원하여 자연스럽고 건강한 피부를 유지하는 데 유용합니다. 특히 긴장된 하루를 마무리할 때, 일랑일랑의 부드럽고 달콤한 향은 마음을 편안하게 하고 기분을 부드럽게 전환시켜 줍니다.

> ◆◆◆ 이렇게 사용해 보세요
>
> ☞ **헤어케어** : 샴푸나 헤어 오일에 1~2방울을 섞어 부드럽고 윤기 있는 머릿결을 유지합니다.
> ☞ **릴랙스 목욕** : 따뜻한 물에 오일 3방울을 넣어 몸과 마음의 긴장이 서서히 풀리며 깊은 이완과 평온을 경험할 수 있습니다.

일랑일랑 에센셜 오일은 풍부하고 깊은 플로럴 향을 지니고 있어, 적은 양으로도 충분한 효과를 냅니다. 향이 강한 편이므로 과도하게 사용하면 무거운 느낌을 줄 수 있어, 적절한 양을 조절하는 것이 중요합니다. 이 오일은 부드럽고 따뜻한 향기로 마음을 편안하게 하며, 일상 속에서 안정감을 더하는 데 도움을 줍니다.

유칼립투스 에센셜 오일 (Eucalyptus Essential Oil)

청량한 숨결

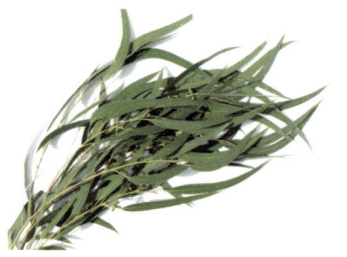

학명 *Eucalyptus globulus* / Herbal note

유칼립투스 에센셜 오일은 시원하고 상쾌한 향기로 호흡기 건강과 집중력 향상에 도움을 주는 오일입니다. 호주의 대표적인 나무인 유칼립투스는 코알라의 주요 먹이로 잘 알려져 있으며, 호주 원주민들은 이 나무를 상처 치유와 감염 예방을 위한 자연 치료제로 활용해 왔습니다. 오늘날에도 유칼립투스는 청량한 향과 건강에 유익한 효능으로 전 세계적으로 사랑받고 있습니다.

이 오일은 유칼립투스 나무의 잎에서 증류 방식으로 추출되며, 주요 성분으로는 시네올(Cineole), 리모넨(Limonene), 알파-피넨(α-Pinene)이 포함되어 있습니다. 이러한 성분들은 호흡기를 깨끗하게 하고, 면역력을 강화하며, 공기를 정화하는 데 유용합니다.

✦✦✦ 이렇게 사용해 보세요

- **스팀 흡입** : 따뜻한 물에 오일 1~2방울을 떨어뜨려 증기를 흡입하면 호흡기 건강에 도움을 줍니다.
- **청소** : 물 한 컵에 오일 5방울을 섞어 천연 청소제로 활용하여 공간을 위생적으로 유지할 수 있습니다.

유칼립투스 에센셜 오일은 강한 자극성을 가지고 있으므로 어린이나 민감한 피부에 사용할 경우 희석이 필요합니다. 맑고 청량한 숨결을 원할 때, 유칼립투스 오일은 자연이 선사한 신선함으로 삶의 활력을 더해줍니다.

주니퍼베리 에센셜 오일 (Juniperberry Essential Oil)

맑은 정화

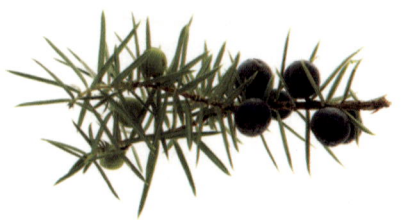

학명 *Juniperus communis* / Herbal note

주니퍼베리 에센셜 오일은 맑고 청량한 허벌 향과 은은한 나무 향이 어우러진 독특한 향기로, 심신의 정화와 안정감을 돕는 오일입니다. 고대 로마와 이집트에서는 주니퍼 열매를 정화 의식과 약용으로 사용했으며, 중세 유럽에서는 전염병 예방을 위해 공기를 정화하는 데 활용되었습니다. 이러한 전통은 오늘날까지 이어져, 주니퍼베리 오일은 디톡스와 마음의 안정을 돕는 데 널리 사용됩니다.

이 오일은 주니퍼 나무의 열매에서 증류 방식으로 추출되며, 상쾌하면서도 따뜻한 향이 특징입니다. 주요 성분으로는 알파-피넨(α-Pinene), 사비넨(Sabinene), 미르센(Myrcene)이 포함되어 있습니다. 이러한 성분들은 림프 순환을 촉진하고, 스트레스를 완화하며, 몸과 마음의 균형을 찾는 데 유용합니다.

♦♦♦ 이렇게 사용해 보세요

- **바디 마사지** : 캐리어 오일 10mL에 주니퍼베리 오일 2~3방울을 희석하여 디톡스와 순환 촉진을 위해 사용합니다.
- **목욕물** : 따뜻한 물에 오일 3방울을 넣어 피로를 풀고 심신의 균형을 되찾을 수 있습니다.

주니퍼베리 에센셜 오일은 감정의 균형과 신체의 정화를 돕는 자연의 선물입니다. 정화와 안정이 필요한 순간, 이 청량한 오일은 현대인의 복잡한 일상에 맑은 에너지를 불어 넣어 줄 것입니다.

라벤더 에센셜 오일 (Lavender Essential Oil)

↳ 편안한 휴식

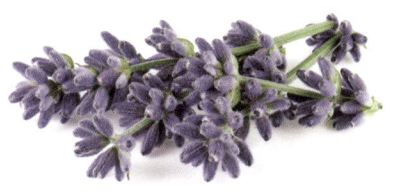

학명 *Lavandula angustifolia* / Herbal note

라벤더 에센셜 오일은 부드러운 허벌 향과 달콤한 꽃 향이 어우러져 긴장을 풀고 마음을 편안하게 하는 데 도움을 주는 오일입니다. 고대 로마인들은 목욕과 치유를 위해 라벤더를 사용했으며, 중세 유럽에서는 상처 소독과 공기 정화에 활용되었습니다. 오늘날 라벤더 오일은 심신의 휴식과 피부 진정 효과로 널리 사랑받으며, 일상에서 스트레스를 해소하는 데 자주 사용됩니다.

이 오일은 라벤더 꽃에서 증류 방식으로 추출되며, 주요 성분으로는 리날룰(Linalool), 리나릴 아세테이트(Linalyl Acetate), 게라니올(Geraniol) 등이 포함되어 있습니다. 이러한 성분들은 스트레스를 완화하고 수면의 질을 향상시키며, 피부를 진정시키는 데 효과적입니다.

✦✦✦ 이렇게 사용해 보세요

☞ **베개 스프레이** : 물 50mL에 라벤더 오일 2방울과 무수 에탄올(또는 보드카 같은 고 도수 주류) 5mL를 섞어 베개에 분사하면 숙면을 도울 수 있습니다.

☞ **스킨케어** : 캐리어 오일 10mL에 라벤더 오일 2방울을 희석하여 민감한 피부를 진정시키는 데 사용합니다.

라벤더 에센셜 오일은 자극이 적고 누구나 쉽게 사용할 수 있는 안전한 오일로, 하루의 피로를 풀고 편안한 휴식을 취하는 데 이상적입니다. 심신의 안정과 균형이 필요할 때, 이 부드러운 향기는 자연이 선사하는 편안함으로 삶의 질을 한층 높여줄 것입니다.

로즈마리 에센셜 오일 (Rosemary Essential Oil)

맑은 집중력

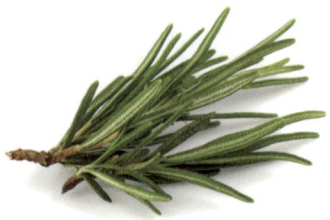

학명 *Rosmarinus officinalis* /
Herbal note

로즈마리 에센셜 오일은 상쾌하고 신선한 허브 향이 특징으로, 집중력을 높이고 정신을 맑게 하는 데 도움을 줍니다. 고대 그리스에서는 로즈마리가 학문과 기억력의 상징으로 여겨져 학자들이 애용했으며, 중세 유럽에서는 공기 정화와 치유 목적으로 사용되었습니다. 오늘날에도 로즈마리는 학습과 업무 효율을 높이는 데 이상적인 오일로 널리 활용됩니다.

이 오일은 로즈마리 잎과 꽃에서 증류 방식으로 추출되며, 시네올(Cineole), 알파-피넨(α-Pinene), 캠퍼(Camphor)와 같은 주요 성분을 함유하고 있습니다. 이러한 성분들은 기억력과 집중력을 증진하고, 혈액순환을 촉진하며, 피로 회복에 유용합니다.

✦✦✦ 이렇게 사용해 보세요

- **두피 관리**: 샴푸에 1~2방울을 섞어 사용하면 두피 건강과 모발 강화를 돕습니다.
- **마사지**: 캐리어 오일 10mL에 로즈마리 오일 2방울을 희석하여 피로를 풀고 활력을 높이는 데 활용합니다.

로즈마리 에센셜 오일은 강한 허브 향과 활력을 지닌 오일로, 적은 양만 사용해도 충분한 효과를 발휘합니다. 정신을 맑게 하고 집중력을 높이는 데 유용하며, 신체의 활력을 회복하는 데 도움을 줍니다. 에너지가 필요할 때, 로즈마리의 신선한 향은 생기를 불어넣고 활력을 유지하는 데 기여할 것입니다.

파인 에센셜 오일 (Pine Essential Oil)

↳ 맑은 숲의 향기

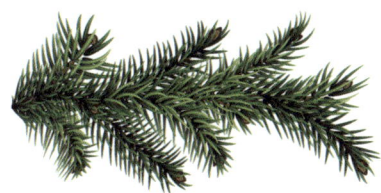

학명 *Pinus sylvestris* / Herbal note

파인 에센셜 오일은 청량하고 상쾌한 허벌 우디 향으로 마음과 공간을 깨끗하게 정화하고, 활력을 불어넣는 데 도움을 주는 오일입니다. 고대 이집트에서는 파인 나무를 공기 정화와 의식에 사용했으며, 북유럽에서는 호흡기 건강과 면역력을 강화하는 데 활용했습니다. 오늘날 파인 오일은 숲의 신선함을 일상에 더하며 심신의 균형과 활력을 회복하는 데 널리 사용됩니다.

이 오일은 파인 나무의 바늘 모양 잎에서 증류 방식으로 추출되며, 알파-피넨(α-Pinene), 리모넨(Limonene), 베타-피넨(β-Pinene) 등의 주요 성분을 함유하고 있습니다. 이러한 성분들은 공기를 정화하고, 호흡을 원활하게 하며, 에너지를 북돋는 데 유용합니다. 특히, 깊은 산속에 있는 듯한 신선한 향은 스트레스를 완화하고 정신을 맑게 해줍니다.

◆◆◆ 이렇게 사용해 보세요

- **스팀 흡입** : 따뜻한 물에 2방울을 떨어뜨려 증기를 들이마시면 호흡기를 깨끗하게 하고 기운을 북돋습니다.
- **마사지** : 캐리어 오일 10mL에 파인 오일 2방울을 희석하여 부드럽게 마사지하면 피로를 풀고 근육을 이완하는 데 도움을 줍니다.

파인 에센셜 오일은 자연이 선사하는 맑고 깨끗한 에너지를 전달하며, 일상생활 속에서 숲의 치유력을 경험하게 합니다. 상쾌한 숨결과 활력을 되찾고 싶을 때, 이 오일은 마음과 몸에 신선한 변화를 가져다줄 것입니다.

페퍼민트 에센셜 오일 (Peppermint Essential Oil)

↳ 상쾌한 활력

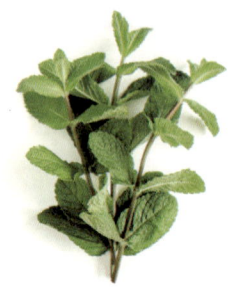

학명 *Mentha x piperita*
/ Minty note

페퍼민트 에센셜 오일은 청량하고 강렬한 향기로 정신을 맑게 하고 활력을 제공하는 오일입니다. 고대 이집트와 그리스에서는 페퍼민트를 소화 개선과 두통 완화를 위해 사용했으며, 로마인들은 목욕과 의약 목적으로 즐겨 활용했습니다. 오늘날에도 페퍼민트 오일은 상쾌한 향과 다양한 효능으로 널리 사용되며, 피로 해소와 집중력 향상에 도움을 주는 오일로 많은 사랑을 받고 있습니다.

이 오일은 페퍼민트 잎에서 증류 방식으로 추출되며, 멘톨(Menthol), 멘톤(Menthone), 리모넨(Limonene) 등의 주요 성분을 함유하고 있습니다. 멘톨은 특유의 시원한 감각을 제공하여 호흡기를 상쾌하게 하고, 멘톤은 소화 불편을 완화하는 데 도움을 줍니다. 리모넨은 기분을 환기시키고 정신적 피로를 줄이는 데 유용하여, 긴장된 일상 속에서도 상쾌한 활력을 선사합니다.

◆◆◆ 이렇게 사용해 보세요

☞ **두통 완화** : 캐리어 오일 5mL에 에센셜 오일 1방울을 희석한 후, 관자놀이를 부드럽게 마사지하면 긴장을 완화하고 편안함을 느낄 수 있습니다.

☞ **스팀 흡입** : 따뜻한 물에 오일 1~2방울을 떨어뜨려 증기를 들이마시면 코를 시원하게 뚫어줍니다.

페퍼민트 에센셜 오일은 강한 자극성을 가지고 있으므로 민감한 부위에 직접 사용을 피하고 희석하여 사용하는 것이 중요합니다. 특히 눈가와 같은 예민한 부위에 닿지 않도록 주의해야 합니다. 상쾌함과 활력이 필요한 순간, 이 오일은 자연이 전하는 신선한 에너지를 통해 일상에 생기를 불어넣고, 새로운 활력을 제공할 것입니다.

스피어민트 에센셜 오일 (Spearmint Essential Oil)

부드러운 청량감

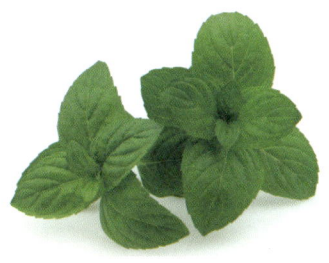

학명 *Mentha spicata* / Minty note

스피어민트 에센셜 오일은 달콤하고 부드러운 민트 향기로 상쾌함과 평온함을 동시에 제공하는 오일입니다. 고대 그리스와 로마에서는 스피어민트를 소화를 돕는 약초로 사용했으며, 향긋한 향료로도 널리 활용되었습니다. 중세 유럽에서는 기분을 밝게 하고 실내 공기를 정화하는 데 사용되어, 마음의 안정을 찾는 데 도움을 주었습니다. 오늘날에도 스피어민트는 부드럽고 은은한 청량감으로 많은 사람들에게 사랑받고 있습니다.

이 오일은 스피어민트 잎에서 증류 방식으로 추출되며, 주요 성분으로는 카르본(Carvone), 리모넨(Limonene), 멘톨(Menthol)이 포함되어 있습니다. 이러한 성분들은 소화 촉진, 집중력 향상, 정서적 안정감을 돕는 데 유용합니다.

◆◆◆ 이렇게 사용해 보세요

- **소화 도움** : 캐리어 오일 10mL에 오일 1방울을 희석하여 복부를 부드럽게 마사지합니다.
- **목욕물** : 따뜻한 물에 오일 2~3방울을 떨어뜨려 긴장을 완화하고 몸과 마음을 편안하게 합니다.

스피어민트 에센셜 오일은 페퍼민트보다 멘톨 함량이 낮아 자극이 덜하며, 어린이나 민감한 피부에도 비교적 안전하게 사용할 수 있습니다. 신선하고 부드러운 향기는 하루의 피로를 풀어주며, 편안한 분위기를 조성하는 데 도움을 줍니다. 마음을 안정시키고 기분을 밝게 하고 싶을 때, 자연이 선사하는 이 상쾌한 향이 이상적인 선택이 될 것입니다.

로만 캐모마일 에센셜 오일 (Roman Chamomile Essential Oil)

↳ 부드러운 안정

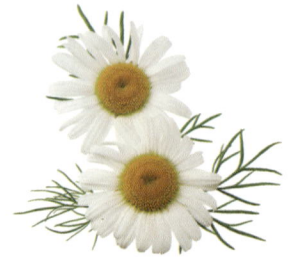

학명 *Chamaemelum nobile* /
Aromatic note

로만 캐모마일 에센셜 오일은 달콤하고 부드러운 꽃향기로 심신의 안정과 평화를 선사하는 오일입니다. 고대 로마에서는 전쟁 후 군인들의 마음을 진정시키는 데 사용되었으며, 중세 유럽에서는 긴장 완화와 숙면을 돕는 약초로 사랑받았습니다. 오늘날에도 로만 캐모마일은 감정의 균형과 깊은 휴식을 원하는 사람들에게 널리 사용되고 있습니다.

이 오일은 캐모마일 꽃에서 증류 방식으로 추출되며, 주요 성분으로는 비사보롤(Bisabolol), 알파-피넨(α-Pinene), 안젤릭 애씨드(Angelic Acid)가 포함되어 있습니다. 비사보롤은 피부를 부드럽게 진정시키는 효과로 잘 알려져 있으며, 알파-피넨은 상쾌한 허브 향과 함께 염증 완화 및 면역력 강화에 도움을 줍니다. 안젤릭 애씨드는 스트레스를 완화하고 마음의 긴장을 풀어주는 데 효과적입니다.

> ◆◆◆ 이렇게 사용해 보세요
>
> ☞ **피부 진정** : 캐리어 오일 10mL에 로만 캐모마일 오일 2방울을 희석하여 민감한 피부를 진정시키는 데 사용합니다.
> ☞ **숙면 도움** : 베개 모서리에 오일 1방울을 떨어뜨리거나, 물 50mL에 오일 2방울과 알코올 5mL를 섞어 베개 스프레이로 활용하면 편안한 잠자리를 조성하는 데 도움이 됩니다.

로만 캐모마일 에센셜 오일은 부드럽고 온화한 특성으로 어린이와 민감한 피부를 가진 사람에게도 안전하게 사용할 수 있습니다. 긴장된 하루를 마무리하거나 평온한 밤을 준비할 때, 이 오일은 자연이 전하는 따뜻한 위로로 몸과 마음을 감싸주며, 깊은 휴식과 안정감을 선사할 것입니다.

클라리 세이지 에센셜 오일 (Clary Sage Essential Oil)

↳ 조화로운 안정

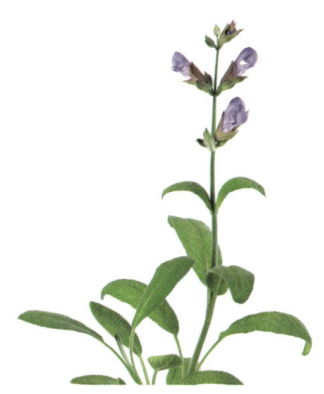

학명 *Salvia sclarea* / Aromatic note

클라리 세이지 에센셜 오일은 달콤하고 따뜻한 허브 향으로 긴장을 풀고 감정을 안정시키는 데 도움을 주는 오일입니다. 고대 로마와 중세 유럽에서는 "눈을 맑게 하는 허브"로 불리며 시력 향상과 감정 조화를 위해 사용되었습니다. 오늘날에도 여성 건강과 감정 균형을 돕는 오일로 널리 사랑받고 있습니다.

이 오일은 클라리 세이지의 잎과 꽃에서 증류 방식으로 추출되며, 주요 성분으로는 리날릴 아세테이트(Linalyl Acetate), 리날룰(Linalool), 게라니올(Geraniol)이 포함되어 있습니다. 리날릴 아세테이트는 진정 효과와 함께 스트레스 완화에 도움을 주며, 리날룰은 신경 안정과 심리적 긴장을 완화하는 데 기여합니다. 게라니올은 기분을 부드럽게 고양시키고, 감정의 균형을 찾는 데 도움을 주는 성분으로 알려져 있습니다.

> ◆◆◆ 이렇게 사용해 보세요
>
> ☞ **복부 마사지** : 캐리어 오일 10mL에 오일 2~3방울을 희석하여 부드럽게 마사지하면 생리통 완화와 근육 긴장 해소에 도움이 됩니다.
> ☞ **목욕물** : 따뜻한 물에 오일 3방울을 떨어뜨려 심신의 균형을 찾는 휴식을 즐길 수 있습니다.

클라리 세이지 에센셜 오일은 부드럽고 안정적인 특성으로 감정의 균형과 심신의 조화를 돕는 자연의 선물로 알려져 있습니다. 일상 속에서 쌓인 긴장과 불안을 해소하고, 내면의 평온함을 되찾고자 할 때 이 오일은 깊은 안정감을 제공하며, 감정적 안정을 추구하는 데 있어 신뢰할 수 있는 선택이 될 것입니다.

스위트 펜넬 에센셜 오일 (Sweet Fennel Essential Oil)

↳ 달콤한 정화

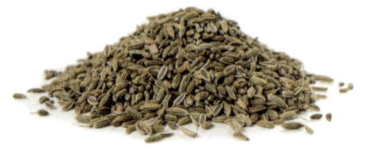

학명 *Foeniculum vulgare*
/ Aromatic note

스위트 펜넬 에센셜 오일은 달콤하고 따뜻한 향기로 몸과 마음을 정화하며, 에너지를 북돋는 오일입니다. 고대 이집트와 로마에서는 소화 건강과 해독을 돕는 약초로 사용되었으며, 중세 유럽에서는 부정한 에너지를 몰아내기 위한 의식에 활용되었습니다. 오늘날 스위트 펜넬은 소화 지원과 정서적 안정에 유용한 오일로 널리 애용됩니다.

이 오일은 펜넬 씨앗에서 증류 방식으로 추출되며, 주요 성분으로는 아네톨(Anethole), 리모넨(Limonene), 페닐 프로파노이드(Phenylpropanoid)가 포함되어 있습니다. 이러한 성분들은 소화를 촉진하고 호르몬 균형을 지원하며, 디톡스 효과를 제공하는 데 유용합니다.

> ♦♦♦ 이렇게 사용해 보세요
>
> ☞ **복부 마사지** : 캐리어 오일 10mL에 스위트 펜넬 오일 2~3방울을 희석하여 부드럽게 마사지하면 소화 기능을 돕고 복부의 긴장을 완화하는 데 효과적입니다.
> ☞ **욕조 활용** : 따뜻한 물에 스위트 펜넬 오일 3방울을 떨어뜨려 편안한 목욕 시간을 즐기면, 몸의 피로를 풀고 정화를 촉진하는 데 도움을 줍니다.

스위트 펜넬 에센셜 오일은 감정의 균형과 신체적 정화를 돕는 데 효과적입니다. 특히 소화 불편감이 있거나 에너지가 필요할 때, 이 오일은 일상에 달콤한 활력과 상쾌함을 더해 줄 것입니다.

티트리 에센셜 오일 (Tea Tree Essential Oil)

↳ 자연의 방어막

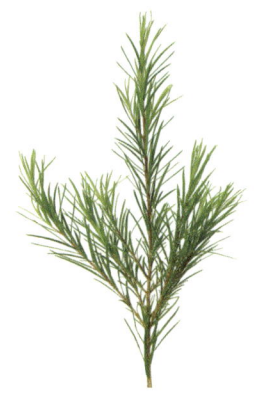

학명 *Melaleuca alternifolia*
/ Aromatic note

티트리 에센셜 오일은 강한 허브와 나무 향이 특징이며, 자연이 선사하는 강력한 보호 효과로 주목받는 오일입니다. 호주의 원주민들은 티트리 잎을 상처 소독과 감염 예방에 사용했으며, 20세기 초에는 전쟁 중 군인들의 응급 약품으로도 사용되었습니다. 오늘날 티트리 오일은 항균 및 정화 효과로 널리 사용되며, 건강 관리와 청결을 유지하는 데 중요한 역할을 합니다.

이 오일은 티트리 잎에서 증류 방식으로 추출되며, 주요 성분으로는 테르피넨-4-올 (Terpinene-4-ol), 감마-테르피넨(γ-Terpinene), 알파-테르피넨(α-Terpinene)이 포함되어 있습니다. 이러한 성분들은 항균, 항바이러스, 항염 작용을 하여 피부 트러블 개선과 공기 정화에 효과적입니다.

◆◆◆ 이렇게 사용해 보세요

- ☞ **스킨케어** : 캐리어 오일 10mL에 티트리 오일 1~2방울을 희석하여 피부 트러블 부위에 바릅니다.
- ☞ **청소** : 물 한 컵에 오일 5방울을 섞어 천연 세정제로 사용하여 위생적인 환경을 유지합니다.
- ☞ **발 건강 관리** : 미온수에 티트리 오일 3~4방울을 떨어뜨려 족욕을 하면 발 냄새를 완화하고 청결을 유지하는 데 도움이 됩니다.

티트리 에센셜 오일은 강한 특성을 지니고 있어 피부에 사용할 때 캐리어 오일과 희석하여 적용하는 것이 중요합니다. 정화와 보호가 필요한 순간, 이 오일은 신체와 마음을 맑고 깨끗하게 유지하는 데 유용한 선택이 될 것입니다.

베이스 노트
Base Note

   베이스 노트는 향기의 마지막을 장식하며, 깊고 묵직한 향이 오랜 시간 지속되는 것이 특징입니다. 이 향은 탑 노트와 미들 노트가 사라진 후에도 은은하게 남아 전체적인 향의 조화를 이루고 안정감을 부여합니다. 지속 시간이 수 시간에서 하루 이상 이어질 수 있으며, 향의 잔향을 형성하는 중요한 역할을 합니다.

   옆 페이지에는 33종의 에센셜 오일 중 베이스 노트에 속하는 오일들을 향 계열별로 정리한 것입니다. 이 오일들은 따뜻한 물 100mL에 2~3방울을 떨어뜨려 아로마 확산기를 통해 공간에 퍼뜨리거나, 손목 안쪽에 소량을 발라 개인적인 향수처럼 사용할 수 있습니다. 또한 캐리어 오일에 희석하여 마사지 오일로 활용하면 심신의 긴장을 풀어주고, 깊은 휴식과 명상에 도움을 줄 수 있습니다. 이러한 활용법은 일상 속에서 마음을 차분하게 가라앉히고, 내면의 안정을 유지하는 데 유익한 방법이 될 것입니다.

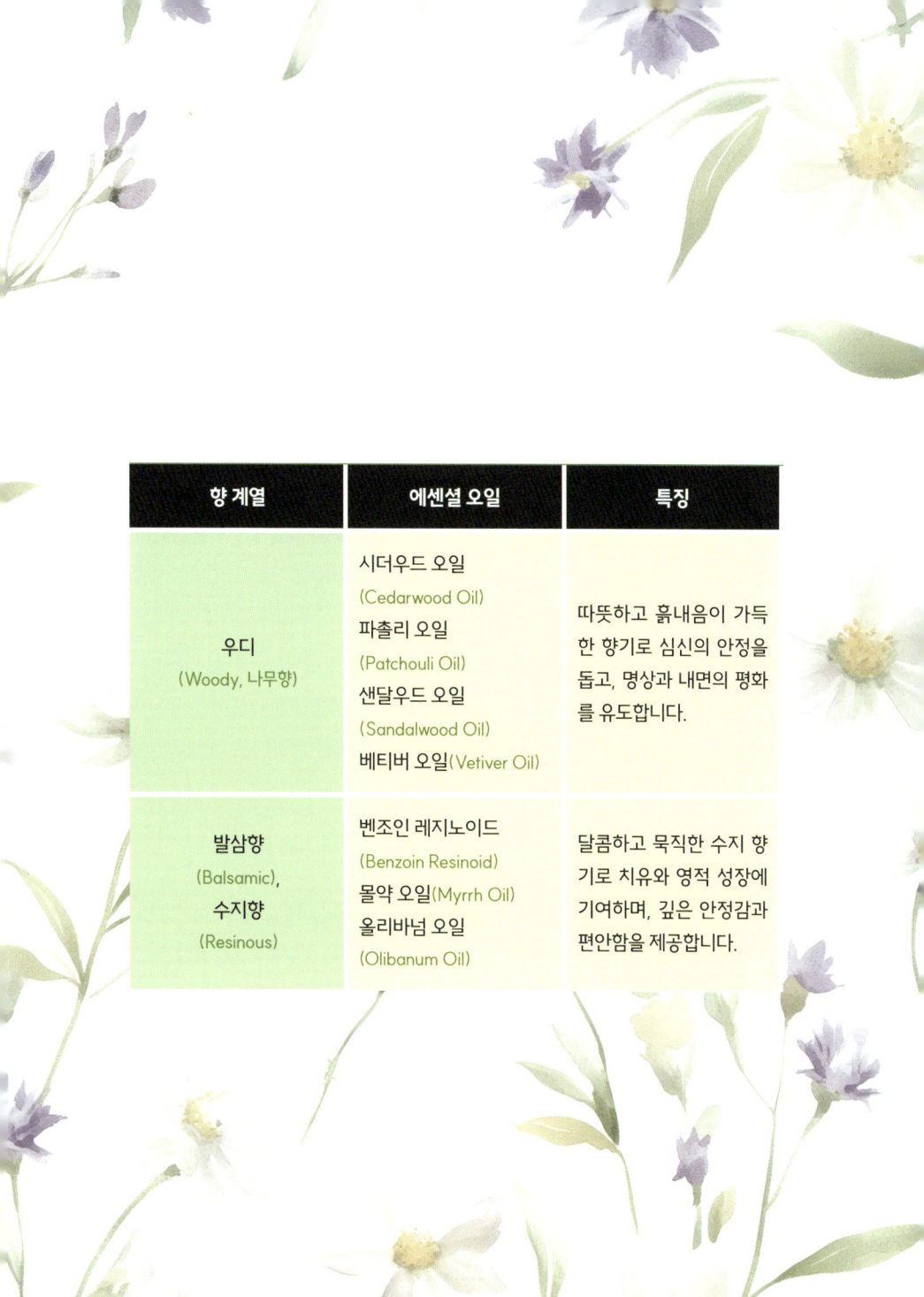

향 계열	에센셜 오일	특징
우디 (Woody, 나무향)	시더우드 오일 (Cedarwood Oil) 파촐리 오일 (Patchouli Oil) 샌달우드 오일 (Sandalwood Oil) 베티버 오일(Vetiver Oil)	따뜻하고 흙내음이 가득한 향기로 심신의 안정을 돕고, 명상과 내면의 평화를 유도합니다.
발삼향 (Balsamic), 수지향 (Resinous)	벤조인 레지노이드 (Benzoin Resinoid) 몰약 오일(Myrrh Oil) 올리바넘 오일 (Olibanum Oil)	달콤하고 묵직한 수지 향기로 치유와 영적 성장에 기여하며, 깊은 안정감과 편안함을 제공합니다.

시더우드 에센셜 오일 (Cedarwood Essential Oil)

↳ 깊은 안정

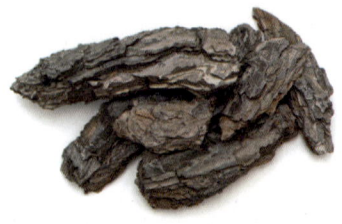

학명 *Cedrus atlantica* / Woody note

시더우드 에센셜 오일은 따뜻하고 흙 내음이 가득한 우디한 향으로 마음의 평화를 선사하며, 안정감을 돕는 오일입니다. 고대 이집트에서는 미라의 방부 처리와 신성한 의식에 사용되었으며, 중동과 인도에서는 명상과 치유를 위한 도구로 활용되었습니다. 이러한 전통은 오늘날까지 이어져, 시더우드는 심신 안정과 건강을 돕는 오일로 널리 사랑받고 있습니다.

이 오일은 시더 나무의 목재에서 증류 방식으로 추출되며, 알파-세드렌(α-Cedrene), 베타-세드렌(β-Cedrene), 세드롤(Cedrol)과 같은 성분이 함유되어 있습니다. 이러한 성분들은 스트레스를 완화하고 공기를 정화하는 데 효과적이며, 피부 건강을 유지하는 데에도 도움을 줍니다.

♦♦♦ 이렇게 사용해 보세요

- **두피 마사지** : 캐리어 오일 10mL에 시더우드 오일 2~3방울을 희석하여 두피에 부드럽게 마사지하면 두피를 진정시키고 건강한 모발 성장에 도움을 줍니다.
- **명상** : 손수건에 1방울 떨어뜨려 깊은 호흡을 통해 마음을 안정시킵니다.
- **수면 환경 조성** : 베개나 침구에 1~2방울을 떨어뜨리면 편안한 분위기를 조성하는 데 도움이 됩니다.

시더우드 에센셜 오일은 부드럽고 안정적인 향으로 감정을 진정시키고 정서적 균형을 찾는 데 유용합니다. 일상의 긴장을 해소하고 내면의 고요함을 되찾고자 할 때, 이 오일은 자연이 전하는 깊은 평온함으로 마음을 감싸줄 것입니다.

파촐리 에센셜 오일 (Patchouli Essential Oil)

↳ 깊은 풍요

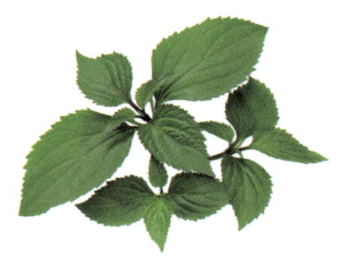

학명 *Pogostemon cablin* / Woody note

파촐리 에센셜 오일은 흙 내음이 나는 따뜻하고 관능적인 향기로, 심신의 안정과 감정적 풍요로움을 돕는 오일입니다. 고대 인도에서는 직물을 해충으로부터 보호하는 용도로 사용되었으며, 특유의 짙고 따뜻한 향 덕분에 향료로도 널리 활용되었습니다.

1960년대 히피 문화에서는 자유와 영적 탐구의 상징으로 애용되었습니다. 오늘날에도 파촐리는 심신의 균형과 피부 관리를 돕는 오일로 널리 사용됩니다.

이 오일은 파촐리 잎에서 증류 방식으로 추출되며, 주요 성분으로는 파촐롤(Patchoulol), 알파-구아이엔(α-Guaiene), 세이셸렌(Seychellene)이 포함되어 있습니다. 이러한 성분들은 스트레스를 완화하고, 피부 재생을 지원하며, 긴장된 마음을 안정시키는 데 효과적입니다.

◆◆◆ 이렇게 사용해 보세요

- **스킨케어** : 캐리어 오일 10mL에 파촐리 오일 1~2방울을 희석하여 건조하거나 손상된 피부에 사용합니다.
- **릴랙싱 목욕** : 따뜻한 목욕물에 파촐리 오일 3~5방울을 넣으면 긴장을 완화하고 깊은 휴식을 유도할 수 있습니다.
- **명상과 요가** : 디퓨저에 파촐리 오일을 몇 방울 떨어뜨리면 집중력을 높이고 감정적 균형을 유지하는 데 도움이 됩니다.

파촐리 에센셜 오일은 깊고 따뜻한 베이스 노트로, 다른 오일과 블렌딩하면 향의 풍부함과 지속력을 높이는 데 도움이 됩니다. 감정을 안정시키고 내면의 평화를 찾고 싶을 때, 파촐리 오일은 자연이 선사하는 깊이 있는 향기로 마음을 편안하게 감싸줄 것입니다.

샌달우드 에센셜 오일 (Sandalwood Essential Oil)

고요한 명상

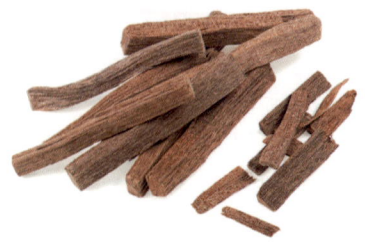

학명 *Santalum album* / Woody note

샌달우드 에센셜 오일은 부드럽고 우디한 향기로 마음을 진정시키고 명상에 집중할 수 있도록 돕는 오일입니다. 고대 인도에서는 종교의식과 영적 치유의 필수 요소로 사용되었으며, 중국과 이집트에서도 의약과 향료로 널리 활용되었습니다. 오늘날 샌달우드는 스트레스를 완화하고 감정의 균형을 찾는 데 도움을 주는 귀중한 오일로 많은 사람들에게 사랑받고 있습니다.

이 오일은 샌달우드 나무의 심재에서 증류 방식으로 추출되며, 주요 성분으로는 알파-산탈롤(α-Santalol), 베타-산탈롤(β-Santalol), 비사보롤(Bisabolol)이 포함되어 있습니다. 이 성분들은 심신의 안정, 피부 보습, 염증 완화에 효과적이며, 깊은 이완을 유도하는 데 유용합니다.

> ◆◆◆ 이렇게 사용해 보세요
>
> - **명상** : 손목이나 관자놀이에 소량을 발라 향을 맡으며 깊은 호흡을 하면, 마음을 차분하게 가라앉히고 명상에 집중하는 데 도움이 됩니다.
> - **스킨케어** : 캐리어 오일 10mL에 샌달우드 오일 1~2방울을 희석하여 건조하거나 민감한 피부를 부드럽게 진정시키고 보습을 더하는 데 활용합니다.
> - **숙면 유도** : 베개 모서리나 수면용 티슈에 샌달우드 오일 1방울을 떨어뜨려 은은한 향을 맡으면 긴장이 완화되고 편안한 수면을 유도하는 데 도움이 됩니다.

샌달우드 에센셜 오일은 깊은 명상과 영적 연결을 돕는 데 이상적이며, 일상 속에서 내면의 평화를 찾는 데 유용합니다. 고요함과 균형이 필요할 때, 이 오일은 자연이 전하는 따뜻한 안정감을 통해 마음에 편안함을 더해줍니다.

베티버 에센셜 오일 (Vetiver Essential Oil)

대지의 안정

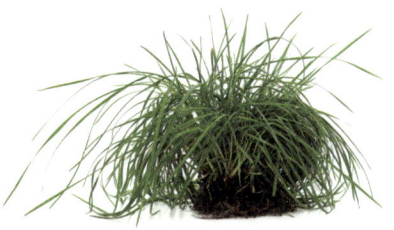

학명 *Chrysopogon zizanioides*
/ Woody note

베티버 에센셜 오일은 깊고 흙 내음이 나는 우디한 향기로 심신의 안정과 정서적 균형을 돕는 오일입니다. 고대 인도에서는 "평화의 기초"라 불리며 신성한 의식과 치유에 사용되었으며, 아유르베다 의학에서는 열을 내리고 감정을 진정시키는 데 활용되었습니다. 오늘날에도 베티버는 불안을 완화하고 내면의 고요함을 찾는 데 널리 사용됩니다.

이 오일은 베티버 뿌리에서 증류 방식으로 추출되며, 주요 성분으로는 베티베롤(Vetiverol), α-베티보네(α-Vetivone), β-베티보네(β-Vetivone) 등이 포함되어 있습니다. 이러한 성분들은 긴장 해소, 감정 안정, 피부 재생에 효과적입니다.

> ◆◆◆ 이렇게 사용해 보세요
>
> ☞ **마사지** : 캐리어 오일 10mL에 베티버 오일 2방울을 희석하여 긴장된 근육과 스트레스를 완화하는 데 사용합니다.
> ☞ **명상** : 손수건에 1방울을 떨어뜨려 향을 맡으며 심호흡을 하면 내면의 고요를 돕습니다.
> ☞ **수면 보조** : 베개 모서리나 침구에 1방울을 떨어뜨리거나, 캐리어 오일 10mL에 베티버 오일 1방울을 희석하여 발과 손목에 바르면 숙면을 돕고 깊은 휴식을 제공합니다.

베티버 에센셜 오일은 강렬하고 깊은 향기로 감정의 혼란을 가라앉히고 평온함을 선사합니다. 특히 불안하거나 집중이 필요한 순간, 이 오일은 대지의 안정감을 전달하며 일상에 평화를 더해줍니다.

벤조인 레지노이드 (Benzoin Resinoid)

↳ 따뜻한 위로

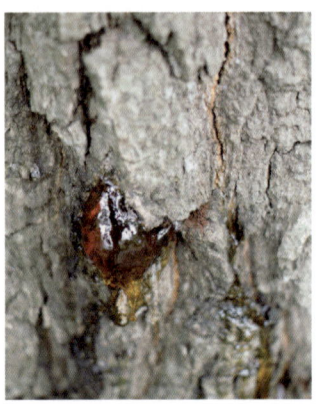

학명 *Styrax benzoin* / Balsamic note

벤조인 레지노이드는 부드럽고 따뜻한 바닐라 같은 향으로 심신을 편안하게 하고 감정적 위로를 제공하는 천연수지입니다. 고대 이집트에서는 향료와 방부제로 사용되었으며, 중세 유럽에서는 향을 통해 신체적, 정서적 정화를 돕는 데 활용되었습니다. 오늘날 벤조인은 향수와 스킨케어 제품, 천연 화장품에 자주 사용되며, 부드럽고 포근한 향으로 마음의 안정을 돕는 천연향료로 많은 사랑을 받고 있습니다.

벤조인 레지노이드는 스타락스(Styrax) 나무에서 얻은 수지를 용매 추출 방식으로 정제한 향료입니다. 주요 성분으로는 벤조익산(Benzoic Acid), 바닐린(Vanillin), 시나믹산(Cinnamic Acid)이 포함되어 있으며, 이는 피부를 진정시키고 스트레스를 완화하며, 공간을 정화하는 데 유용하게 활용됩니다. 이러한 성분들은 피부를 진정시키고, 스트레스를 완화하며, 공기를 정화하는 데 유용합니다.

♦♦♦ 이렇게 사용해 보세요

- ☞ **스킨케어** : 캐리어 오일 10mL에 벤조인 레지노이드 1~2방울을 희석하여 건조하거나 손상된 피부를 진정시키는 데 사용합니다.
- ☞ **릴랙스 목욕** : 따뜻한 물에 2~3방울을 섞어 긴장을 풀고 편안한 휴식을 즐깁니다.
- ☞ **호흡기 케어** : 뜨거운 물 한 그릇에 벤조인 레지노이드 1~2방울을 떨어뜨린 후, 수건을 머리에 덮고 깊게 흡입하면 목과 기관지를 부드럽게 진정시키는 데 도움이 됩니다.

벤조인 레지노이드는 따뜻한 바닐라 향과 함께 깊은 안정감을 전달하여 일상의 스트레스를 줄이고 감정을 부드럽게 다스리는 데 도움을 줍니다. 마음의 위로와 편안함이 필요할 때, 벤조인 레지노이드는 자연이 전하는 포근한 향으로 일상에 평화를 더할 것입니다.

몰약 에센셜 오일 (Myrrh Essential Oil)

고요한 명상

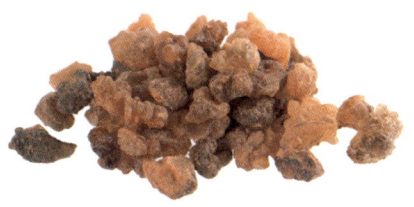

학명 *Commiphora myrrha* / Resinous note

몰약 에센셜 오일은 깊고 스모키한 우디 향으로 마음을 차분하게 하고 영적 연결을 돕는 오일입니다. 고대 이집트에서는 미라 제작과 종교의식에 필수적인 재료로 사용되었으며, 성경에서는 신성한 향료로 자주 언급됩니다. 오늘날 몰약는 피부 진정과 감정 안정, 그리고 명상과 같은 내면의 작업을 위한 오일로 널리 사랑받고 있습니다.

이 오일은 몰약(Myrrh) 나무의 수지에서 증류 방식으로 추출되며, 주요 성분으로는 베타-엘레멘(Beta-Elemene), 쿠르제렌(Curzerene), 푸라노디엔(Furanodiene)이 포함되어 있습니다. 이러한 성분들은 염증 완화, 피부 재생 촉진, 정서적 안정에 도움을 줍니다. 특히 푸라노디엔은 항염 및 항산화 작용을 통해 전반적인 건강 유지에 기여하는 것으로 알려져 있습니다.

> ◆◆◆ 이렇게 사용해 보세요
>
> - **스킨케어** : 캐리어 오일 10mL에 몰약 오일 1~2방울을 희석하여 상처 회복과 건조한 피부를 진정시키는 데 사용합니다.
> - **명상** : 손수건에 1방울을 떨어뜨려 향을 맡으며 내면의 평화를 경험합니다.
> - **구강 관리** : 꿀 1티스푼에 몰약 오일 1방울을 섞은 후, 따뜻한 물 한 컵에 녹여 가글하면 구강 건강 유지와 잇몸 보호에 도움을 줍니다.

몰약 에센셜 오일은 강렬하고 깊은 향기로 영적 성장과 심리적 안정이 필요한 순간에 이상적인 선택이 될 수 있습니다. 고요한 명상과 내면의 균형을 찾고자 할 때, 이 오일은 자연이 선사하는 깊은 위안과 치유의 향기를 통해 마음을 차분하게 가라앉히는 데 도움을 줄 것입니다.

올리바넘 에센셜 오일 (Olibanum Essential Oil)

↳ 신성한 고요

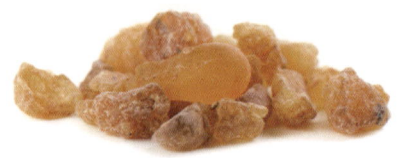

학명 *Boswellia carterii* / Resinous note

올리바넘 에센셜 오일은 부드럽고 스모키한 우디 향기로 심신의 안정과 영적 깨달음을 돕는 오일입니다. 흔히 프랑킨센스(Frankincense, 유향)로도 알려진 올리바넘은 고대 이집트와 중동에서 종교의식과 명상에 사용되었으며, 성경에서도 동방박사들이 예수에게 바친 귀중한 예물 중 하나로 등장할 만큼 오랜 역사를 지닌 향료입니다. 오늘날에도 올리바넘은 마음을 진정시키고 집중력을 높이는 데 이상적인 오일로 사랑받고 있습니다.

이 오일은 올리바넘 나무의 수지에서 증류 방식으로 추출되며, 알파-피넨(α-Pinene), 리모넨(Limonene), 보스웰릭산(Boswellic Acid)가 포함되어 있습니다. 알파-피넨과 리모넨은 상쾌하고 맑은 향을 제공하며, 기분 전환과 정서적 안정을 돕는 데 유용합니다. 특히 보스웰릭산은 항염 및 면역력 강화에 기여하는 성분으로, 피부재생촉진과 건강한 세포 유지에도 도움을 줍니다.

> ♦♦♦ 이렇게 사용해 보세요
>
> ☞ **스킨케어** : 캐리어 오일 10mL에 올리바넘 오일 1~2방울을 희석하여 피부에 부드럽게 발라 보습과 탄력을 높이고 건강한 생기를 제공합니다.
> ☞ **명상** : 명상 전 손목에 소량을 발라 향을 맡으며 집중력을 높이고 평온함을 경험합니다.
> ☞ **호흡기 케어** : 따뜻한 물에 1방울을 떨어뜨려 증기를 들이마시면, 편안한 호흡을 돕고 깊은 이완을 유도하는 데 도움이 됩니다.

올리바넘 에센셜 오일은 깊은 내면의 고요와 영적 연결을 돕는 자연의 선물입니다. 마음의 평화를 찾고 명상이나 집중이 필요한 순간, 이 오일은 정신을 맑게 하고 내면의 균형을 이루는 데 기여할 것입니다.

에센셜 오일의 활용 방법

지금까지 소개한 33가지 에센셜 오일은 각각 고유한 향기와 효능을 지니며, 우리의 일상에 건강과 조화를 더하는 자연의 소중한 자원입니다. 이번 장에서는 이 에센셜 오일들의 활용 방법과 효능별 분류, 대상별 사용 시 주의사항을 소개합니다.

에센셜 오일은 심리적 안정, 신체적 회복, 정서적 균형을 촉진하는 다양한 방식으로 사용할 수 있습니다. 오일의 특성과 용도에 따라 다음과 같은 방법으로 활용할 수 있습니다.

- 라벤더 오일은 스트레스 해소와 숙면에 도움을 줍니다. 캐리어 오일과 혼합하여 목이나 손에 가볍게 마사지하면 긴장이 풀리고 편안한 잠자리에 들 수 있습니다.
- 유칼립투스 오일은 호흡기 건강을 지원하고 면역력 강화에 유익합니다. 사무실이나 실내 공간에서 아로마 확산기를 이용해 공기 중에 퍼뜨리면 상쾌한 환경이 조성되고 호흡이 편안해집니다.
- 로즈 앱솔루트는 감정 안정과 피부 진정에 도움을 줍니다. 식물성 오일과

혼합해 향수처럼 사용하거나, 영양크림에 소량을 첨가해 피부에 발라주면 촉촉한 피부와 함께 기분이 한결 차분해질 수 있습니다.

이제 이러한 오일들을 보다 쉽게 활용할 수 있도록 활용 방법별 및 효능별로 분류한 도표를 제공합니다. 이 도표는 각 상황과 필요에 맞는 오일을 선택하고 효과적으로 사용하는 데 도움을 줄 것입니다. 또한, 대상별 사용 시 주의해야 할 오일 정보를 함께 정리하여, 보다 안전하게 에센셜 오일을 활용할 수 있도록 하였습니다.

에센셜 오일을 올바르게 활용하면 신체적, 정신적 건강을 유지하고 일상의 질을 높이는 데 기여할 수 있습니다.

활용방법별 에센셜 오일 분류

활용 방법	에센셜 오일	특징 및 사용 방법
바디 마사지 오일	스위트 아몬드 오일 + 라벤더, 제라늄, 로즈마리, 일랑일랑, 블랙 페퍼, 올리바넘, 몰약, 클라리 세이지, 진저, 파촐리	근육 이완, 스트레스 완화
스킨케어	제라늄, 로즈 앱솔루트, 라벤더, 로만 캐모마일, 벤조인, 몰약, 일랑일랑, 유향, 시더우드	보습, 진정 및 피부 재생
헤어케어	시더우드, 로즈마리, 티트리, 페퍼민트, 스피어민트, 일랑일랑, 파촐리, 몰약, 레몬, 클라리 세이지	두피 자극 완화 및 모발 건강 증진
천연 클렌징 및 살균	티트리, 유칼립투스, 레몬, 베르가못, 진저, 블랙 페퍼, 라벤더, 로만 캐모마일, 파인, 페티그레인	천연 세정제 및 항균 작용
향수 제작	재스민 앱솔루트, 일랑일랑, 샌달우드, 파촐리, 로즈 앱솔루트, 네롤리, 베르가못, 올리바넘, 자몽, 페티그레인	우아한 향수 블렌딩
소화 건강 지원	스위트 펜넬, 진저, 페퍼민트, 클라리 세이지, 로만 캐모마일, 페티그레인, 베르가못, 레몬, 블랙 페퍼, 스피어민트	복부 마사지 및 소화 불량 완화
공기 정화 및 확산용	유칼립투스, 티트리, 라벤더, 레몬, 로즈마리, 진저, 유향	호흡기 보호, 면역력 관리, 감염 예방
수면 및 심신 안정 지원	라벤더, 로만 캐모마일, 일랑일랑, 클라리 세이지, 베티버, 샌달우드	긴장 완화, 숙면 유도

🌿 효능별 에센셜 오일 분류

효능	에센셜 오일	특징 및 활용
스트레스 완화	라벤더, 로만 캐모마일, 베르가못, 일랑일랑, 스위트 오렌지, 클라리 세이지, 네롤리, 유향, 로즈 앱솔루트/재스민 앱솔루트	긴장 완화, 심리적 안정, 숙면 유도
집중력 향상	로즈마리, 페퍼민트, 레몬, 자몽, 진저, 유칼립투스, 스피어민트, 블랙 페퍼, 파인, 페티그레인	정신적 피로 회복, 업무와 학습에서의 효율성 증대
호흡기 건강	유칼립투스, 주니퍼베리, 티트리, 페퍼민트, 스피어민트, 진저, 몰약, 라벤더, 시더우드, 파인	감기, 비염, 천식 등 호흡기 질환 완화 및 면역력 증진
피부 진정 및 치유	제라늄, 로즈 앱솔루트, 칼렌듈라, 로만 캐모마일, 라벤더, 벤조인, 몰약, 일랑일랑, 샌달우드, 시더우드	민감성 피부 진정, 피부 재생 및 염증 완화
항균 및 항염 효과	티트리, 유칼립투스, 진저, 블랙 페퍼, 몰약, 시더우드, 로만 캐모마일, 클라리 세이지, 유향, 페티그레인	감염 예방, 상처 치유 및 항염 작용
면역력 강화	주니퍼베리, 유향, 몰약, 유칼립투스, 로즈마리, 블랙 페퍼, 스피어민트, 파인, 레몬, 베르가못	면역 체계 활성화, 감염 예방 및 신체 균형 유지
정서적 안정 및 우울감 완화	베르가못, 네롤리, 로즈 앱솔루트, 재스민 앱솔루트, 자몽, 일랑일랑, 클라리 세이지, 샌달우드, 유향, 페티그레인	기분 전환, 긍정적인 감정 유도
항산화 및 노화 예방	파출리, 샌달우드, 몰약, 유향, 로즈 앱솔루트, 재스민 앱솔루트, 시더우드, 제라늄, 일랑일랑, 로만 캐모마일	세포 재생 촉진, 피부 탄력 강화.

🌿 대상별 사용을 주의해야 하는 에센셜 오일

대상	사용을 주의해야 하는 오일	주의사항
임산부	로즈마리, 클라리 세이지, 주니퍼베리, 페퍼민트, 시나몬, 몰약, 블랙 페퍼	임신 초기 사용 피해야 함
영유아 (2세 이하)	페퍼민트, 유칼립투스, 로즈마리, 티트리, 시나몬	강한 자극 가능성 (호흡기·피부 부담)
어린이 (2~6세)	페퍼민트, 유칼립투스, 로즈마리, 시나몬, 주니퍼베리	저농도 희석 필요 (직접 흡입·피부 도포 주의)
고혈압 환자	로즈마리, 세이지, 시나몬, 블랙 페퍼	혈압 상승 가능성
저혈압 환자	일랑일랑, 클라리 세이지, 라벤더	혈압 저하 가능성
간질(경련) 환자	로즈마리, 세이지, 페퍼민트, 유칼립투스	신경계 자극 가능 (발작 유발 위험)
반려동물	티트리, 유칼립투스, 시나몬, 파인, 시트러스류 (레몬, 자몽, 오렌지, 베르가못)	강한 독성 가능 (특히 고양이 주의)
민감한 피부	시나몬, 블랙 페퍼, 레몬, 베르가못, 자몽	감귤류 오일의 광독성 가능성
광독성 주의 (햇빛 노출 시 피부 반응 유발 가능)	베르가못, 자몽, 레몬, 오렌지	사용 후 자외선 노출 주의 (12시간)
천식 및 호흡기 질환 환자	페퍼민트, 유칼립투스, 로즈마리, 시나몬	강한 휘발성 (기관지 자극 가능)

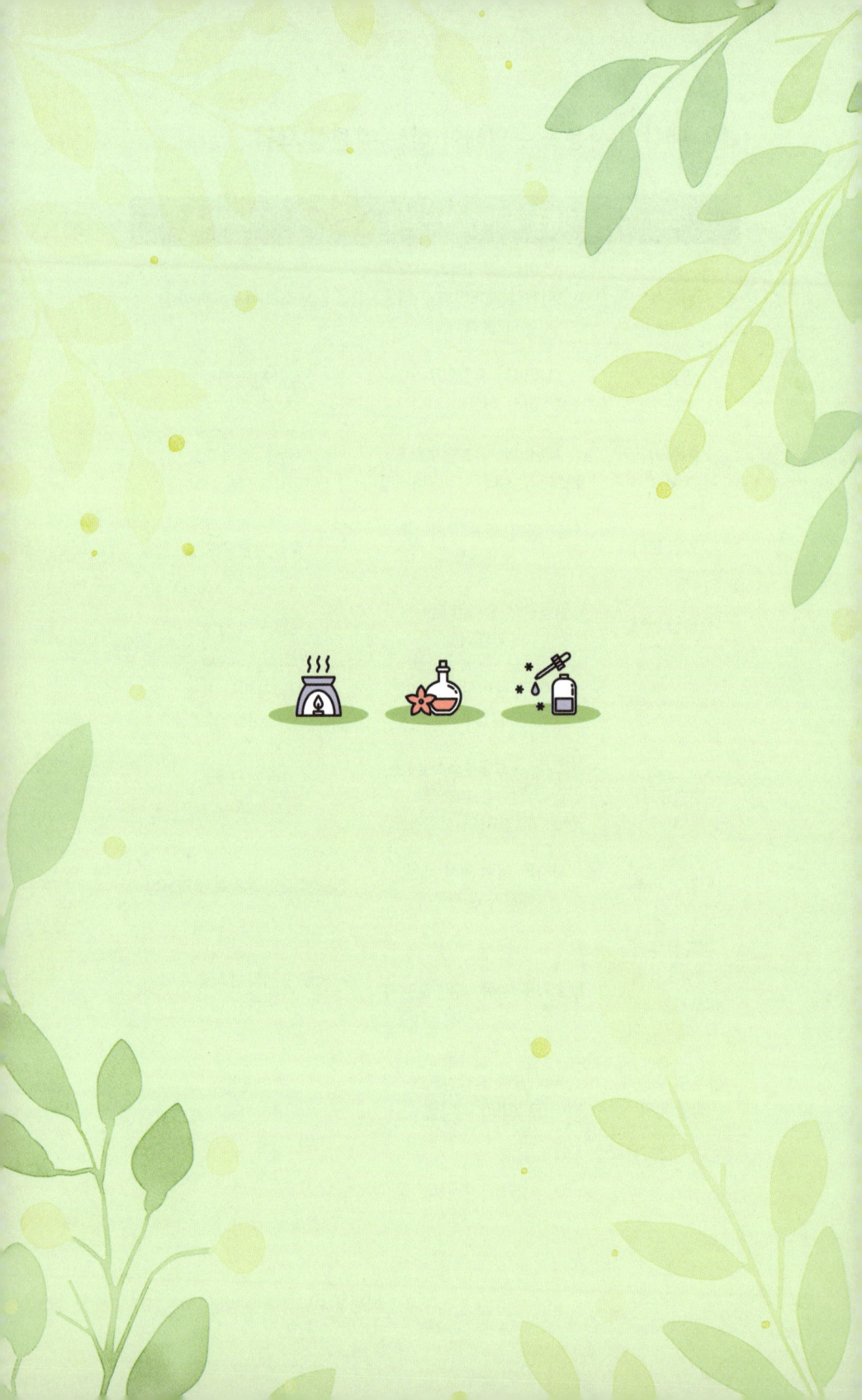

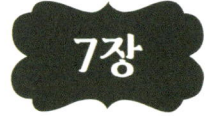

캐리어 오일
자연에서 추출한 순수한 매개체

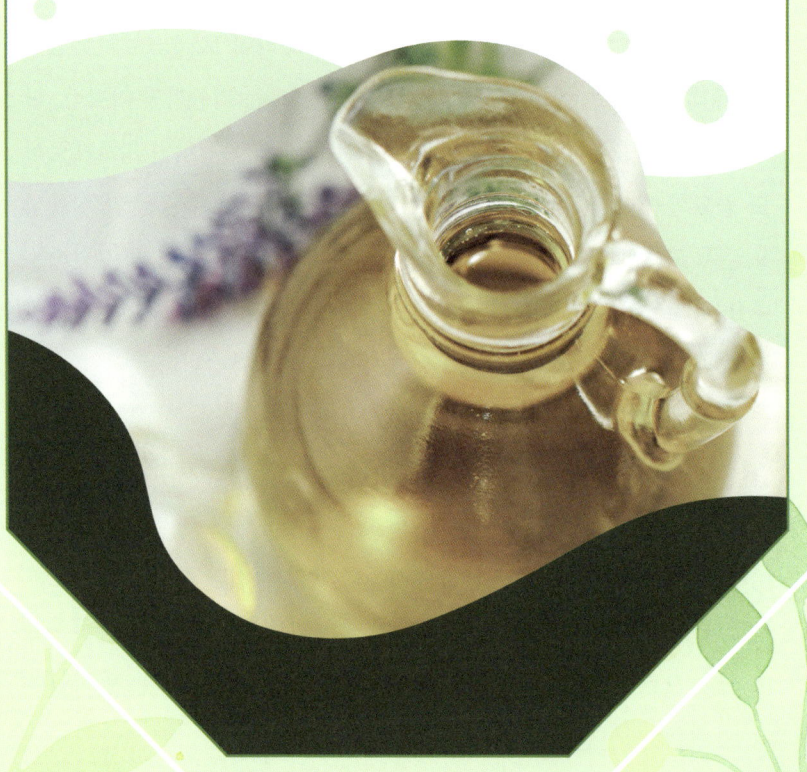

캐리어 오일의 추출 과정
자연의 정수를 담아내다

라벤더와 같은 에센셜 오일의 뛰어난 효능을 피부에 안전하게 전달하는 데 필요한 필수 요소가 있습니다. 바로 캐리어 오일(Carrier Oil)입니다. 캐리어 오일은 에센셜 오일의 농도를 희석하는 기능뿐만 아니라, 피부에 영양을 공급하고 보호층을 형성하는 동시에 독립적인 치료제로서도 중요한 가치를 지닙니다. 씨앗, 견과류, 열매에서 추출된 이 식물성 오일은 고대부터 현대에 이르기까지 인류의 건강과 미용을 지원하는 주요 자원으로 사용되어 왔습니다. 이 장에서는 캐리어 오일이란 무엇이며, 어떻게 추출되고 활용되는지에 대해 살펴보겠습니다.

 캐리어 오일의 추출 과정

캐리어 오일은 자연의 순수한 에너지를 피부에 전달하기 위해 정교한 추출 과정을 거칩니다. 가장 널리 사용되는 방법 중 하나는 압착법(Cold Pressing)으로, 씨앗이나 열매를 물리적으로 눌러 오일을 얻는 방식입니다. 이 과정에서는 열을 사용하지 않아 오일 속 비타민과 생리활성 성분이 그대로 보존됩니다. 압착법으로 얻은 오일은 영양이 풍부하며 피부에 자극 없이 흡수되므로, 올리브 오일과 스위트 아몬드 오일처럼 피부를 부드럽게 보호하고 보습을 유지하는 데 효과적입니다.

반면, 정제 과정(Refining Process)은 오일 속 불순물을 제거하여 특정 용도에 적합한 고순도 오일을 생산하는 방식입니다. 이 과정에는 여과, 원심 분리, 탈검, 탈취, 탈색, 냉각, 결정화 등의 단계가 포함되며, 이를 통해 오일의 순도가 높아지고 사용감이 개선됩니다. 정제된 오일은 특히 민감한 피부나 의료 목적으로 사용하기 적합하며, 다양한 화장품과 치료제의 주요 성분으로 활용됩니다.

캐리어 오일의 추출 과정은 자연의 영양 성분을 최대한 보존하면서도 용도에 맞는 특성을 강화하는 데 초점을 맞추고 있습니다. 이렇게 정교하게 생산된 캐리어 오일은 피부 건강을 증진시키고, 에센셜 오일의 효과적인 전달을 돕는 동시에, 전반적인 건강과 활력을 지원하는 자연의 소중한 선물이 됩니다.

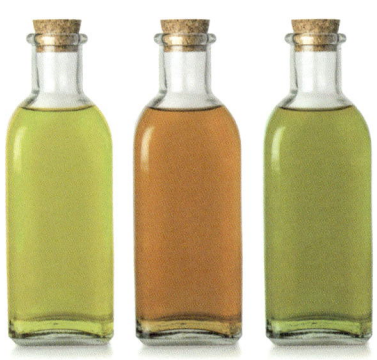

캐리어 오일

캐리어 오일의 주요 역할과 활용

캐리어 오일은 단순히 에센셜 오일을 희석하는 매개체가 아니라, 독립적인 효능과 다양한 활용성을 지닌 자연 치료제로 자리 잡고 있습니다. 피부 및 건강 관리에 폭넓게 사용되며, 그 자체만으로도 다양한 이점을 제공합니다. 그중에서도 가장 중요한 역할은 에센셜 오일의 안전한 전달입니다. 에센셜 오일은 고농축된 형태로, 피부에 직접 사용할 경우 자극을 유발할 수 있습니다. 캐리어 오일은 이를 부드럽게 희석하여 피부에 안전하게 흡수되도록 도와주며, 에센셜 오일이 피부 깊숙이 전달되도록 매개하는 역할을 합니다. 예를 들어, 마사지나 국소 적용 시 캐리어 오일과 에센셜 오일을 혼합하면 근육 이완과 스트레스 해소 효과가 더욱 뚜렷하게 나타납니다.

캐리어 오일은 피부 보호, 보습, 영양 공급에 도움을 주며, 에센셜 오일이 효과적으로 전달될 수 있도록 돕는 필수적인 요소입니다.

🌿 피부 건강과 보습 유지

캐리어 오일은 각종 비타민과 필수 지방산을 함유하고 있어 피부에 충분한 수분과 영양을 공급합니다. 또한, 천연 보호막을 형성하여 외부 자극으로부터 피부를 보호하는 역할을 합니다. 이로 인해 피부 상태를 개선하고 탄력을 유지하는 데 도움을 주며, 피부 타입에 따라 적절한 캐리어 오일을 선택하면 더욱 효과적인 맞춤형 관리가 가능합니다.

- 건조한 피부에는 아보카도 오일이 이상적입니다. 이 오일은 보습력이 뛰어나며, 피부에 깊은 수분을 공급하여 건조함을 방지하고 탄력을 유지하는 데 도움을 줍니다. 특히, 차가운 계절이나 건조한 환경에서 피부가 푸석해지는 것을 막아주며, 피부의 유연성을 높여 촉촉하고 건강한 피부 상태를 유지하는 데 기여합니다.
- 지성 피부에는 호호바 오일이 적합합니다. 호호바 오일은 가벼운 질감으로 피부에 쉽게 흡수되며, 과도한 피지 분비를 조절하는 역할을 합니다. 지성 피부는 피지 분비가 많아 번들거리는 경우가 많지만, 호호바 오일은 피부의 유수분 균형을 맞추어 보송하고 건강한 피부를 유지하는 데 도움을 줍니다. 또한, 모공을 막지 않아 여드름이 나기 쉬운 피부에도 부담 없이 사용할 수 있습니다.

피부 타입과 상태에 따라 적절한 캐리어 오일을 선택하면 맞춤형 스킨케어가 가능하며, 피부가 필요로 하는 영양과 보호 효과를 더욱 효과적으로 전달할 수 있습니다.

🌿 캐리어 오일의 다양한 활용법

캐리어 오일은 피부 관리뿐만 아니라 다양한 용도로 활용됩니다. 에센셜 오일과 혼합하여 아로마테라피나 마사지 오일로 사용하면 신체 이완과 심신 안정에 도움을 주며, 천연 화장품이나 헤어케어 제품으로도 효과적으로 활용할 수 있습니다.

- **아로마테라피 및 마사지** : 에센셜 오일과 혼합하여 마사지 오일을 만들면 근육 이완과 혈액 순환 촉진에 효과적입니다. 특히, 긴장된 근육을 풀어주고 피로를 해소하는 데 도움을 주며, 부드러운 향이 심리적 안정에도 긍정적인 영향을 미칩니다.
- **DIY 화장품** : 캐리어 오일은 립밤, 보습 크림 등 천연 화장품을 만드는 데 활용할 수 있습니다. 피부에 깊은 영양을 공급하고 자연스러운 보호 효과를 제공하며, 민감한 피부에도 부드럽게 작용하여 피부 트러블을 완화하는 데 유용합니다.
- **헤어 케어** : 캐리어 오일은 두피에 수분을 공급하고 모발을 부드럽게 만들어 건강한 윤기를 부여합니다. 건조하거나 손상된 모발에 영양을 공급하고 두피를 진정시키는 데 도움을 주며, 특히 로즈마리 오일과 혼합하면 두피 혈액순환을 촉진하여 건강한 모발 성장을 돕습니다.

캐리어 오일은 에센셜 오일의 효능을 보조할 뿐만 아니라, 피부와 건강 관리에서 독립적인 가치를 지니는 중요한 자연 자원입니다. 올바른 오일을 선택하고 그 활용법을 익히는 과정은 개인의 건강과 미용을 자연스럽게 관리하는 데 필수적인 요소가 될 것입니다.

캐리어 오일의 역사적 활용과 현대적 응용

캐리어 오일은 고대부터 치유와 미용의 필수 요소로 사용되어 왔으며, 인류의 건강과 삶의 질 향상에 지속적으로 기여해 왔습니다.

🌿 고대 이집트

올리브 오일과 다양한 견과류 오일은 피부 보호와 상처 치유에 활용되었습니다. 이 오일들은 피부를 촉촉하게 유지하고, 방부 효과로 감염을 예방하는 역할을 했습니다. 또한, 종교의식에서도 삶과 치유의 상징으로 사용되었으며, 파라오들의 미라 제작 과정에도 중요한 재료로 포함되었습니다.

🌿 인도 아유르베다

참기름은 약초와 혼합되어 마사지 오일로 널리 사용되었습니다. 이는 신체 에너지를 균형 있게 유지하고, 긴장을 완화하며, 전반적인 건강 증진에 효과적이었습니다. 아유르베다에서는 참기름을 '생명의 오일'로 여겨, 체내 독소 제거와 내적 치유를 위한 중요한 도구로 활용했습니다.

고대 문명에서 치유와 미용의 필수 요소로 활용된 캐리어 오일은, 현대에 이르러 더욱 발전된 형태로 건강 관리와 치료 분야에서 중요성을 인정받고 있습니다.

🌿 현대적 응용 : 캐리어 오일의 확장된 가능성

현대에 들어 캐리어 오일은 피부 관리 용도뿐 아니라, 다양한 건강 관리 분야에서 핵심적인 역할을 하고 있습니다. 특히 로렌조 오일(Lorenzo's Oil) 사례는 캐리어 오일이 지닌 치료적 잠재력을 명확히 보여주는 대표적인 예입니다.

로렌조 오일은 희귀 유전 질환인 부신백질이영양증(Adrenoleukodystrophy, ALD)의 진행을 늦추기 위해 개발된 치료용 오일로, 올리브 오일에서 추출한 올레산과 유채씨 오일에서 얻은 에루크산의 혼합으로 만들어졌습니다. 이 오일은 체내에 축적되는 장쇄 지방산을 억제하여 ALD 환자의 증상 진행을 지연시키는 데 효과를 보였습니다. 이 사례는 식물성 오일이 단순한 보조제가 아니라, 질병 치료에 있어서도 중요한 역할을 할 수 있음을 과학적으로 입증했습니다.

또한, 올리브 오일 풀링(Oil Pulling)은 건강 관리법으로 널리 알려져 있습니다. 올리브 오일을 아침 공복에 섭취하거나 입안에서 가글하듯 사용하는 이 방법은 구강 건강 개선뿐 아니라 체내 독소 배출에도 도움이 되는 것으로 알려졌습니다. 많은 유명 인사들이 이 방법을 건강 관리 루틴에 포함하면서, 캐리어 오일의 활용이 점차 확대되고 있습니다.

핵심정리

자연의 순수한 혜택, 캐리어 오일의 가치

캐리어 오일은 에센셜 오일을 희석하는 기본적인 기능을 수행하는 것 외에도, 피부 보호와 건강 관리에 있어 독립적인 가치를 지닌 자원으로 자리 잡고 있습니다. 고대의 치유 전통에서 현대의 건강 관리 분야에 이르기까지, 캐리어 오일은 자연이 제공하는 순수한 혜택을 통해 우리의 삶을 더욱 건강하고 균형 있게 만들어줍니다. 이러한 오일들은 과거와 현재를 잇는 자연 치유의 도구로서, 우리의 일상 속에서 다양한 방식으로 활용되고 있습니다.

주요 캐리어 오일의 종류와 특성
자연이 선사한 피부의 동반자

　한 방울의 오일에 담긴 자연의 힘이 우리의 피부와 모발에 생기를 불어넣는 순간을 상상해 보세요. 캐리어 오일은 에센셜 오일을 희석하는 데 사용되는 것뿐만 아니라, 피부 건강과 전반적인 웰니스를 위한 중요한 자연 요법으로 활용됩니다.

　씨앗, 열매, 견과류에서 추출된 캐리어 오일은 각기 다른 성분과 효능을 지니고 있어, 피부 타입과 필요에 따라 적절한 선택이 가능합니다. 보습, 진정, 영양 공급 등 다양한 기능을 갖춘 이 오일들은 현대 스킨케어와 건강 관리에서도 중요한 역할을 하고 있습니다. 이 장에서는 널리 활용되는 15가지 주요 캐리어 오일의 특성과 활용법을 살펴보며, 자연이 선사한 풍부한 이점을 소개합니다.

🌿 칼렌듈라 오일 (Calendula Oil) : 자연의 진정제

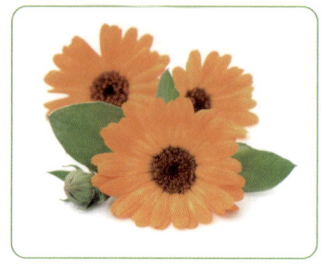

칼렌듈라 오일은 칼렌듈라 꽃에서 추출된 항염, 항균 효과가 뛰어난 오일로, 민감성 피부와 상처 치유에 효과적입니다. 고대 로마와 그리스에서는 피부 염증을 완화하고 상처를 치료하는 데 사용되었으며, 오늘날에는 아기 피부 관리와 민감성 피부를 위한 스킨케어 제품에서 널리 활용됩니다. 플라보노이드와 트리테르페노이드를 함유하여 피부 재생을 돕고, 가벼운 화상과 벌레 물림에도 효과적입니다. 부드럽고 빠르게 흡수되는 특성으로 인해 민감한 피부에도 안전하게 사용할 수 있습니다.

🌿 포도씨 오일 (Grapeseed Oil) : 산뜻한 사용감과 보습

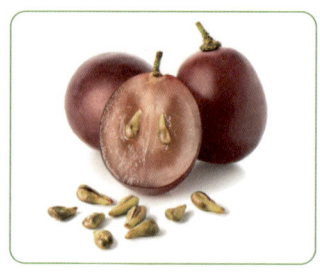

포도씨 오일은 포도 씨앗에서 추출된 가벼운 질감의 오일로, 풍부한 리놀레산과 폴리페놀을 함유하여 피부 건강을 촉진하고 보습에 기여합니다. 이 오일은 강력한 항산화 효과를 지니며, 피부에 가볍게 스며들어 과도한 유분기를 남기지 않아 여드름이 나기 쉬운 피부 관리에 유용합니다.

빠르게 흡수되어 끈적임 없이 피부를 촉촉하게 유지할 수 있어 마사지 오일, 스킨케어, 헤어케어 제품 등 다양한 용도로 활용됩니다. 산뜻한 사용감을 원하는 사람들에게 적합하며, 피부를 보호하고 피부 톤을 균일하게 가꾸는 데 도움을 줍니다.

🌿 동백 오일 (Camellia Oil) : 자연의 실크 케어

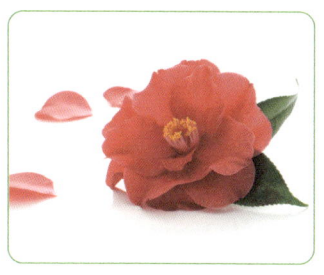

동백 오일은 동아시아 전통에서 피부와 모발 관리를 위한 비밀의 열쇠로 여겨져 왔습니다. 카멜리아 나무 씨앗에서 추출된 이 오일은 비타민 E와 오메가-9 지방산이 풍부하여 깊은 보습과 영양을 제공합니다. 가벼운 질감과 빠른 흡수력으로 모든 피부 타입에 적합하며, 특히 건조한 피부와 손상된 모발 관리에 이상적입니다. 노화 방지와 피부 탄력 강화에도 효과적이며, 모발에 윤기를 더하고 두피를 건강하게 유지합니다. 일본과 한국에서 오랫동안 피부와 머릿결을 가꾸는 자연 요법으로 활용된 동백 오일은 자연의 고급 스킨케어 솔루션으로 손색이 없습니다.

🌿 로즈힙 오일 (Rosehip Oil) : 피부 재생의 열쇠

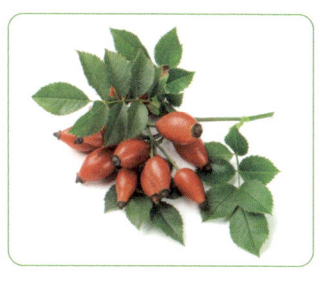

로즈힙 오일은 야생 장미 열매에서 추출된 오일로, 비타민 C와 필수 지방산이 풍부하여 피부 재생과 탄력 개선에 탁월합니다. 고대 마야와 이집트인들은 피부 치유와 영양 공급을 위해 이 오일을 사용했으며, 현대에는 주름 완화와 색소 침착 개선을 위한 스킨케어 오일로 널리 사랑받고 있습니다. 건조하고 손상된 피부를 진정시키고, 피부 톤을 균일하게 만들어 자연스러운 광채를 제공합니다. 빠르게 흡수되는 특성 덕분에

모든 피부 타입에 적합하며, 특히 노화 피부와 여드름 흉터 관리에 효과적입니다.

마카다미아 오일 (Macadamia Oil) : 자연이 주는 피부 탄력

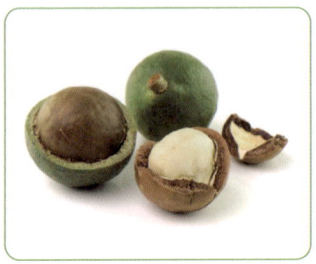

마카다미아 오일은 마카다미아 씨앗에서 압착법으로 추출되며, 팔미톨레산과 오메가-7 지방산이 풍부하여 피부 재생과 탄력을 유지하는데 도움을 줍니다. 이 오일은 가볍고 빠르게 흡수되는 부드러운 질감을 지니고 있어, 피부에 스며들며 수분을 공급합니다. 뿐만 아니라 모발 건강에도 유용하여 두피 보습과 손상된 모발 복구에 효과적입니다. 마사지 오일과 스킨케어 제품에 사용하면 피부 장벽을 강화하고 염증을 완화하는 데 도움을 줍니다.

스위트 아몬드 오일 (Sweet Almond Oil) : 부드러운 보습의 완성

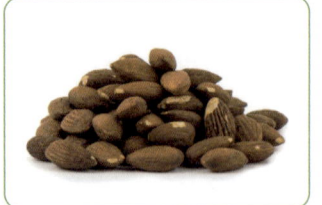

스위트 아몬드 오일은 고대 이집트와 로마에서 귀중한 피부 보호제로 널리 사용되었습니다. 스위트 아몬드 씨앗에서 압착법으로 추출된 이 오일은 비타민 E와 오메가-9 지방산이 풍부하여 피부를 부드럽게 하고 깊은 보습 효과를 제공합니다. 빠르게 흡수되

는 특성 덕분에 건조하고 민감한 피부에 적합하며, 마사지 오일과 보습제로 활용하기에 이상적입니다. 피부 자극을 완화하고 보호막을 형성하여 민감한 피부를 진정시키는 데 효과적이나, 견과류 알레르기가 있는 경우 사용 전에 테스트가 필요합니다.

세인트존스워트 오일 (St. John's Wort Oil) : 진정과 회복의 오일

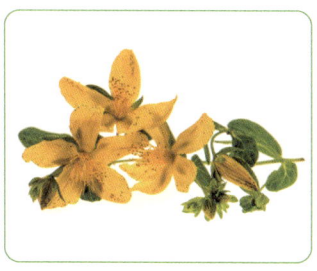

세인트존스워트 오일은 고대부터 피부 치유와 염증 완화에 사용되어 온 허브 오일입니다. 세인트존스워트 꽃에서 인퓨즈드(침출) 방식으로 추출되며, 하이퍼리신과 플라보노이드 성분이 풍부하여 피부를 진정시키고 상처 회복을 돕는 데 효과적입니다.

이 오일은 임신선(스트레치 마크) 완화, 마사지 오일, 국소 부위 케어에 적합하며, 따뜻한 느낌을 제공하여 근육 긴장 완화에도 도움을 줍니다. 피부에 부드럽게 스며들어 피부 재생을 촉진하며, 타박상이나 화상 부위에도 유용하게 사용할 수 있습니다.

그러나 세인트존스워트 오일은 광과민성을 유발할 수 있어, 사용 후 직사광선을 피하는 것이 중요합니다. 특히 피부에 바른 후 최소 12시간 동안은 강한 햇빛 노출을 피해야 하며, 여름철이나 야외 활동 전에는 사용을 신중히 고려해야 합니다. 또한, 일부 약물(항우울제, 혈액 희석제, 피임약 등)과 상호작용할 수 있으므로, 복용 중인 경우 사용 전 전문가와 상담하는 것이 안전합니다.

🌿 아르간 오일 (Argan Oil) : 모로코의 황금

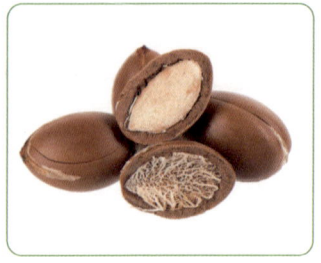

모로코의 전통에서 아르간 오일은 피부와 모발 건강을 위한 귀중한 자원으로 여겨져 왔습니다. 아르간 나무 씨앗에서 압착법으로 추출된 이 오일은 토코페롤과 스쿠알렌 같은 강력한 항산화 성분을 풍부하게 함유하고 있어, 피부 노화를 방지하고 탄력을 강화하는 데 효과적입니다. 건조한 피부와 손상된 모발을 복구하며, 특히 손톱 관리에도 유용하여 촉촉하고 매끄러운 손과 손톱을 유지할 수 있도록 돕습니다. 아르간 오일은 노화 피부를 위한 스킨케어와 헤어 트리트먼트에서 없어서는 안 될 자연의 선물입니다.

🌿 올리브 오일 (Olive Oil) : 고대의 치유제

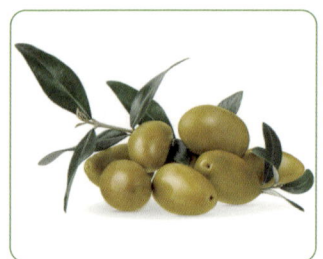

올리브 오일은 고대 지중해 문명에서 건강과 아름다움의 상징으로 여겨졌으며, 그 전통은 현대까지 이어지고 있습니다. 압착법으로 추출된 올리브 오일은 폴리페놀과 비타민 E가 풍부하여 피부를 보호하고 염증을 줄이는 데 효과적입니다. 특히 건조한 피부에 깊은 보습을 제공하며, 클렌징 오일로 활용하면 메이크업 제거와 피부 정화에 효과를 발휘합니다. 민감한 피부에도 적합하지만, 사용 전 소량으로 피부 반응을 확인하는 것이 좋습니다.

🌿 윗점 오일 (Wheat Germ Oil) : 풍부한 영양의 원천

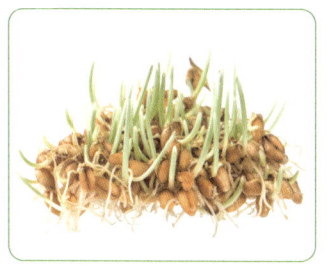

윗점 오일은 밀 배아에서 추출된 영양가 높은 오일로, 비타민 E와 필수 지방산을 다량 함유하여 피부와 모발 건강을 지원합니다. 고대 이집트와 중세 유럽에서는 피부 치유와 보습제로 널리 사용되었으며, 오늘날에는 건조한 피부를 부드럽게 하고 잔주름을 완화하며 피부 탄력 개선에 도움을 주는 오일로 널리 사용됩니다. 이 오일은 항산화 성분이 풍부하여 피부 세포 재생을 촉진하고 노화 방지에 효과적입니다. 또한, 모발 건강에도 유익하여 두피 영양 공급 및 윤기 있는 머릿결을 유지하는 데 도움을 줄 수 있습니다.

다만, 윗점 오일은 무거운 질감을 지니고 있어 단독 사용보다는 다른 캐리어 오일과 혼합하여 활용하는 것이 좋습니다. 특히 지성 피부나 여드름이 발생하기 쉬운 피부 타입의 경우, 사용량을 조절하여 가볍게 바르는 것이 적절합니다.

🌿 코코넛 오일 (Coconut Oil) : 다재다능한 열대의 선물

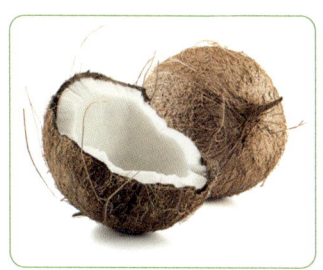

코코넛 오일은 코코넛 열매의 과육에서 추출된 오일로, 풍부한 라우릭산과 비타민 E를 함유하여 보습과 항균 효과를 제공합니다. 이 오일은 피부에 깊은 영양을 공급하고 피부 장벽을 강

화하며, 손상된 모발 복구와 두피 건강 관리에 유용합니다.

가벼운 질감과 달콤한 자연의 향을 지닌 코코넛 오일은 다양한 뷰티 및 건강 관리에 활용됩니다. 마사지 오일, 보습제, 천연 클렌저 등으로 사용되며, 특히 건조한 피부와 갈라진 모발을 위한 자연 요법으로 사랑받습니다.

다만, 코코넛 오일은 피부에 도포 시 모공을 막을 수 있으므로, 지성 피부나 여드름이 발생하기 쉬운 피부 타입은 사용량을 조절하는 것이 좋습니다. 또한, 온도에 따라 고체와 액체 상태가 변하는 특성이 있어, 따뜻한 기온에서는 액체로, 서늘한 환경에서는 고체로 변하는 점을 고려하여 보관해야 합니다.

햄프씨드 오일 (Hemp Seed Oil) : 피부 균형의 열쇠

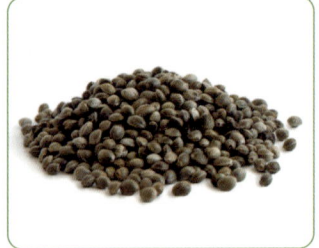

햄프씨드 오일은 대마씨에서 추출된 오일로, 필수 지방산인 오메가-3와 오메가-6가 풍부하여 피부 건강과 유수분 균형 유지에 도움을 줍니다. 이 오일은 항염 효과와 보습 능력이 뛰어나며, 지성 피부와 민감한 피부 모두에 적합합니다.

빠르게 흡수되어 모공을 막지 않으며, 여드름과 염증 완화에 효과를 발휘합니다. 또한, 헤어 케어에도 유용하여 두피 건강과 모발 윤기를 더하는 데 도움을 줍니다. 다만, 산패를 방지하기 위해 냉장 보관이 권장됩니다.

🌿 해바라기씨 오일 (Sunflower Seed Oil) : 피부를 보호하는 자연의 방패

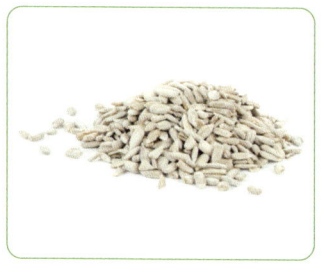

해바라기씨 오일은 고대 아메리카 원주민들이 피부 보호와 치유를 위해 사용한 전통적인 오일로, 오늘날에도 피부 진정과 보습 효과로 널리 사랑받고 있습니다. 해바라기 씨앗에서 압착법으로 추출된 이 오일은 리놀레산과 비타민 E를 풍부하게 함유하여 민감성 피부를 포함한 다양한 피부 타입에 적합합니다. 가벼운 질감과 빠른 흡수력 덕분에 피부 장벽을 강화하고 염증을 완화하는 데 효과적이며, 마사지 오일이나 보습 크림, 아기 피부 관리 제품에 안전하게 활용할 수 있습니다. 또한 천연 화장품의 베이스 오일로도 자주 사용되며, 피부에 부드럽고 지속적인 보호막을 제공합니다.

헤이즐넛 오일 (Hazelnut Oil) : 모공 관리의 전문가

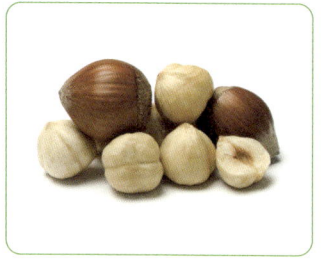

헤이즐넛 오일은 고대 로마와 그리스에서 피부 치유와 보습을 위해 사용되었으며, 오늘날에도 여드름성 피부와 지성 피부 관리에 적합한 오일로 주목받고 있습니다. 헤이즐넛 씨앗에서 압착법으로 추출된 이 오일은 비타민 E와 오메가-9 지방산을 함유하여 피부를 부드럽고 탄력 있게 가꿔줍니다. 특히 모공을 막지 않는 특성과 빠른 흡수력 덕분에 유수분 균형을

유지하며, 항균 작용으로 피부를 청결하고 건강하게 유지하는 데 도움을 줍니다. 마사지 오일과 스킨케어 제품에 적합하며, 민감성 피부에도 안전하게 사용할 수 있어 다목적 활용이 가능합니다.

호호바 오일 (Jojoba Oil) : 피부를 위한 진정·재생

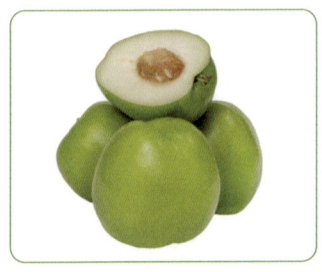

호호바 오일은 북아메리카 원주민들이 천연 보습제와 피부 치유제로 사용했던 전통적인 오일로, 그 뛰어난 효능은 오늘날까지 널리 인정받고 있습니다. 호호바 씨앗에서 추출된 이 오일은 인간의 피부 피지와 유사한 화학 구조를 가지고 있어 유수분 균형을 유지하는 데 효과적입니다. 가벼운 질감과 빠른 흡수력을 지녀 지성 피부와 여드름성 피부에도 부담 없이 사용할 수 있으며, 모공을 막지 않아 피부를 깨끗하고 건강하게 유지하는 데 도움을 줍니다. 두피와 모발 건강에도 효과적이며, 손상된 모발에 윤기를 더하고 두피를 진정시키는 역할을 합니다.

주요 캐리어 오일의 종류와 활용법

캐리어 오일	주요 효능	활용법	주의사항
칼렌듈라 오일	항염, 진정, 피부 재생	민감성 피부 진정제, 상처 케어	민감 피부 테스트 권장
그레이프 씨드 오일	피부 진정, 항산화, 산뜻한 사용감	스킨케어, 헤어 관리	산패 주의, 냉암소 보관
동백 오일	보습, 탄력 강화, 항산화	헤어케어, 얼굴 보습	냉암소 보관, 민감 피부 테스트 권장
로즈힙 오일	피부 재생, 색소 침착 완화, 탄력 강화	스킨케어, 얼굴 마사지	냉장 보관 추천, 산패 주의
마카다미아 오일	피부 탄력 강화, 피부 재생, 보습	마사지 오일, 피부 탄력 케어	견과류 알레르기 확인 필요
스위트 아몬드 오일	보습, 피부 진정, 자극 완화	마사지 오일, 보습제	견과류 알레르기 확인 필요
세인트존스 워트 오일	항염, 상처 치유, 진정	마사지 오일, 스킨케어	햇빛 노출 시 광독성 가능성, 사용 후 직사광선 피하기
아르간 오일	항산화, 노화 방지, 피부 재생	노화 피부 관리, 손상 모발 케어	고온 및 직사광선 노출 주의
올리브 오일	보습, 항산화, 피부 장벽 강화	건조 피부 보습제, 클렌징 오일	민감 피부 테스트 권장
윗점 오일	피부 재생, 보습 탄력 강화	국소 치료, 혼합 사용	산패 주의, 냉암소 보관
코코넛 오일	보습, 항균 효과, 피부 진정	헤어 트리트먼트, 보습제	고온에서 액화 가능, 냉암소 보관 추천
햄프씨드 오일	항염, 유수분 균형, 피부 진정	페이셜 오일, 보습제	냉장 보관, 산패 주의
해바라기씨 오일	항염, 피부 진정, 보습	민감성 피부 케어, 베이비 오일	냉암소 보관, 산패 주의
헤이즐넛 오일	모공 축소, 보습, 피부 탄력	지성 피부 및 여드름성 피부 관리	견과류 알레르기 확인 필요
호호바 오일	유수분 균형 조절, 항염 효과	지성 피부 관리, 두피 및 헤어 케어	산패에 강하나 직사광선 피하기

캐리어 오일의 활용법
자연과 조화된 건강한 실천

캐리어 오일은 에센셜 오일과 함께 사용되며, 일상 속 다양한 방식으로 우리의 삶을 풍요롭게 만들어 줍니다. 보습, 치유, 헤어 케어는 물론, 천연 화장품 제작과 영유아 피부 관리에 이르기까지 그 쓰임새는 매우 다양합니다. 캐리어 오일은 단독으로도 효과적인 보습과 치유 효과를 제공하며, 에센셜 오일과 혼합할 경우 그 효능을 더욱 효과적으로 전달할 수 있습니다. 다음은 캐리어 오일을 활용한 다양한 응용 방법을 살펴보겠습니다.

 마사지 오일로 활용

캐리어 오일은 에센셜 오일과 혼합하여 피부에 부드럽게 흡수되는 마사지 오일로 사용됩니다. 이 혼합물은 신체의 긴장을 완화하고 근육통과 스트레스를 줄이는 데 효과적입니다.

- **사용 방법**: 캐리어 오일 30mL에 에센셜 오일 6~10방울을 혼합 후 마사지합니다. 민감성 피부는 에센셜 오일 농도를 1% 이하로 줄입니다.

- 🌼 **추천 오일** : 스위트 아몬드 오일, 호호바 오일, 코코넛 오일.
- 🌼 **활용 예시** : 캐리어 오일에 라벤더와 로즈마리 오일을 혼합하여 긴장 완화용 마사지 오일로 활용.

🌿 보습 및 피부 관리

캐리어 오일은 피부를 촉촉하게 유지하고 손상된 피부를 회복시키며, 천연 보호막을 강화하는 데 도움을 줍니다.

- 🌼 **사용 방법** : 샤워 직후, 캐리어 오일 5~10mL를 전신에 마사지하거나 얼굴에 2~3방울을 덜어 가볍게 두드려 흡수시킵니다.
- 🌼 **추천 오일** : 아르간 오일, 마카다미아 오일, 올리브 오일.
- 🌼 **활용 예시** : 겨울철 건조한 피부를 위해 아르간 오일을 소량 덜어 손바닥에 문지른 후, 얼굴과 몸에 부드럽게 마사지하듯 발라줍니다.

🌿 헤어 케어

캐리어 오일은 두피 보습과 모발 영양 공급을 통해 건강하고 윤기 있는 모발을 유지하는 데 도움을 줍니다.

- 🌼 **사용 방법** : 두피 마사지 시 캐리어 오일 20mL에 로즈마리 오일 3방울을 혼합하여 두피를 부드럽게 마사지한 뒤 30분 후 샴푸로 헹굽니다.
- 🌼 **추천 오일** : 코코넛 오일, 호호바 오일, 아보카도 오일.
- 🌼 **활용 예시** : 주 1~2회 코코넛 오일로 헤어 팩을 하면 손상된 모발을 회복하고 윤기를 더하는 데 도움이 됩니다.

🌿 천연 화장품 제작

캐리어 오일은 크림, 로션, 립밤 등 천연 화장품 만드는 데 필수적인 기본 성분으로 활용됩니다.

- 🔸 **사용 방법** : 밀랍 5g과 코코넛 오일 10g을 중탕으로 녹인 후, 식혀 용기에 담아 천연 립밤으로 사용합니다. 쉐어 버터 20g과 아르간 오일 10mL를 혼합하면 피부를 촉촉하게 유지하는 보습 크림으로 활용할 수 있습니다.
- 🔸 **추천 재료** : 쉐어 버터, 스위트 아몬드 오일, 칼렌듈라 오일.
- 🔸 **활용 예시** : 칼렌듈라 오일을 활용하여 피부 자극을 완화하는 진정 로션을 만들어 민감하거나 건조한 피부에 효과적으로 사용할 수 있습니다.

🌿 임산부와 영유아를 위한 활용

캐리어 오일은 자극이 적고 부드러운 특성 덕분에 임산부와 영유아의 섬세한 피부 관리에 적합합니다.

- 🔸 **사용 방법** : 임산부의 스트레치 마크 예방을 위해 호호바 오일 30mL에 라벤더 에센셜 오일 6방울을 혼합해 엉덩이와 허벅지 주변을 부드럽게 마사지합니다. 영유아는 스위트 아몬드 오일 10mL에 로만 캐모마일 오일 1방울을 섞어 마사지합니다.
- 🔸 **추천 오일** : 호호바 오일, 스위트 아몬드 오일.
- 🔸 **활용 예시** : 로만 캐모마일 오일을 혼합한 오일로 아기의 등과 팔다리를 가볍게 마사지하면 피부를 진정시키고 아기에게 편안함을 제공합니다.

🌿 욕조와 함께 사용

캐리어 오일은 목욕물에 첨가하면 에센셜 오일의 효능을 피부에 부드럽게 전달하며, 보습과 긴장 완화에 도움을 줍니다.

- 🔸 **사용 방법** : 목욕물 200L에 캐리어 오일 15mL와 에센셜 오일 6~8방울

을 혼합하여 사용합니다. 오일이 물에 골고루 퍼지도록 하기 위해 천연 유화제(우유, 꿀, 천일염, 보드카 등)와 함께 섞어주는 것이 좋습니다.

- 🟠 **추천 오일** : 코코넛 오일, 올리브 오일.
- 🟠 **활용 예시** : 라벤더 에센셜 오일과 올리브 오일을 혼합하여 목욕물에 첨가하면, 하루의 피로를 풀고 마음의 긴장을 완화하는 데 도움을 줍니다.

🌿 손발 관리

캐리어 오일은 건조하고 거친 손발 피부를 부드럽게 가꿔주며, 손톱 주변 큐티클을 건강하게 유지하는 데 도움을 줍니다.

- 🟠 **사용 방법** : 큐티클 관리 시 캐리어 오일 5mL를 손톱 주변에 바르고 부드럽게 마사지하거나 손발에 10mL를 도포 후 면 장갑이나 양말을 착용합니다.
- 🟠 **추천 오일** : 마카다미아 오일, 아르간 오일.
- 🟠 **활용 예시** : 겨울철 건조한 손톱 주변 큐티클을 건강하게 관리하기 위해 마카다미아 오일로 부드럽게 마사지하면 손과 손톱 모두 촉촉하게 유지됩니다.

핵심정리
자연의 선물로 풍요로운 일상을

캐리어 오일은 단독으로도 피부와 모발에 충분한 보습과 치유 효과를 제공하며, 에센셜 오일과 함께 사용할 경우 그 효능이 한층 더 향상됩니다. 올바른 사용법과 희석 비율을 준수하면, 캐리어 오일은 일상 속에서 자연이 주는 풍요로움을 경험하게 하는 소중한 자원이 될 것입니다.

천연 성분이 가득 담긴 캐리어 오일을 활용해, 건강하고 아름다운 생활을 시작해 보세요.

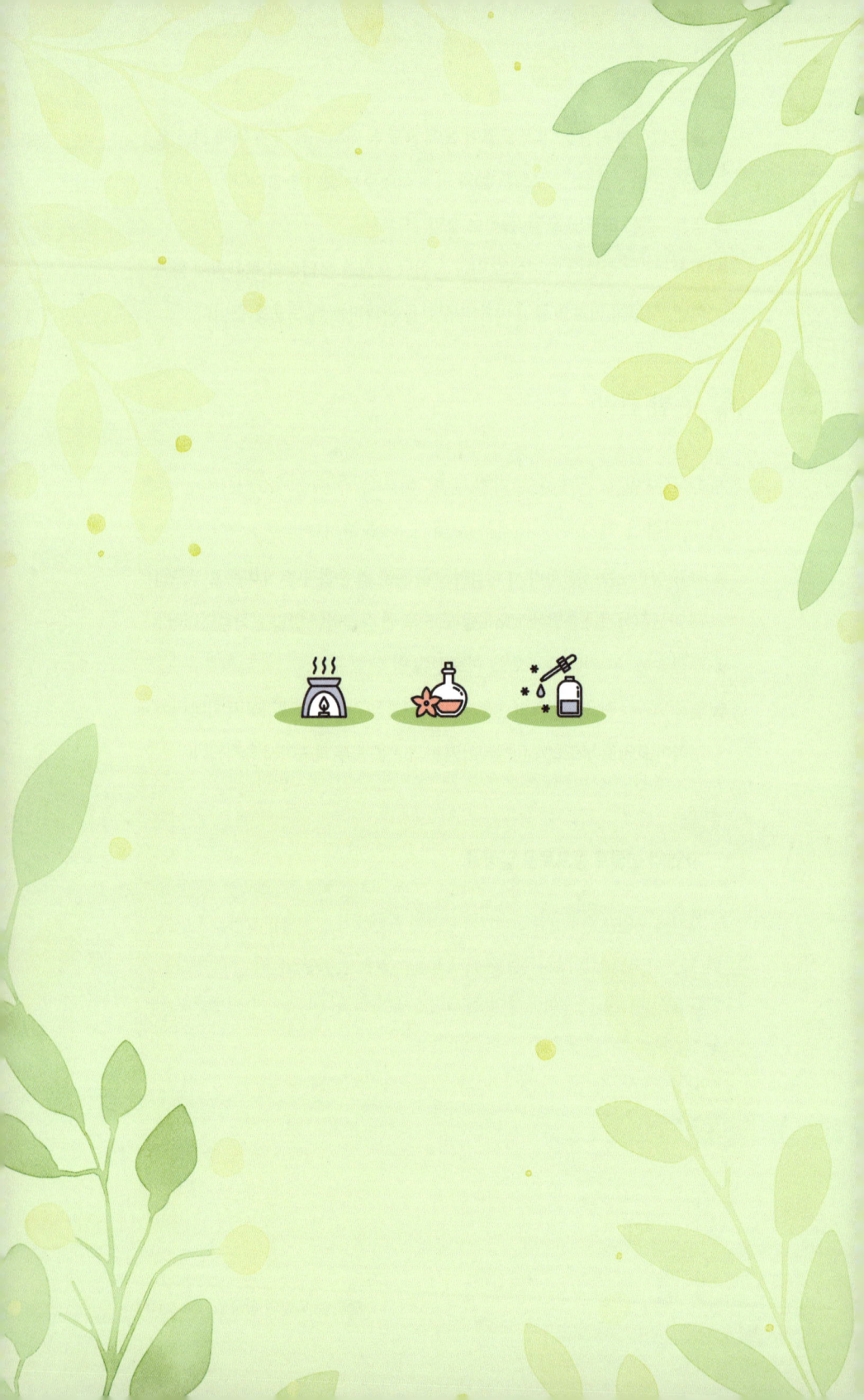

8장

창조된 향기, 합성향의 세계

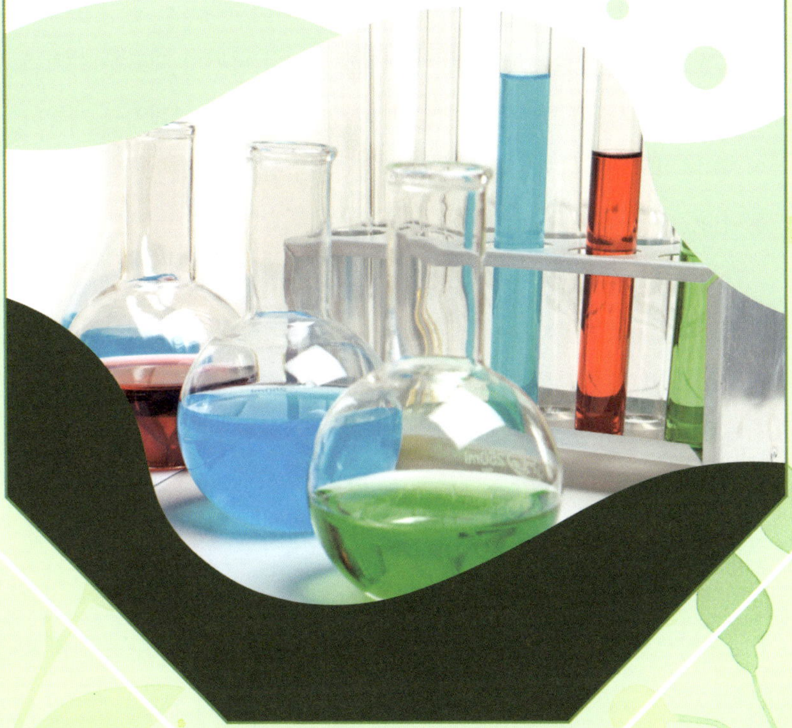

8-1

합성향이란 무엇인가?

합성향료(Synthetic Fragrances)는 현대 향료 산업에서 중요한 역할을 하는 핵심 요소로, 자연에서 유래한 원료 대신 화학적으로 합성된 향료입니다. 이러한 향료는 특정 향기를 재현하거나 완전히 새로운 향기를 창조하는 데 사용되며, 품질의 일관성과 다양한 향기 선택지를 제공하여 향수, 화장품, 세제, 식품 및 음료 등 여러 산업 분야에서 널리 활용됩니다.

합성향료는 크게 두 가지로 나뉩니다.

첫째, 이솔레이트(Isolates)는 자연에서 유래한 특정 향기 성분을 화학적으로 정제하여 만든 향료로, 리날롤(Linalool)이나 시트랄(Citral) 같은 성분이 대표적입니다.

둘째, 완전 합성향료(Fully Synthetic Fragrances)는 자연에서 존재하지 않는 새로운 화학 구조로 개발된 향료로, 독특하고 매력적인 향기를 제공하며 대량 생산이 가능해 경제적입니다.

합성향료의 가장 큰 특징은 화학적 합성을 통해 향료의 구조를 정교하게 설계할 수 있다는 점입니다. 이는 자연에서 얻기 어려운 향기를 실험실에서 구현하거나 자연 성분을 모방하여 일관된 품질을 유지하는 데 기여합니다. 또한, 합성향료는 천연향료보다 안정성이 높아 변질 가능성이 적으며, 제품의 유통기한을 연장시키는 장점이 있습니다.

이러한 장점 덕분에 합성향료는 고급 향수의 독특한 노트를 구성하거나 대중적인 제품에 매력적인 향기를 부여하는 데 활용됩니다. 화장품과 세제에서는 소비자에게 쾌적한 사용 경험을 제공하며, 일부 합성향료는 식품과 음료의 향과 맛을 개선하는 데도 사용됩니다.

합성향료 사용 시 주의점

합성향료의 활용이 광범위하지만, 주의할 점도 존재합니다. 일부 성분은 피부 자극이나 알레르기 반응을 유발할 수 있으므로, 제품 사용 전 성분을 확인하고 패치 테스트를 권장합니다. 특히 고농도로 사용하거나 민감한 피부에 적용할 경우 더욱 신중한 접근이 필요합니다.

환경적 영향 역시 중요한 고려 사항입니다. 일부 합성향료는 생물분해가 어렵거나 환경에 축적되어 수질 오염과 생태계에 부정적인 영향을 미칠 수 있습니다. 이러한 문제를 줄이기 위해 제조사는 재생 가능한 원료를 활용하거나 환경친화적인 공정을 도입하는 것이 필요합니다. 소비자 역시 지속 가능한 제품을 선택하고, 환경에 대한 책임 있는 소비를 실천하는 노력이 요구됩니다.

합성향료의 미래 방향

합성향료는 현대 산업에서 필수적인 요소로 자리 잡았지만, 환경과 건강 문제를 함께 고려한 발전이 필요합니다. 이를 위해 다음과 같은 방향으로 변화가 예상됩니다.

- ◆ **친환경 기술 개발** : 생분해 가능한 성분의 개발과 함께, 제조 과정에서도 지속 가능한 공정을 도입해 환경 영향을 최소화하려는 노력이 이어질 것입니다.
- ◆ **안전성 연구 강화** : 소비자의 건강과 환경을 보호하기 위한 새로운 성분의 개발과 기존 성분에 대한 철저한 안전성 검증이 중요해질 것입니다.
- ◆ **소비자 인식 개선** : 합성향료의 장점과 잠재적 위험성을 소비자에게 투명하게 전달하고, 올바른 사용법과 주의사항을 알리는 교육이 강화될 것입니다.

합성향료는 과학적 혁신과 지속 가능성의 균형을 맞추어 나가며, 다양한 산업에서 창의적이고 책임 있는 향기 개발에 기여할 것으로 기대됩니다. 이러한 변화는 향기 산업뿐 아니라, 전반적인 소비자 제품의 품질 향상과 환경 보호에도 긍정적인 영향을 미칠 것입니다.

합성향 제조 방법과 안전한 사용법

흔히 향수나 화장품에서 느껴지는 독특하고 매력적인 향기는 현대 과학과 창의성이 빚어낸 합성향료의 결과물입니다. 이제 합성향료의 주요 제조 방법과 안전한 사용법, 그리고 환경적 영향을 최소화하기 위한 다양한 노력을 살펴보겠습니다. 더불어, 합성향료가 우리의 삶에 미치는 긍정적인 영향과 함께 고려해야 할 개선점도 함께 다루어 보겠습니다.

 합성향 제조방법 : 자연과 과학의 조화

합성향료는 자연의 향기를 모방하거나 새로운 향기를 창조하기 위해 발전된 기술로, 주로 화학 합성, 이솔레이션(Isolation), 생물학적 합성의 세 가지 방법을 사용합니다.

화학 합성

화학 합성은 자연에서 발견된 향기 분자의 구조를 모방하거나 새로운 화합물을 설계하여 향료를 제조하는 방식입니다. 이를 통해 자연에서 얻기 어려운 향기를 대량 생산할 수 있으며, 품질을 일관되게 유지할 수 있습니다.

- 헥실신남알(Hexyl Cinnamal) : 신선한 플로럴 향을 구현하며, 화장품에서 자주 사용됩니다.
- 메틸디하이드로 자스모네이트(Methyl Dihydrojasmonate) : 우아한 재스민 향을 제공하며, 고급 향수 제작에 활용됩니다.

이솔레이션(Isolation)

이솔레이션은 자연에서 추출된 화합물에서 특정 성분을 분리하거나 정제하여 향료를 생산하는 기술입니다. 이 과정은 자연 유래 화합물의 순도를 높이고, 특정 향기의 품질을 강화하는 데 중점을 둡니다.

- 시네올(Cineole) : 유칼립투스에서 추출되며, 상쾌한 향과 항균 특성 덕분에 다양한 제품에 활용됩니다.
- 시트로넬롤(Citronellol) : 장미, 제라늄, 시트로넬라에서 추출되며, 달콤하고 신선한 플로럴 계열의 향을 지닌 성분입니다. 항균 및 방충 효과가 있어 향수, 세정제, 스킨케어 제품뿐만 아니라 방충제에도 널리 활용됩니다.

생물학적 합성

생물학적 합성은 효소나 미생물을 이용하여 특정 화학 반응을 유도함으로써 향료를 생산하는 친환경적인 방법입니다. 이 기술은 재생 가능한 원료를 활용하여 환경 부담을 줄이며, 자연 유래 성분과 유사한 향기를 제공합니다.

- 바닐린(Vanillin) : 자연 바닐라 향을 대체하며, 생물학적 합성을 통해 대량 생산이 가능합니다.

- **아미리스 추출물**(Amyris Extract) : 우디 노트의 따뜻하고 안정적인 향을 제공하며, 향수와 향초에 사용됩니다.

합성향의 안전한 사용법

합성향료는 품질과 안정성이 뛰어나지만, 안전하게 사용하기 위해 몇 가지 기본적인 지침을 준수해야 합니다.

국제 규제와 성분 확인

합성향료는 국제 향료 협회(International Fragrance Association, IFRA)의 지침에 따라 사용 농도와 제한 사항이 규정되어 있습니다. 제품 라벨에서 "Fragrance" 또는 "Parfum"으로 표시된 성분을 확인하고, 알레르기 반응이 우려되는 경우 새로운 제품 사용 전 패치 테스트를 실시해야 합니다.

적정 사용량 준수

강한 농도의 합성향료는 피부 자극이나 호흡기 문제를 유발할 수 있으므로, 사용량을 준수하는 것이 중요합니다. 민감성 피부를 가진 사람, 임산부, 어린이는 희석된 형태로 사용하는 것이 권장됩니다.

사용 환경과 관리

합성향료를 사용하는 환경에서는 적정 환기가 이루어져야 하며, 피부에 직접 닿지 않도록 주의해야 합니다. 특히 민감 부위에는 사용을 피하는 것이 좋습니다.

🌿 환경적 고려 : 지속 가능한 발전을 향하여

합성향료의 제조와 사용 과정에서 환경에 미치는 영향을 최소화하는 것은 지속 가능한 산업을 구축하는 데 필수적인 과제입니다. 제조업체와 연구자들은 자원 절약과 환경 보호를 실현하기 위해 다양한 혁신적 접근법을 개발하고 있습니다.

🌱 재생 가능한 원료 활용

제조업체들은 기존의 화석 연료 기반 화합물 대신, 바이오매스 기반 화합물과 재생 가능한 천연 원료를 활용하여 친환경적인 생산 공정을 도입하고 있습니다.

🌱 바이오매스란?

바이오매스(Biomass)는 식물, 농업 부산물, 미생물 등 재생 가능한 생물학적 자원을 의미하며, 화석 연료를 대체할 수 있는 친환경 원료로 주목받고 있습니다. 대표적인 바이오매스 자원으로는 옥수수, 대두, 목재 펄프, 폐식용유, 해조류 등이 있습니다.

🌱 바이오매스 기반 향료 제조의 장점

이러한 자원들은 화학적 변환(예: 발효, 효소 반응, 촉매 변환)을 통해 향료 제조에 필요한 화합물로 전환됩니다. 이를 통해 자원의 고갈을 방지하고 환경 부담을 경감하는 데 기여할 수 있습니다. 또한, 바이오매스를 기반으로 한 합성 과정은 화석 연료 의존도를 낮추고, 탄소 배출을 줄이는 데도 효과적입니다.

🌿 생분해 가능한 향료 개발

기존의 일부 합성향료는 생분해성이 낮아 환경에 축적되면서 수질 오염과 생태계에 부정적인 영향을 미칠 수 있습니다. 이를 해결하기 위해, 생분해성이 높은 향료 개발에 대한 연구가 활발히 진행되고 있습니다. 생분해성 향료는 자연적으로 분해되어 환경에 미치는 영향을 최소화하며, 특히 수질 및 토양 생태계를 보호하는 데 중요한 역할을 합니다. 상용화된 생분해성 향료는 세정제, 화장품, 식품 첨가물 등 다양한 제품에 적용되고 있습니다.

🌿 저탄소 공정과 화학물질 관리 강화

합성향료 제조 과정에서 탄소 배출을 줄이고, 화학물질의 유출을 최소화하기 위한 기술적 접근이 적극적으로 도입되고 있습니다. 제조 공정의 자동화와 에너지 효율성 향상을 통해 탄소 배출량을 저감하고, 친환경 설계를 적용하여 환경 영향을 최소화하는 방향으로 발전하고 있습니다.

또한, 화학물질의 안전한 취급과 관리가 엄격하게 이루어지며, 이는 작업자의 건강과 주변 환경 보호에 중요한 역할을 합니다. 이를 위해 친환경 용매 사용, 폐기물 저감 기술, 정밀한 배출 모니터링 시스템이 도입되고 있으며, 환경친화적 생산 방식을 도입하는 기업들도 늘어나고 있습니다.

이러한 노력은 합성향료 산업이 지속 가능성과 환경 보호라는 가치를 실현하는 데 핵심적인 역할을 하며, 앞으로의 제조 공정에서도 더욱 중요한 기준이 될 것입니다.

> **핵심정리**

합성향료의 미래 : 안전성과 지속 가능성을 향해

합성향료는 현대 산업에서 향수, 화장품, 세정제, 식품 첨가물 등 다양한 분야에 필수적인 자원으로 자리 잡고 있습니다. 그러나 이러한 산업적 중요성과 함께, 환경 보호와 건강 안전성을 고려한 발전이 필수적입니다. 앞으로 합성향료 산업은 지속 가능한 성장과 환경적 책임을 동시에 추구하는 방향으로 나아가야 합니다.

* 친환경 제조 공정과 기술 혁신

제조업체들은 친환경적인 원료 개발과 생산 공정을 개선하는 데 집중하고 있습니다. 바이오매스 기반 향료를 도입함으로써 화석 연료의 의존도를 줄이고, 생산 과정에서 발생하는 탄소 배출을 최소화하는 연구가 활발히 진행되고 있습니다. 또한, 친환경 용매와 생분해 가능한 원료를 활용하여 환경 오염을 줄이는 새로운 기술이 개발되고 있으며, 재생 가능 에너지를 활용한 공정 혁신도 점차 확대되고 있습니다.

* 지속 가능한 소비문화와 산업의 변화

소비자의 인식 변화 역시 합성향료 산업의 지속 가능성에 중요한 영향을 미치고 있습니다. 윤리적 소비와 친환경 제품에 대한 관심이 증가하면서, 기업들은 지속 가능한 원료 사용과 친환경 패키징을 고려한 제품 개발에 더욱 집중하고 있습니다. 소비자들은 환경 친화적인 제품을 선택함으로써 제조업체의 변화를 촉진하고, 지속 가능한 향료 시장의 성장을 견인할 수 있습니다.

* 합성향료의 미래 전망

앞으로 합성향료 산업은 과학적 혁신과 지속 가능성의 균형을 맞추는 것이 핵심이 될 것입니다. 바이오매스 기반 향료와 생분해 가능한 성분의 개발이 더욱 가속화될 것이며, 친환경 공정과 스마트 제조 기술을 통한 자원 효율성 극대화가 이루어질 것입니다. 이러한 변화는 단순한 친환경적 접근을 넘어, 향료 산업이 인류와 환경을 고려한 지속 가능한 방향으로 나아가도록 하는 원동력이 될 것입니다.

결국, 기술 발전과 소비자의 의식 있는 선택이 조화를 이룰 때, 우리는 더욱 안전하고 지속 가능한 향기의 세계를 경험할 수 있을 것입니다.

주요 합성향의 특성

　자연의 정수를 담은 에센셜 오일은 향기를 통해 감정과 기억을 자극하며, 탑 노트, 미들 노트, 베이스 노트로 나뉘어 다양한 역할을 합니다. 이러한 노트의 개념은 합성향료에서도 동일하게 적용됩니다. 에센셜 오일이 자연에서 추출된 원료로 감각적 경험을 제공한다면, 합성향료는 자연에서 얻기 어려운 독특한 향기를 재현하거나 완전히 새로운 향기를 창조하기 위해 개발된 과학의 산물입니다.

　합성향료는 에센셜 오일과 마찬가지로 탑, 미들, 베이스 노트로 구성되어 있으며, 향기가 발현되는 순서와 지속 시간에 따라 각각의 역할을 담당합니다.

- 탑 노트는 첫인상을 형성하며, 즉각적으로 퍼지는 상쾌한 향으로 기분을 전환하고 활력을 줍니다.
- 미들 노트는 중심적인 향기로 전체적인 향기의 균형을 잡으며, 부드럽고 조화로운 느낌을 전달합니다.

- 베이스 노트는 마지막까지 잔향으로 남아 향의 깊이와 안정감을 더합니다.

에센셜 오일과 합성향료는 각각 고유한 강점과 매력을 지니고 있습니다. 에센셜 오일은 자연에서 얻은 순수한 향기로 심신을 치유하고 정서를 안정시키는 데 효과적입니다. 반면, 합성향료는 품질의 일관성을 유지하고 자연에서 얻기 어려운 향을 창조하는 등 현대 산업에서 폭넓게 활용됩니다.

합성향료와 에센셜 오일의 융합 : 자연과 과학의 조화

현대 향료 산업에서는 에센셜 오일과 합성향료가 조화롭게 융합되어 더욱 풍부하고 복합적인 향기를 창조하고 있습니다. 이 융합은 자연의 순수함과 과학의 정밀함이 어우러져, 새로운 향의 가능성을 열며 감각적 경험을 더욱 풍부하게 만드는 데 기여합니다.

- 에센셜 오일은 자연에서 추출된 순수한 향기와 함께 치유 효과를 제공하며, 감정과 기억을 자극하는 중요한 역할을 합니다. 라벤더, 베르가못, 로즈 앱솔루트와 같은 에센셜 오일은 각각의 고유한 특성과 효능을 통해 심리적 안정과 신체적 균형을 돕습니다.
- 합성향료는 이러한 자연의 향을 보완하거나 확장하여 자연에서 얻기 어려운 독특한 향을 창조하거나, 향의 지속력과 강도를 강화하는 데 사용됩니다. 합성향료는 에센셜 오일의 한계를 극복하면서 더 다양한 향 프로파일을 제공하고, 일관된 품질을 유지할 수 있도록 돕습니다.

예를 들어, 고급 향수에서는 로즈 앱솔루트의 우아한 플로럴 노트를 페닐에틸알코올(Phenylethyl Alcohol)로 보완하여, 더 풍부하고 지속적인 향기를 구현합니다. 이는 로즈의 섬세한 향기를 유지하면서도 향의 안정성과 강도를 높여줍니다.

또한, 베르가못 에센셜 오일은 감귤류 특유의 상쾌한 향기를 제공하지만, 시트랄(Citral)과 디-리모넨(d-Limonene) 같은 합성향료를 추가하면 더욱 강렬하고 지속적인 탑 노트를 연출할 수 있습니다. 이러한 조합은 향의 첫인상을 더 선명하게 만들고, 향기가 오랫동안 유지될 수 있도록 돕습니다.

에센셜 오일과 합성향료의 융합은 향수와 아로마테라피 제품의 품질을 높이고, 사용자의 감각적 만족을 향상시키는 데 중요한 역할을 합니다. 이 조화로운 결합을 통해 우리는 자연의 순수함과 과학의 창의성이 만나 탄생한 독특하고 매혹적인 향기의 세계를 경험할 수 있습니다.

> **핵심정리**
> ### 에센셜 오일과 합성향료의 역할
>
> 에센셜 오일과 합성향료는 각각의 강점을 바탕으로 향기의 과학과 예술이 조화를 이루는 데 중요한 역할을 합니다
>
> * **자연적 요소** : 에센셜 오일은 감정과의 깊은 연결을 형성하며, 향을 통해 자연의 생명력을 체감할 수 있도록 도와줍니다.
>
> * **창의적 가능성** : 합성향료는 천연 오일로는 구현하기 어려운 독창적인 향을 만들어내고, 일정한 품질과 지속력을 유지할 수 있어 향료 산업 전반에 널리 사용됩니다.
>
> 합성향료는 에센셜 오일에서 출발한 향기의 세계를 현대 기술과 창의성으로 확장하며, 우리의 감각과 일상에 새로운 깊이와 다양성을 더해줍니다.

주요 합성향료의 종류
현대 향료 산업의 핵심 요소

합성향료는 현대 향료 산업에서 창의성과 품질을 유지하는 핵심적인 자원입니다. 자연의 향기를 재현하거나 자연에서 찾을 수 없는 독창적인 향기를 개발하기 위해 고안된 합성향료는 고급 향수부터 일상적인 생활용품에 이르기까지 다양한 제품에 활용되고 있습니다. 이를 통해 제품의 개성을 강화하고 소비자에게 독특한 감각적 경험을 제공합니다.

 합성향료의 역할과 중요성

합성향료는 향기를 전달하는 기능을 넘어서는 다양한 역할을 하며, 제품 차별화, 감각적 경험 향상, 환경 보호 등에 기여합니다.

- ● **제품 차별화** : 고급 향수부터 대중적인 화장품과 생활용품까지, 합성향료는 제품의 개성을 강화하여 경쟁력을 높이는 요소로 작용합니다. 제품의 첫인상을 결정짓는 향기는 소비자의 기억에 오래 남아 브랜드 인지도에도 영향을 줍니다.

- **감각적 경험 강화** : 합성향료는 소비자의 감정과 기억을 자극하는 중요한 요소입니다. 향은 단순히 후각을 자극하는 것에서 나아가, 특정한 순간이나 장소와 연결된 감각적 경험을 형성하고 감정적인 유대감을 이끌어냅니다.
- **지속 가능성 지원** : 자연에서 대량으로 채취하기 어려운 향료를 대체하거나 멸종 위기에 처한 식물 자원을 보호하기 위해 합성향료가 활용됩니다. 이를 통해 환경적 부담을 줄이고, 향료 산업이 지속 가능한 방식으로 발전할 수 있도록 기여합니다.

합성향료의 주요 활용 분야

합성향료는 창의적인 제품 개발의 원천으로, 조향사와 제조업체에게 무한한 가능성을 제공합니다.

- **고급 향수** : 자연에서 얻기 어려운 지속력과 독창적인 향기를 합성향료를 통해 구현합니다. 향수의 복합적인 조화를 완성하는 데 필수적인 요소로, 장시간 지속되는 잔향과 독특한 향 프로파일을 만들어 소비자에게 깊은 인상을 남깁니다.
- **생활용품** : 세제, 방향제, 화장품 등 일상 속 다양한 제품에 쾌적한 향기를 부여하여 사용자의 만족도를 높입니다. 합성향료는 다양한 향의 선택지를 제공하고, 제품의 품질과 일관성을 유지하는 데 기여합니다.
- **친환경 대안** : 생물학적 합성과 재생 가능한 원료를 이용해 지속 가능한 향료를 개발함으로써, 자연 자원의 과도한 채취를 줄이고 환경 보호에 기여합니다. 이러한 친환경적 접근은 향료 산업의 미래를 견인하는 중요한 요소로 자리 잡고 있습니다.

합성향료의 창의적 진화 및 응용

합성향료는 과학과 예술이 결합된 분야로, 혁신적인 기술과 감각적인 창의성이 만나 새로운 향의 지평을 열어가고 있습니다. 이러한 발전은 현대인의 감각적 경험을 더욱 풍부하게 만들며, 향료 산업의 지속적인 성장을 이끄는 중요한 원동력이 됩니다.

이제 현대 향료 산업에서 주목받는 40가지 합성향료를 선정하여, 각 향료의 특징과 주요 활용 분야를 살펴봅니다. 이들은 향이 발현되는 속도와 지속성에 따라 탑 노트, 미들 노트, 베이스 노트로 분류되며, 다양한 조합을 통해 조화로운 향을 완성합니다.

그러나 일부 향료는 휘발성과 향의 특성이 복합적으로 작용하기 때문에 명확히 한 가지 노트로 구분하기 어려울 수 있습니다. 예를 들어, 빠르게 증발하면서도 잔향이 오래 지속되는 향료는 탑 노트와 미들 노트 또는 미들 노트와 베이스 노트의 특성을 동시에 가질 수 있습니다. 이러한 차이는 향료가 사용되는 환경, 조향사의 의도, 그리고 제품의 특성에 따라 다르게 적용될 수 있습니다.

본 장에서 소개하는 40가지 합성향료는 일반적인 분류 기준을 따르고 있지만, 브랜드와 제품에 따라 다르게 해석될 수도 있습니다. 각 향료의 고유한 특성과 조합 방식은 향기의 깊이를 더해주며, 조향의 무한한 가능성을 확장하는 데 기여합니다.

선정된 합성향료들은 각각 독창적인 특성과 기능을 지니고 있으며, 에센셜 오일 중심의 조향법을 사용해온 분들에게도 새로운 영감을 제공할 것입니다. 합성향료는 단순히 향의 강도를 높이거나 지속성을 증가시키는 역할을 하는 것이 아니라, 자연 향료로 구현하기 어려운 섬세한 향과 새로운 향조(Accord)를 창조하는 데 활용됩니다.

또한, 이 합성향료들은 에센셜 오일, 캐리어 오일 등과 조화롭게 블렌딩할 수 있어, 각각의 개성을 살리면서도 보다 다층적인 향을 경험할 수 있도록 합니다. 단, 원액 상태로 사용하지 않고, 알코올, D.P.G(Dipropylene Glycol), I.P.M(Isopropyl Myristate) 등의 용매에 5~10% 희석한 형태로 사용하는 것이 안전합니다. 이러한 조합은 향수, 아로마테라피, 생활용품 등 다양한 분야에서 활용되며, 향기의 폭넓은 가능성을 탐색하는 데 도움을 줄 것입니다.

합성향료와 천연 오일을 적절한 비율로 블렌딩하면, 자연의 순수함과 과학의 정교함이 결합된 색다른 향을 경험할 수 있습니다. 이를 통해 개인의 취향에 맞춘 독창적인 향을 창조하거나, 기존 향에 새로운 차원을 더하는 기회를 얻게 될 것입니다.

탑 노트
Top Note

    탑 노트는 향기의 첫인상을 형성하는 가장 가볍고 빠르게 확산되는 향으로, 사용 직후 강렬하게 퍼지며 상쾌한 분위기를 연출합니다. 이 단계의 향은 짧게 지속되지만, 전체 향조의 방향성과 성격을 결정짓는 중요한 요소로 작용합니다. 합성향료의 탑 노트는 자연 향료로는 구현하기 어려운 지속력과 선명함을 부여하며, 향의 휘발성을 조절하여 더 풍부한 감각적 경험을 제공합니다.

    특히 시트러스 계열의 합성향료는 상쾌하고 밝은 분위기를, 프루티 계열은 달콤하고 유쾌한 느낌을 선사합니다. 그린 계열과 워터리 계열은 신선한 자연의 향취를 담아 편안함과 청량감을 제공하며, 스파이시 계열은 따뜻하고 자극적인 느낌으로 활력을 불어넣습니다.

    이제부터는 40개의 합성향료 중 탑 노트에 해당하는 향료들을 향 계열별로 분류하여, 각각의 특성과 활용 방안을 살펴봅니다. 이러한 합성향료들은 향수뿐 아니라, 방향제, 화장품, 세제 등 다양한 제품에 활용되어 일상 속에서 풍부한 향기 경험을 선사합니다.

향 계열	합성향료	특징
시트러스 (Citrus, 감귤향)	1.4 시네올 (1,4-Cineole) 시트랄 (Citral) 디하이드로 미르세놀 (Dihydro Myrcenol) 디리모넨 (D-Limonene)	상쾌하고 활력을 주며, 스트레스 완화와 기분 전환에 효과적입니다.
프루티 (Fruity, 과일향)	알데하이드 C-14 피치 (Aldehyde C-14 Peach) 알데하이드 C-16 딸기 (Aldehyde C-16 Strawberry) 알데하이드 C-18 코코넛 (Aldehyde C-18 Coconut)	달콤하고 과일 같은 향기로 감정을 안정시키고 기분을 밝게 만듭니다.
그린 (Green, 풀잎향)	사이클라셋 (Cyclacet)	신선하고 푸르른 자연의 향기로 편안함을 제공합니다.
워터리 (Watery, 시원한 향)	칼론 (Calone)	물과 바다를 연상시키는 시원하고 청량한 향을 느낄 수 있습니다.
스파이시 (Spicy, 향신료 향)	신남알데하이드 (Cinnamic Aldehyde)	따뜻하고 자극적인 향기로 활력을 북돋습니다.

1,4-시네올 (1,4-Cineole)

↳ 청량한 집중력

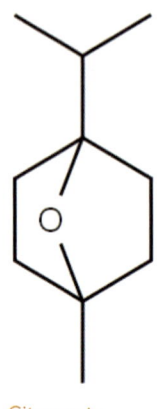

Citrus note

1,4-시네올은 합성되거나 유칼립투스, 로즈마리, 라반딘 등에서 자연적으로 발견되거나 합성되는 산화 테르펜 화합물로, 시원하고 상쾌한 허브 향과 가볍게 톡 쏘는 듯한 라임 향이 특징입니다. 이 성분은 호흡을 맑게 하고 정신을 깨우는 데 도움을 주며, 향수, 생활용품, 의약품 등에 널리 활용됩니다. 특히 호흡기 건강을 돕고 집중력을 향상시키는 효과가 있어, 답답한 환경에서도 상쾌한 기분을 유도하는 데 유용합니다. 또한, 공기 정화 제품에 사용되어 심리적 안정과 청량감을 더하는 역할을 합니다.

- 💡 **향수** : 허브 및 아쿠아틱 계열 향수의 톱 노트로 사용되어 상쾌한 첫인상을 제공합니다.
- 💡 **화장품** : 샴푸, 클렌징 제품 등에 첨가되어 신선하고 깨끗한 향을 더합니다.
- 💡 **생활용품** : 방향제, 공기 청정 스프레이 등에서 공간을 청량하고 맑게 만듭니다.
- 💡 **의약품** : 항염증 및 점막 진정 효과로 감기 및 비염 완화에 도움을 주는 제품에 활용됩니다.

> ◆◆◆ 이렇게 사용해 보세요
>
> 👉 **호흡기 지원 디퓨저** : 1,4-시네올 2방울과 유칼립투스 오일 3방울을 혼합하여 숨을 맑게 하고 활기를 더하세요.
>
> 👉 **천연 방향제 스프레이** : 알코올 5mL에 1,4-시네올 3방울과 티트리 오일 2방울을 넣어 혼합한 후, 증류수 50mL에 섞어 사용하면 공간을 정화하고 상쾌한 향기를 제공해 보세요.

1,4-시네올은 청량하고 맑은 허브 향으로 다양한 제품에 활력과 집중력을 더하며, 기분 좋고 깨끗한 경험을 선사합니다.

시트랄 (Citral)

↳ 상쾌한 시트러스의 정수

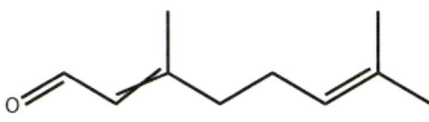

Citrus note

시트랄은 천연적으로 레몬그라스, 라임, 레몬 등에서 발견되거나 합성되는 화합물로, 신선하고 상쾌한 시트러스 향이 특징입니다. 톡 쏘는 레몬 향과 청량감이 돋보이는 이 화합물은 다양한 분야에서 널리 활용되며, 향수, 화장품, 생활용품, 식품 등에 밝고 활기찬 분위기를 더합니다. 특히 시트랄은 공간과 마음에 생기를 불어넣는 효과로 사랑받고 있습니다.

- 💡 **향수** : 시트러스 계열 향수의 톱 노트로 사용되어 청량하고 상쾌한 첫인상을 제공합니다.
- 💡 **화장품** : 샴푸, 바디 워시, 크림 등에 첨가되어 신선하고 기분 좋은 향기를 더합니다.
- 💡 **생활용품** : 방향제, 섬유유연제, 공기 청정제에서 상쾌하고 깨끗한 향취를 부여합니다.
- 💡 **식품 향료** : 음료, 캔디, 디저트에서 레몬 향을 강화하는 데 사용됩니다.

> ♦♦♦ **이렇게 사용해 보세요**
>
> ☞ **시트러스 디퓨저** : 시트랄 2방울과 스위트 오렌지 오일 3방울을 혼합하여 활기차고 상쾌한 향을 연출하세요.
>
> ☞ **천연 방향제 스프레이** : 알코올 5mL에 시트랄 3방울과 라임 오일 2방울을 넣어 잘 혼합한 후, 증류수 50mL에 섞어 사용하면 공간을 밝고 쾌적하게 만들어 보세요.
>
> ☞ **레몬 블렌드** : 시트랄 2방울, 레몬 오일 2방울, 티트리 오일 1방울을 혼합하여 신선하고 활력 넘치는 향을 즐기세요.

시트랄은 상쾌하고 깨끗한 시트러스 향으로 다양한 제품과 공간에 밝고 활기찬 에너지를 더하며, 기분 좋은 경험을 선사합니다.

디하이드로 미르세놀 (Dihydro Myrcenol)

↳ 깨끗한 시원함

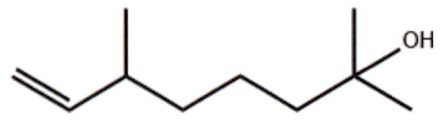
Citrus note

디하이드로 미르세놀은 합성된 화합물로, 시원하고 깨끗한 향에 시트러스와 플로럴 노트가 은은하게 가미된 것이 특징입니다. 이 화합물은 현대 향료 산업에서 신선함과 투명감을 강조하는 데 널리 활용되며, 특히 아쿠아틱 및 시트러스 계열 향수의 핵심 성분으로 자리 잡고 있습니다. 디하이드로 미르세놀은 향의 첫인상에서 상쾌한 느낌을 전달하는 동시에, 부드럽고 세련된 잔향으로 마무리됩니다.

- 💡 향수 : 아쿠아틱 및 시트러스 계열 향수의 톱 노트로 사용되어 청량하고 생동감 있는 첫인상을 만듭니다.
- 💡 화장품 : 샴푸, 바디 워시 등에 첨가되어 깨끗하고 상쾌한 향취를 제공합니다.
- 💡 생활용품 : 방향제와 섬유유연제에서 공간을 맑고 청량하게 만들어줍니다.
- 💡 세정제 : 깨끗하고 시원한 향으로 청소용 제품에 자주 사용됩니다.

> ✦✦✦ 이렇게 사용해 보세요
>
> ☞ **청량 디퓨저** : 디하이드로 미르세놀 2방울과 라임 오일 3방울을 혼합하여 밝고 활기찬 분위기를 연출하세요.
>
> ☞ **천연 방향제 스프레이** : 알코올 5mL에 디하이드로 미르세놀 3방울과 자몽 오일 2방울을 넣어 잘 혼합한 후, 증류수 50mL에 섞어 청량하고 쾌적한 공간을 만들어 보세요.
>
> ☞ **상쾌한 블렌드** : 디하이드로 미르세놀 2방울, 유칼립투스 오일 2방울, 스피어민트 오일 1방울을 조합하여 신선하고 시원한 향을 즐기세요.

디하이드로 미르세놀은 깨끗하고 시원한 향기로 다양한 제품에 상쾌함과 세련미를 더하며, 공간과 마음을 밝고 맑게 만들어줍니다.

디리모넨 (D-Limonene)

↳ **활기찬 상쾌함**

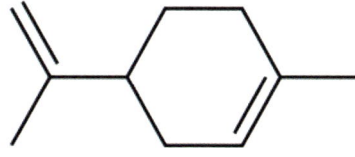

Citrus note

디리모넨은 감귤류 껍질에서 추출되거나 합성되는 테르펜 화합물로, 신선하고 상쾌한 시트러스 향이 특징입니다. 자몽, 오렌지, 레몬과 같은 과일에서 자연적으로 발견되며, 현대 생활에서 다양한 용도로 활용되고 있습니다. 이 화합물은 밝고 청량한 향기를 통해 공간과 마음에 활기를 불어넣으며, 향수, 생활용품, 청소 제품, 식품 향료 등에서 중요한 성분으로 자리 잡고 있습니다.

- 💡 **향수** : 시트러스 계열 향수의 톱 노트로 사용되어 생기 있고 상쾌한 첫인상을 제공합니다.
- 💡 **화장품** : 로션, 샴푸 등에 첨가되어 깨끗하고 신선한 향기를 더합니다.
- 💡 **생활용품** : 방향제, 섬유유연제, 공기 청정제에서 신선하고 상쾌한 향취를 제공합니다.
- 💡 **청소 제품** : 강력한 세정력과 기분 좋은 향기로 다목적 클리너에 자주 사용됩니다.

> ♦♦♦ **이렇게 사용해 보세요**
>
> 👉 **시트러스 디퓨저** : 디리모넨 2방울과 자몽 오일 3방울을 혼합하여 생동감 있고 신선한 분위기를 연출하세요.
>
> 👉 **천연 방향제 스프레이** : 알코올 5mL에 디리모넨 3방울과 라임 오일 2방울을 넣어 잘 혼합한 후, 증류수 50mL에 섞어 쾌적하고 밝은 향취를 즐겨 보세요.
>
> 👉 **청소용 블렌드** : 디리모넨 2방울, 티트리 오일 2방울, 레몬 오일 1방울을 혼합하여 향긋하고 효과적인 청소 스프레이로 활용하세요.

디리모넨은 활기찬 시트러스 향으로 다양한 제품과 공간에 상쾌함과 에너지를 더하며, 기분 좋은 경험을 선사합니다.

알데하이드 C.14 피치 (Aldehyde C.14 Peach)

↳ 달콤한 과일의 향기

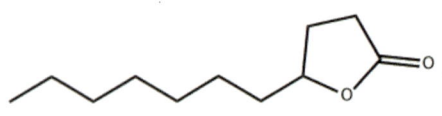

Fruity note

알데하이드 C.14 피치는 합성된 향료로, 신선하고 달콤한 복숭아 향이 특징입니다. 부드럽고 감미로운 과일 향기로 플로럴 계열과 프루티 계열 향수, 생활용품, 식품 향료에서 널리 사용되며, 상큼함과 따뜻함을 동시에 제공합니다. 이 화합물은 밝고 생기 있는 분위기를 연출하며, 다양한 향조와 조화를 이루어 활용 범위를 넓힙니다.

- 💡 **향수** : 프루티 및 플로럴 계열 향수의 톱 노트로 사용되어 상쾌하고 생기 넘치는 첫인상을 제공합니다.
- 💡 **화장품** : 크림, 로션, 샴푸 등에서 부드럽고 달콤한 향기를 더해줍니다.
- 💡 **생활용품** : 방향제와 섬유유연제에서 상쾌하고 은은한 과일 향취를 제공합니다.
- 💡 **식품 향료** : 복숭아 맛 음료, 캔디, 디저트에서 풍미를 강화하는 데 사용됩니다.

> ✦✦✦ 이렇게 사용해 보세요
>
> ☞ **프루티 디퓨저** : 알데하이드 C.14 피치 2방울, 일랑일랑 오일 2방울과 베르가못 오일 1방울을 혼합하여 차분하면서도 생기 있는 공간 향기를 연출하세요.
>
> ☞ **천연 방향제 스프레이** : 알코올 5mL에 알데하이드 C.14 피치 3방울과 라벤더 오일 2방울을 넣어 잘 혼합한 후, 증류수 50mL에 섞어 공간을 상쾌하고 은은한 향기로 꾸며 보세요.
>
> ☞ **복숭아 블렌드** : 알데하이드 C.14 피치 2방울, 벤조인 레지노이드 1방울, 로만 캐모마일 오일 1방울을 혼합하여 편안하고 포근한 향을 즐기세요.

알데하이드 C.14 피치는 감미로운 복숭아 향으로 다양한 제품과 공간에 밝고 활기찬 매력을 더하며, 달콤하고 상쾌한 경험을 제공합니다.

알데하이드 C.16 스트로베리 (Aldehyde C.16 Strawberry)

↳ 달콤한 딸기의 유혹

Fruity note

알데하이드 C.16 스트로베리는 합성된 향료로, 신선하고 달콤한 딸기 향이 특징입니다. 과일 향을 돋보이게 하는 이 화합물은 플로럴 계열과 프루티 계열 향수, 생활용품, 식품 향료에 자주 사용되며, 상큼하면서도 감미로운 향취로 생동감을 더합니다. 특히 달콤하고 풍부한 구르망 향조와 조화를 이루어 독특한 매력을 발산하며, 다양한 제품에서 향기의 깊이를 더하는 데 활용됩니다.

- 💡 **향수** : 프루티 및 구르망 계열 향수의 톱 노트로 사용되어 달콤하고 생기 넘치는 첫인상을 제공합니다.
- 💡 **화장품** : 크림, 샴푸, 립밤 등에 사용되어 부드럽고 상큼한 향기를 더합니다.
- 💡 **생활용품** : 방향제, 섬유유연제에서 방 안을 신선하고 달콤한 향기로 채웁니다.
- 💡 **식품 향료** : 딸기 맛 음료, 캔디, 디저트에서 감미로운 풍미를 강화합니다.

> ♦♦♦ 이렇게 사용해 보세요
>
> 👉 **프루티 디퓨저** : 알데하이드 C.16 스트로베리 2방울과 스위트 오렌지 오일 3방울을 혼합하여 상큼하고 달콤한 분위기를 연출하세요.
>
> 👉 **천연 방향제 스프레이** : 알코올 5mL에 알데하이드 C.16 스트로베리 3방울과 라임 오일 2방울을 넣어 잘 혼합한 후, 증류수 50mL에 섞어 쾌적하고 생동감 있는 향을 즐기세요.
>
> 👉 **딸기 블렌드** : 알데하이드 C.16 스트로베리 2방울, 바닐라 오일 1방울, 제라늄 오일 2방울을 조합하여 달콤하면서도 부드러운 향을 경험하세요.

알데하이드 C.16 스트로베리는 신선한 딸기 향으로 다양한 제품과 공간에 생기를 불어넣으며, 감미롭고 활기찬 경험을 제공합니다.

알데하이드 C.18 코코넛 (Aldehyde C.18 Coconut)

↳ 부드러운 열대의 향기

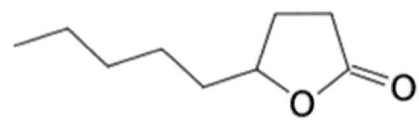

Fruity note

알데하이드 C.18 코코넛은 합성된 락톤 화합물로, 부드럽고 크리미한 코코넛 향이 특징입니다. 이 화합물은 실제 코코넛의 향을 정교하게 재현하며, 열대의 따뜻하고 편안한 느낌을 강조하는 데 탁월합니다. 주로 향수, 바디 로션, 방향제, 그리고 디저트류 식품 향료에서 코코넛 계열 향을 강화하는 용도로 사용됩니다. 특히 열대 과일 향조와 조화를 이루어 휴양지의 이국적인 분위기를 연출하는 데 효과적입니다.

- 💡 향수 : 프루티-플로럴 및 구르망 계열 향수에서 사용되어 따뜻하고 관능적인 잔향을 제공합니다.
- 💡 화장품 : 로션, 크림, 헤어 오일 등에 첨가되어 부드럽고 달콤한 코코넛 향을 더합니다.
- 💡 식품 향료 : 아이스크림, 디저트, 음료에서 풍부하고 자연스러운 코코넛 맛을 제공합니다.
- 💡 생활용품 : 방향제, 섬유유연제, 비누에 사용되어 따뜻하고 달콤한 향을 공간에 더합니다.

> ◆◆◆ 이렇게 사용해 보세요
>
> ☞ 홈 프레그런스 : 알데하이드 C.18 코코넛 3방울과 바닐라 오일 2방울을 디퓨저에 혼합하여 따뜻하고 감미로운 공간을 연출하세요.
> ☞ 천연 방향제 스프레이 : 증류수 50ml에 알데하이드 C.18 코코넛 3방울과 일랑일랑 오일 2방울을 섞어 자연스러운 향을 즐기세요.

알데하이드 C.18 코코넛은 부드럽고 달콤한 열대의 향기로 일상에 따뜻한 여유와 편안함을 선사하며, 다양한 제품에 고급스러운 향취를 더합니다.

사이클라셋 (Cyclacet)

↳ 푸르른 자연의 상쾌함

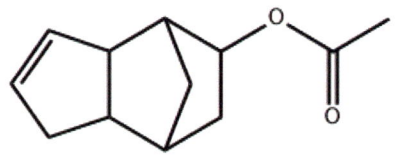

Green note

사이클라셋은 합성된 에스터 화합물로, 신선하고 깨끗한 녹색 향이 특징입니다. 풀과 나무에서 느껴지는 자연스러운 향기를 정교하게 재현하며, 주로 향수, 방향제, 바디 로션, 샴푸 등의 생활용품과 화장품에서 널리 활용됩니다. 이 화합물은 플로럴 계열 향과 조화를 이루어 자연스럽고 세련된 향조를 제공하며, 공간을 상쾌하고 생기 있게 만드는 데 효과적입니다. 특히 봄과 여름철 향수의 톱 노트로 사용되어 청량감과 활력을 더합니다.

- 💡 **생활용품** : 방향제, 섬유유연제, 세제에 사용되어 깨끗하고 상쾌한 향을 더합니다.
- 💡 **화장품** : 로션과 크림 등에서 자연스러운 향취를 제공하여 피부 케어의 즐거움을 높입니다.

◆◆◆ 이렇게 사용해 보세요

- ☞ **집중력 향상 디퓨저** : 사이클라셋 2방울과 로즈마리 오일 2방울을 혼합하여 디퓨저에서 사용하면 맑고 생기 있는 환경을 조성합니다.
- ☞ **자연 향의 방향제 스프레이** : 알코올 5mL에 사이클라셋 3방울과 라임 오일 2방울을 넣어 잘 혼합한 후, 증류수 50mL에 섞어 공기 청정용 스프레이로 활용하세요.
- ☞ **아로마 확산기** : 따뜻한 물 100mL에 사이클라셋 2~3방울을 넣어 실내에 신선하고 푸르른 자연의 향기를 채워 보세요.

사이클라셋은 깨끗하고 상쾌한 향기로 심신의 안정감을 제공하며, 다양한 제품과 공간에서 푸르른 자연의 매력을 더합니다.

칼론 (Calone)

↳ **바다를 담은 청량한 향기**

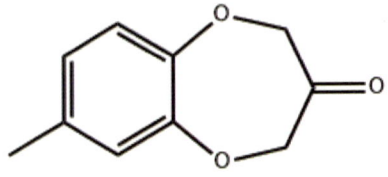

Watery note

칼론은 합성된 화합물로, 맑고 시원한 물과 바다를 연상시키는 독특하고 청량한 향이 특징입니다. 20세기 후반에 개발된 이래로 현대적인 아쿠아틱 계열 향수에서 핵심 성분으로 자리 잡으며, 물과 바람이 어우러진 듯한 신선함을 표현하는 데 탁월합니다. 칼론은 플로럴, 시트러스, 우디 향과도 자연스럽게 조화를 이루어 향수뿐만 아니라 바디 미스트, 방향제 등 다양한 제품에서 널리 활용됩니다. 특히 여름철 향수의 톱 노트로 사용되어 생기와 청량감을 더합니다.

- 💡 **향수** : 아쿠아틱 계열 향수의 톱 노트로 사용되어 깨끗하고 상쾌한 첫인상을 제공합니다.
- 💡 **생활용품** : 방향제, 섬유유연제, 세제 등에서 신선함과 청량감을 더합니다.
- 💡 **화장품** : 스킨케어와 헤어케어 제품에서 자연스러운 물의 상쾌함을 표현합니다.

> ◆◆◆ **이렇게 사용해 보세요**
>
> ☞ **활력 디퓨저** : 칼론 2방울과 라임 오일 2방울을 혼합하여 신선하고 생기 있는 공간을 연출하세요.
> ☞ **천연 방향제 스프레이** : 알코올 5mL에 칼론 3방울과 유칼립투스 오일 2방울을 넣어 잘 혼합한 후, 증류수 50mL에 섞어 공기를 정화하고 상쾌한 향을 즐기세요.

칼론은 바다와 물의 신선함을 표현하는 독특한 향기로, 일상에 활력과 평온을 더하며 현대적인 공간을 만들어줍니다.

신남알데하이드 (Cinnamic Aldehyde)

↳ 따뜻한 시나몬의 온기

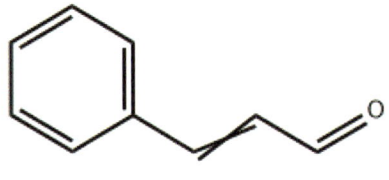

Spicy note

신남알데하이드는 계피 껍질에서 자연적으로 추출되거나 합성된 화합물로, 따뜻하고 달콤한 계피 향이 특징입니다. 강렬한 스파이시 향과 은은한 달콤함이 조화를 이루어 매혹적이고 깊이 있는 향을 제공합니다. 이 화합물은 향수, 식품, 생활용품 등 다양한 제품에 널리 사용되며, 특히 오리엔탈 및 스파이시 계열 향조를 강화하는 데 적합합니다. 신남알데하이드는 따뜻하고 풍부한 첫인상을 남기는 동시에, 플로럴 또는 우디 향과도 조화를 이루어 독특한 향기를 완성하는 데 기여합니다.

- 💡 **향수** : 오리엔탈 및 스파이시 계열 향수의 탑 노트에서 미들 노트에 이르기까지 사용되어, 따뜻하고 깊은 매력을 더합니다.
- 💡 **식품 향료** : 계피 맛을 강화하는 음료, 디저트, 캔디에서 풍미를 제공합니다.
- 💡 **화장품** : 보디 크림, 핸드 로션에 따뜻한 향을 더해 감각적인 사용감을 제공합니다.
- 💡 **생활용품** : 방향제와 세정제에 사용되어 공간을 따뜻하고 안락하게 만듭니다.

> ◆◆◆ 이렇게 사용해 보세요
>
> ☞ **계피와 감귤의 조화** : 디퓨저에 신남알데하이드 2방울과 스위트 오렌지 오일 3방울을 혼합하여 따뜻하고 상쾌한 향을 연출하세요.
>
> ☞ **천연 방향제 스프레이** : 알코올 5mL에 신남알데하이드 2방울과 클로브 오일 2방울을 넣어 잘 혼합한 후, 증류수 50mL에 섞어 따뜻한 공간을 만들어 보세요.
>
> ☞ **겨울철 홈 프래그런스** : 신남알데하이드 2방울, 바닐라 오일 1방울, 유칼립투스 오일 1방울을 혼합하여 계절감 있는 향기를 연출해 보세요.

신남알데하이드는 따뜻한 스파이시 향으로 다양한 제품에 매력을 더하며, 일상 속에서 감각적인 경험을 제공합니다.

미들 노트
Middle Note

　미들 노트는 향의 중심을 이루는 주요 향 계층으로, 탑 노트의 가벼운 첫인상이 사라진 뒤 본격적으로 드러나며 향의 균형과 깊이를 형성합니다. 이 향기는 보통 2~4시간 동안 지속되며, 향수의 전반적인 성격과 분위기를 결정짓는 중요한 역할을 합니다. 미들 노트는 향의 흐름을 자연스럽게 이어줄 뿐만 아니라, 정서적 안정과 감정의 조화를 이끄는 핵심적인 역할을 합니다.

　합성향료의 미들 노트는 플로럴, 허벌, 민티, 아로마틱 등 다양한 향 계열로 구성되어 있어 풍부하고 조화로운 향의 층을 형성합니다.

　여기서는 40개의 합성향료 중 미들 노트에 해당하는 향료들을 향 계열별로 분류하여 소개합니다. 각 합성향료의 고유한 특성과 활용 방법을 살펴보며, 이들이 향수, 화장품, 생활용품, 그리고 아로마테라피 분야에서 감정의 균형과 안정을 돕는 데 어떻게 기여하는지를 알아보겠습니다. 이러한 합성향료들은 일상 속 감각적 경험을 풍부하게 하고, 향기의 조화를 통해 우리 삶에 심리적 편안함과 안정감을 선사합니다.

향 계열	합성향료	특징
플로럴 (Floral, 꽃향)	알파-헥실 신남알데하이드 (Alpha-Hexyl Cinnamic Aldehyde) 벤질 아세테이트 (Benzyl Acetate) 베타-다마세논 (Beta-Damascenone) 시스-자스몬 (Cis-Jasmone) 시트로넬롤 (Citronellol) 사이클라멘 알데하이드 (Cyclamen Aldehyde) 플로로사 (Florosa) 게라니올 (Geraniol) 헤디온 (Hedione) 리날룰 (Linalool) 리날릴 아세테이트 (Linalyl Acetate) 페닐에틸 알코올 (Phenyl Ethyl Alcohol) 로즈 옥사이드 (Rose Oxide)	풍부한 꽃향기로 정서적 안정과 심리적 위안을 제공합니다.
허벌 (Herbal, 허브향/풀잎향)	시네올 (1,8-Cineole) 아이소보닐 아세테이트 (Isobornyl Acetate)	신선한 허브 향으로 집중력과 정화 효과를 제공합니다.
민티 (Minty, 상쾌한 민트향)	엘-카르본 (L-Carvone) 엘-멘톨 (L-Menthol)	시원하고 청량한 향기로 정신적 피로를 풀어줍니다.
아로마틱 (Aromatic, 향신료와 허브의 조화로운 향)	아네톨 (Anethole)	부드럽고 향긋한 허브 향기로 긴장 해소에 도움을 줍니다.

알파-헥실 신남알데하이드 (Alpha-Hexyl Cinnamic Aldehyde)

↳ 부드러운 플로럴 노트

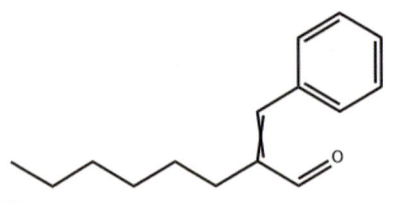

Floral note

알파-헥실 신남알데하이드는 합성된 알데하이드 화합물로, 은은하고 따뜻한 플로럴 향이 특징입니다. 부드럽고 자연스러운 향취를 제공하며, 세련되고 고급스러운 느낌을 강조합니다. 이 화합물은 플로럴 계열 향수와 다양한 화장품에 널리 사용되며, 감미로운 잔향을 남기는 데 효과적입니다. 특히, 부드러운 첫인상을 제공함과 동시에 시간이 지날수록 고급스러운 잔향을 발산하여 플로럴 향조를 강화하는 데 이상적입니다. 알파-헥실 신남알데하이드는 현대적인 우아함을 표현하는 데 필수적인 향료로 자리 잡고 있습니다.

- 💡 **향수** : 플로럴 계열 향수의 미들 및 베이스 노트에서 깊이와 우아함을 더합니다.
- 💡 **화장품** : 로션, 크림, 샴푸 등에서 부드럽고 따뜻한 향을 부여하여 사용자 경험을 향상시킵니다.
- 💡 **생활용품** : 방향제와 세제에서 자연스러운 플로럴 향을 강조하여 쾌적함을 제공합니다.

> ◆◆◆ 이렇게 사용해 보세요
>
> 👉 **플로럴 디퓨저** : 알파-헥실 신남알데하이드 2방울과 재스민 오일 3방울을 혼합하여 고급스러운 플로럴 향을 연출하세요.
>
> 👉 **홈 프래그런스 스프레이** : 알코올 5mL에 알파-헥실 신남알데하이드 1방울과 로즈 제라늄 오일 2방울을 넣어 혼합한 후, 증류수 50mL에 섞어 공간을 향기롭게 만들어 보세요.

알파-헥실 신남알데하이드는 부드럽고 따뜻한 플로럴 향으로, 다양한 제품에 우아함과 매력을 더하며 일상에 특별한 감각을 선사합니다.

벤질 아세테이트 (Benzyl Acetate)

↳ 우아한 플로럴 터치

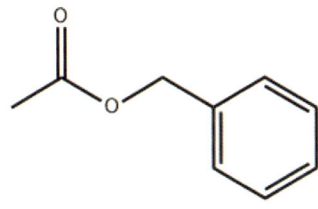

Floral note

벤질 아세테이트는 합성된 에스터 화합물로, 달콤하고 부드러운 꽃향기가 특징입니다. 이 화합물은 자연적으로 재스민과 일랑일랑 같은 플로럴 원료에서 발견되며, 그 독특하고 우아한 향기로 플로럴 계열 향수와 화장품의 핵심 성분으로 널리 사용됩니다. 감미롭고 풍부한 향기는 꽃향기를 더욱 돋보이게 하며, 다른 향과 조화를 이루어 깊이 있고 세련된 향을 완성하는 데 기여합니다. 벤질 아세테이트는 플로럴 계열의 우아함을 한층 더 돋보이게 만드는 중요한 역할을 합니다.

- 💡 **향수** : 플로럴 및 프루티 계열 향수의 미들 노트에서 풍부한 꽃향기를 제공합니다.
- 💡 **화장품** : 바디 크림, 핸드 로션, 샴푸 등에 사용되어 부드럽고 매력적인 향을 더합니다.
- 💡 **생활용품** : 방향제와 섬유유연제에 사용되어 공간과 섬유에 달콤한 플로럴 향을 남깁니다.

> ◆◆◆ 이렇게 사용해 보세요
>
> 👉 **플로럴 디퓨저** : 벤질 아세테이트 2방울과 네롤리 오일 3방울을 혼합하여 우아하고 달콤한 플로럴 향을 연출하세요.
>
> 👉 **천연 방향제 스프레이** : 알코올 5mL에 벤질 아세테이트 3방울과 로즈 오일 2방울을 넣어 혼합한 후, 증류수 50mL에 섞어 부드럽고 감미로운 향기를 공간에 더하세요.

벤질 아세테이트는 플로럴 계열 향료의 대표적인 성분으로, 일상 속에서 고급스럽고 우아한 향취를 느낄 수 있도록 도와줍니다.

베타-다마세논 (Beta-Damascenone)

↳ 풍부한 장미의 깊이

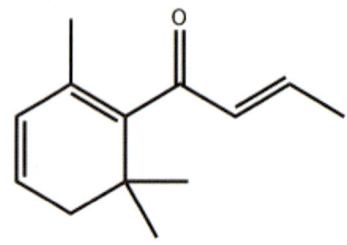

Floral note

베타-다마세논은 합성된 카로티노이드 화합물로, 풍부하고 섬세한 장미 향이 특징입니다. 자연적으로 장미와 같은 꽃에서 미량으로 발견되지만, 합성을 통해 더욱 강렬하면서도 우아한 플로럴 향기를 구현할 수 있습니다. 이 화합물은 플로럴 계열 향수의 핵심 성분으로 널리 사용되며, 향수와 다양한 화장품에 고급스럽고 깊이 있는 향취를 더합니다. 장미의 본질을 담아내는 베타-다마세논은 특히 고급 향수에서 플로럴 향을 더욱 풍부하게 만들고 우아함을 돋보이게 하는 데 중요한 역할을 합니다.

- 💡 **향수** : 장미와 플로럴 계열 향수의 미들 및 베이스 노트에서 풍부함과 감각적인 잔향을 제공합니다.
- 💡 **화장품** : 바디 크림, 핸드 로션, 립밤 등에서 고급스러운 플로럴 향을 더합니다.
- 💡 **생활용품** : 섬유유연제와 방향제에 사용되어 은은하고 우아한 장미 향을 남깁니다.

> ♦♦♦ 이렇게 사용해 보세요
>
> 👉 **플로럴 디퓨저** : 베타-다마세논 2방울과 로즈 오일 3방울을 혼합하여 고급스럽고 섬세한 플로럴 향기를 즐기세요.
> 👉 **홈 프래그런스 스프레이** : 알코올 5mL에 베타-다마세논 3방울과 제라늄 오일 2방울을 넣어 혼합한 후, 증류수 50mL에 섞어 은은한 장미 향기로 공간을 꾸며 보세요.

베타-다마세논은 장미의 풍부하고 깊은 향기를 재현하여, 다양한 제품에 우아함과 감각적인 매력을 더해줍니다.

시스-자스몬 (Cis-Jasmone)

은은한 플로럴과 그린의 조화

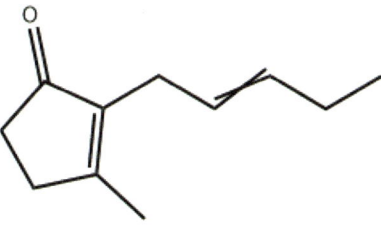

Floral note

시스-자스몬은 합성된 화합물로, 부드럽고 은은한 플로럴 향에 약간의 그린 노트를 더한 독특한 향기가 특징입니다. 자연적으로 재스민 꽃에서 소량 발견되지만, 합성을 통해 안정적이고 일관된 품질로 생산됩니다. 이 화합물은 플로럴 계열 향수를 더욱 풍부하고 자연스럽게 만드는 데 중요한 역할을 하며, 신선함과 세련된 잔향으로 다양한 향료 제품에서 핵심 성분으로 활용됩니다. 특히, 플로럴 향의 깊이를 더하고 향수의 우아함과 조화를 강조하는 데 효과적인 요소로 평가받고 있습니다.

- 💡 **향수** : 플로럴-그린 계열 향수의 미들 노트에서 부드러운 꽃향기와 신선한 그린 노트를 제공합니다.
- 💡 **화장품** : 바디 로션, 크림, 샴푸 등에 사용되어 자연스럽고 세련된 향기를 더합니다.
- 💡 **생활용품** : 방향제와 섬유유연제에서 상쾌하고 자연스러운 향취를 남깁니다.

> ✦✦✦ **이렇게 사용해 보세요**
>
> - ☞ **플로럴 디퓨저** : 시스-자스몬 2방울과 재스민 오일 3방울을 혼합하여 은은하고 자연스러운 플로럴 향을 즐기세요.
> - ☞ **천연 방향제 스프레이** : 알코올 5mL에 시스-자스몬 3방울과 제라늄 오일 2방울을 넣어 혼합한 후, 증류수 50mL에 섞어 공기 정화와 향기 부여에 활용하세요.

시스-자스몬은 부드러운 플로럴 향과 신선한 그린 향이 조화를 이루어, 제품과 공간에 자연스러움과 우아함을 더하는 성분으로 주목받고 있습니다.

시트로넬롤 (Citronellol)

↳ 신선한 플로럴과 시트러스의 조화

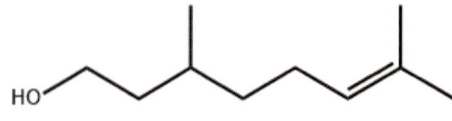

Floral note

시트로넬롤은 자연적으로 장미, 제라늄, 시트로넬라 오일 등에서 발견되거나 합성된 화합물로, 상쾌한 플로럴 향과 은은한 시트러스 노트가 조화를 이루는 것이 특징입니다. 이 화합물은 플로럴 계열 향수의 핵심 성분으로 사용되며, 향에 신선함과 부드러움을 더하는 데 효과적입니다. 또한, 항균 및 방충 효과가 뛰어나 화장품과 생활용품에서도 널리 활용됩니다. 특히, 피부 진정과 항균 특성을 겸비하여 천연 화장품, 방향제, 방충제와 같은 다양한 제품에서 중요한 역할을 합니다.

- 💡 **향수**: 장미와 제라늄을 비롯한 플로럴 계열 향수의 미들 노트에 풍성함과 입체감을 더해줍니다.
- 💡 **생활용품**: 방향제, 섬유유연제, 비누에 사용되어 자연스러운 향기를 부여합니다.
- 💡 **방충제**: 모기 퇴치 스프레이나 로션에 첨가되어 효과적인 방충 성분으로 활용됩니다.

> ♦♦♦ 이렇게 사용해 보세요
>
> - ☞ **플로럴 디퓨저**: 시트로넬롤 2방울과 라벤더 오일 3방울을 혼합하여 은은한 플로럴 향과 안정감을 더해 보세요.
> - ☞ **천연 방향제 스프레이**: 알코올 5mL에 시트로넬롤 3방울과 로즈 오일 2방울을 넣어 혼합한 후, 증류수 50mL에 섞어 쾌적한 향기를 즐기세요.
> - ☞ **방충 효과 디퓨저**: 시트로넬롤 3방울과 레몬그라스 오일 2방울을 혼합하여 방충 효과와 함께 상쾌한 향기를 제공합니다.

시트로넬롤은 신선한 플로럴 향과 시트러스 노트가 어우러진 매력적인 성분으로, 다양한 제품에 자연스러운 향취를 부여하고 항균 및 방충과 같은 기능적 효과를 더합니다.

사이클라멘 알데하이드 (Cyclamen Aldehyde)

↳ 깨끗하고 은은한 플로럴 향기

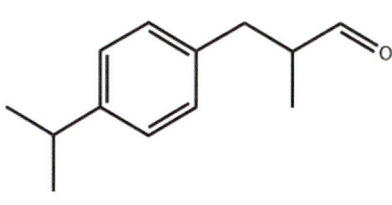

Floral note

사이클라멘 알데하이드는 합성된 알데하이드 화합물로, 사이클라멘 꽃에서 영감을 받은 깨끗하고 섬세한 플로럴 향이 특징입니다. 투명하고 자연스러운 느낌을 전달하는 이 향료는 플로럴 계열 향수와 다양한 생활용품에 널리 활용됩니다. 특히, 세련되고 상쾌한 분위기를 연출하며, 다른 향료와 조화를 이루어 향의 깊이와 균형감을 더하는 데 적합합니다.

- 💡 향수 : 플로럴 및 아쿠아틱 계열 향수의 톱 또는 미들 노트로 사용되어 부드럽고 세련된 첫인상을 제공합니다.
- 💡 화장품 : 로션, 샴푸, 크림 등에서 은은한 플로럴 향을 더해 사용감을 향상시킵니다.
- 💡 생활용품 : 방향제, 섬유유연제, 비누 등에 사용되어 공간과 섬유에 깨끗한 향을 부여합니다.

> ◆◆◆ 이렇게 사용해 보세요
>
> ☞ **플로럴 디퓨저** : 사이클라멘 알데하이드 2방울과 재스민 오일 3방울을 혼합하여 세련된 플로럴 향을 연출하세요.
>
> ☞ **천연 방향제 스프레이** : 알코올 5mL에 사이클라멘 알데하이드 3방울과 라벤더 오일 2방울을 넣어 혼합한 후, 증류수 50mL에 섞어 은은한 향기를 즐기세요.
>
> ☞ **아쿠아틱 플로럴 디퓨저** : 사이클라멘 알데하이드 2방울과 칼론 3방울을 조합하여 상쾌하고 깨끗한 분위기를 만들어보세요.

사이클라멘 알데하이드는 플로럴 향기의 세련미와 청량감을 동시에 제공하며, 일상 속에서 우아한 향기를 경험할 수 있도록 도와주는 성분입니다.

플로로사 (Florosa)

↳ 풍부하고 섬세한 플로럴 향

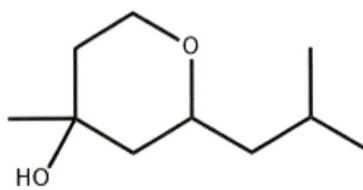
Floral note

플로로사는 합성된 향료로, 부드럽고 풍부한 플로럴 향이 특징입니다. 감미롭고 자연스러운 플로럴 계열의 향조를 강화하는 데 뛰어나며, 특히 플로럴 향수와 화장품에서 세련되고 매력적인 향취를 제공합니다. 우아하고 고급스러운 향기는 제품의 가치를 한층 높여주며, 다른 향료와 조화를 이루어 다채롭고 조화로운 향조를 표현하는 데 적합합니다.

- 💡 **향수** : 플로럴 계열 향수의 미들 및 베이스 노트로 사용되어 고급스럽고 감각적인 향을 더합니다.
- 💡 **화장품** : 로션, 크림, 샴푸 등에서 은은하고 부드러운 향기를 제공합니다.
- 💡 **생활용품** : 섬유유연제, 방향제, 세정제 등에서 제품의 고급스러운 이미지를 강화합니다.

> ♦♦♦ 이렇게 사용해 보세요
>
> - 👉 **플로럴 디퓨저** : 플로로사 2방울과 네롤리 오일 3방울을 혼합하여 고급스럽고 풍부한 플로럴 향을 즐기세요.
> - 👉 **천연 방향제 스프레이** : 알코올 5mL에 플로로사 3방울과 재스민 오일 2방울을 넣어 혼합한 후, 증류수 50mL에 섞어 은은한 향기를 더하세요.
> - 👉 **플로럴 블렌드** : 플로로사 2방울, 제라늄 오일 2방울, 로즈 오일 1방울을 조합해 깊이 있고 다채로운 플로럴 향을 연출하세요.

플로로사는 풍부하고 섬세한 플로럴 향기로 다양한 제품에 우아함과 매력을 더하며, 향기의 깊이를 한층 더 높여주는 중요한 성분입니다.

게라니올 (Geraniol)

↳ 우아한 플로럴과 시트러스의 조화

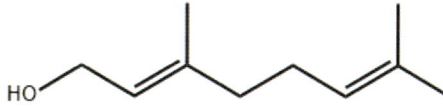

Floral note

게라니올은 장미, 제라늄, 레몬그라스 등에서 자연적으로 발견되거나 합성된 알코올 화합물로, 달콤하고 우아한 플로럴 향에 상쾌한 시트러스 노트가 어우러져 독특한 매력을 발산합니다. 이 화합물은 플로럴 계열 향수와 다양한 화장품의 필수 성분으로 널리 사용되며, 항균 및 방충 효과까지 겸비하여 실용성과 다목적성을 동시에 제공합니다.

- 💡 **향수** : 플로럴 및 시트러스 계열 향수의 미들 노트로 사용되어 우아하고 생기 있는 향을 더합니다.
- 💡 **화장품** : 로션, 크림, 샴푸에 사용되어 은은한 향을 제공하며, 피부 진정 효과도 기대할 수 있습니다.
- 💡 **생활용품** : 방향제, 섬유유연제, 비누 등에 사용되어 상쾌하고 부드러운 향기를 남깁니다.
- 💡 **방충제** : 모기와 곤충을 퇴치하는 성분으로 사용되어 자연 방충제로도 유용합니다.

> ◆◆◆ 이렇게 사용해 보세요
>
> ☞ **플로럴 디퓨저** : 게라니올 2방울과 라벤더 오일 3방울을 혼합하여 편안하고 고급스러운 플로럴 향을 연출하세요.
>
> ☞ **천연 방향제 스프레이** : 알코올 5mL에 게라니올 3방울과 로즈 제라늄 오일 2방울을 넣어 혼합한 후, 증류수 50mL에 섞어 실내를 은은한 향기로 꾸며 보세요.
>
> ☞ **방충 디퓨저** : 게라니올 2방울과 레몬그라스 오일 2방울을 혼합하여 방충 효과와 함께 쾌적한 향기를 제공합니다.

게라니올은 플로럴과 시트러스 향의 조화로 다양한 제품과 공간에 우아함과 자연스러움을 더하며, 실용적인 기능까지 제공하는 다재다능한 성분입니다.

헤디온 (Hedione)

↳ 섬세한 플로럴과 프레시한 매력

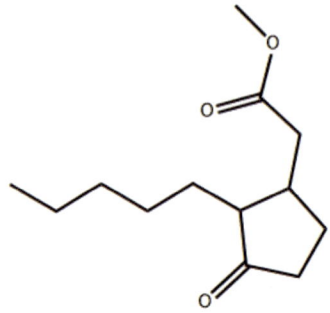

Floral note

　헤디온은 합성된 화합물로, 은은하고 세련된 플로럴 향이 특징입니다. 재스민을 연상시키는 부드러운 꽃향기에 상쾌한 느낌이 더해져 플로럴 계열 향수와 다양한 생활용품에서 핵심 성분으로 사용됩니다. 자연스럽고 맑은 발향이 특징인 헤디온은 향수의 톱 노트와 미들 노트에 풍부함과 우아함을 더하며, 현대적이고 세련된 향조를 표현하는 데 기여합니다.

- 💡 향수 : 플로럴-그린 계열 향수의 미들 노트에서 은은하고 세련된 향을 제공합니다.
- 💡 화장품 : 로션, 샴푸, 크림 등에 사용되어 상쾌하면서도 우아한 향기를 제공합니다.
- 💡 생활용품 : 섬유유연제와 방향제에서 청량하고 자연스러운 향을 부여합니다.

> ♦♦♦ 이렇게 사용해 보세요
>
> ☞ **플로럴 디퓨저** : 헤디온 2방울과 재스민 오일 3방울을 혼합하여 고급스럽고 깨끗한 플로럴 향을 연출하세요.
>
> ☞ **천연 방향제 스프레이** : 알코올 5mL에 헤디온 3방울과 라벤더 오일 2방울을 넣어 혼합한 후, 증류수 50mL에 섞어 실내를 청량한 향기로 꾸며 보세요.
>
> ☞ **플로럴 블렌드** : 헤디온 2방울, 로즈 오일 1방울, 게라니올 2방울을 혼합하여 깊고 부드러운 향을 즐기세요.

헤디온은 재스민의 섬세한 향을 재현하며, 다양한 제품에 자연스러운 우아함과 상쾌한 매력을 더하는 데 이상적인 성분입니다.

리날룰 (Linalool)

↳ 부드러운 플로럴과 허브의 조화

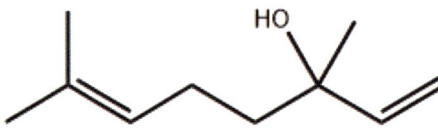

Floral note

리날룰은 라벤더, 로즈우드 등에서 자연적으로 발견되거나 합성된 알코올 화합물로, 부드러운 플로럴 향에 은은한 허브 노트가 조화를 이룹니다. 이 성분은 향수, 화장품, 생활용품에 널리 활용되며, 특히 편안하고 안정적인 향기로 스트레스를 완화하고 감정을 조화롭게 하는 데 도움을 줍니다. 리날룰은 부드럽고 친숙한 향취로 사람들에게 편안함과 안정감을 제공합니다.

- 💡 **향수** : 플로럴 및 허브 계열 향수의 미들 노트에서 부드럽고 은은한 향을 제공합니다.
- 💡 **화장품** : 로션, 크림, 샴푸 등에서 진정 효과와 함께 우아한 향취를 더합니다.
- 💡 **생활용품** : 방향제, 세정제, 섬유유연제에 사용되어 신선하고 안정적인 향기를 제공합니다.
- 💡 **의약품** : 긴장 완화와 진정 효과로 인해 아로마테라피에서도 유용하게 사용됩니다.

> ◆◆◆ 이렇게 사용해 보세요
>
> ☞ **휴식 디퓨저** : 리날룰 2방울과 라벤더 오일 3방울을 혼합하여 스트레스를 완화하고 편안한 분위기를 조성하세요.
>
> ☞ **천연 방향제 스프레이** : 알코올 5mL에 리날룰 3방울과 네롤리 오일 2방울을 넣어 혼합한 후, 증류수 50mL에 섞어 공기를 맑고 상쾌하게 만들어 보세요.
>
> ☞ **편안한 블렌드** : 리날룰 2방울, 제라늄 오일 1방울, 클라리 세이지 오일 2방울을 혼합하여 긴장 완화에 도움을 주는 향을 연출하세요.

리날룰은 부드럽고 안정적인 향으로 다양한 제품과 공간에 평온함과 우아함을 더하며, 일상 속에서 감각적이고 편안한 경험을 제공합니다.

리날릴 아세테이트 (Linalyl Acetate)

↳ 우아한 플로럴과 과일 향의 조화

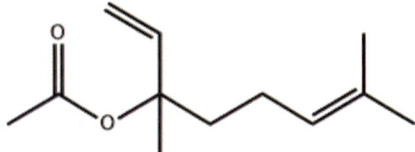

Floral note

리날릴 아세테이트는 라벤더, 클라리 세이지 등에서 자연적으로 발견되거나 합성되는 에스터 화합물로, 부드러운 플로럴 향에 은은한 과일 노트가 더해져 독특한 매력을 발산합니다. 이 화합물은 플로럴 계열 향수와 다양한 화장품에서 필수 성분으로 사용되며, 진정 효과와 함께 편안하고 차분한 분위기를 조성하는 데 도움을 줍니다.

- 💡 **향수** : 플로럴 및 시트러스 계열 향수의 미들 노트에서 은은하고 우아한 향을 제공합니다.
- 💡 **화장품** : 로션, 크림, 샴푸 등에서 부드럽고 편안한 향을 더해 사용감을 높입니다.
- 💡 **생활용품** : 방향제와 섬유유연제에 사용되어 상쾌하고 자연스러운 향을 부여합니다.

> ♦♦♦ 이렇게 사용해 보세요
>
> ☞ **플로럴 디퓨저** : 리날릴 아세테이트 2방울과 라벤더 오일 3방울을 혼합하여 편안하고 우아한 플로럴 향을 연출하세요.
>
> ☞ **천연 방향제 스프레이** : 알코올 5mL에 리날릴 아세테이트 3방울과 네롤리 오일 2방울을 넣어 혼합한 후, 증류수 50mL에 섞어 실내를 상쾌한 향기로 꾸며 보세요.
>
> ☞ **긴장 완화 블렌드** : 리날릴 아세테이트 2방울, 클라리 세이지 오일 2방울, 제라늄 오일 1방울을 혼합하여 스트레스 해소와 안정감을 돕는 향을 만들어보세요.

리날릴 아세테이트는 플로럴과 과일 향이 조화된 부드럽고 우아한 향기로, 다양한 제품과 공간에 감각적이고 안정적인 분위기를 더하는 중요한 성분입니다.

페닐에틸 알코올 (Phenyl Ethyl Alcohol)

↳ 우아한 장미의 부드러운 향기

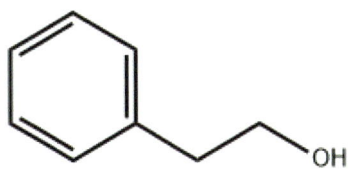

Floral note

페닐에틸 알코올은 자연적으로 장미, 제라늄, 오렌지 블라섬 등에서 발견되거나 합성되는 알코올 화합물로, 달콤하고 섬세한 장미 향이 특징입니다. 이 화합물은 플로럴 계열 향수와 다양한 화장품에서 중요한 역할을 하며, 고급스럽고 부드러운 향취를 통해 우아하고 세련된 분위기를 연출합니다. 특히, 장미 향을 강화하거나 플로럴 노트의 깊이를 더하는 데 적합합니다.

- 💡 **향수** : 장미와 플로럴 계열 향수의 미들 노트에서 부드럽고 우아한 향을 제공합니다.
- 💡 **화장품** : 로션, 크림, 샴푸에 사용되어 은은한 장미 향을 더해 사용자 경험을 풍부하게 합니다.
- 💡 **생활용품** : 방향제와 섬유유연제에서 고급스럽고 섬세한 향기를 부여합니다.
- 💡 **식품 향료** : 천연향료 성분으로 사용되며, 캔디, 껌, 디저트, 향미 음료 등에서 장미와 플로럴 계열의 섬세한 향을 부여하는 데 활용됩니다.

> ◆◆◆ 이렇게 사용해 보세요
>
> 👉 **천연 방향제 스프레이** : 알코올 5mL에 페닐에틸 알코올 3방울과 제라늄 오일 2방울을 넣어 혼합한 후, 증류수 50mL에 섞어 실내를 은은한 향기로 꾸며 보세요.
>
> 👉 **플로럴 블렌드** : 페닐에틸 알코올 2방울, 네롤리 오일 1방울, 라벤더 오일 2방울을 혼합하여 편안하고 우아한 향기를 만들어보세요.

페닐에틸 알코올은 달콤한 장미 향기로 고급스러움과 섬세함을 더하며, 다양한 제품과 공간에 우아한 분위기를 선사합니다.

로즈 옥사이드 (Rose Oxide)

↳ 신선하고 독특한 장미 향기

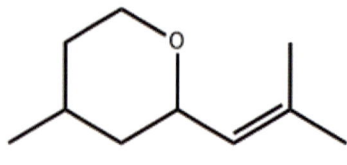

Floral note

로즈 옥사이드는 자연적으로 장미와 제라늄 같은 꽃에서 발견되거나 합성되는 화합물로, 신선하고 독특한 장미 향이 특징입니다. 이 화합물은 플로럴 계열 향수에 생동감과 풍부함을 더하며, 다양한 제품에 고급스럽고 신선한 향취를 제공합니다. 장미 향을 한층 더 돋보이게 만드는 데 효과적이며, 플로럴-그린 노트와도 잘 어울립니다.

- 💡 **향수** : 장미와 플로럴 계열 향수의 톱 및 미들 노트에서 신선한 첫인상을 제공합니다.
- 💡 **화장품** : 로션, 크림, 샴푸 등에서 부드럽고 신선한 향기를 더해 사용감을 향상시킵니다.
- 💡 **생활용품** : 방향제와 섬유유연제에 사용되어 고급스럽고 생동감 있는 향취를 남깁니다.
- 💡 **식품 향료** : 캔디, 음료 등에서 장미와 유사한 향미를 부여합니다.

> ✦✦✦ 이렇게 사용해 보세요
>
> 👉 **플로럴 디퓨저** : 로즈 옥사이드 2방울과 로즈 오일 3방울을 혼합하여 고급스러운 장미 향을 연출하세요.
>
> 👉 **천연 방향제 스프레이** : 알코올 5mL에 로즈 옥사이드 3방울과 제라늄 오일 2방울을 넣어 혼합한 후, 증류수 50mL에 섞어 은은한 향기를 제공합니다.
>
> 👉 **플로럴 블렌드** : 로즈 옥사이드 2방울, 네롤리 오일 1방울, 라벤더 오일 2방울을 혼합하여 편안하고 신선한 향기를 경험하세요.

로즈 옥사이드는 신선한 장미 향과 독특한 매력으로 다양한 제품과 공간에 생기를 더하며, 우아한 플로럴 향의 조화를 이루는 필수적인 성분입니다.

1,8-시네올 (1,8-Cineole)

↳ 청량하고 활력 넘치는 허브 향

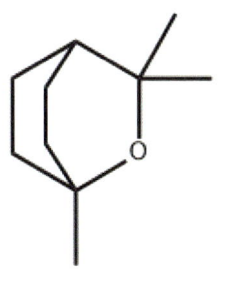

Herbal note

1,8-시네올은 유칼립투스, 로즈마리, 카제푸트 등에서 자연적으로 추출되거나 합성된 산화 테르펜 화합물로, 시원하고 상쾌한 허브 향이 특징입니다. 강력한 청량감과 깨끗한 향으로 인해 향수, 생활용품, 의약품에서 널리 활용되며, 특히 집중력을 향상시키고 호흡기 건강을 지원하는 데 유용합니다. 공기 청정 스프레이나 호흡기를 위한 디퓨저 블렌드에도 자주 사용됩니다.

- 💡 **향수** : 허브 및 아쿠아틱 계열 향수의 톱 및 미들 노트에서 활기차고 상쾌한 첫인상을 제공합니다.
- 💡 **생활용품** : 방향제, 공기 청정 스프레이 등에서 공간을 청량하고 신선하게 유지하는 데 사용됩니다.
- 💡 **의약품 및 치료제** : 항염증 및 점막 진정 효과로 감기 및 비염 완화에 유용합니다.

◆◆◆ 이렇게 사용해 보세요

- 👉 **호흡기 건강 지원** : 따뜻한 물에 1방울을 떨어뜨리고 증기를 흡입하여 감기와 코막힘 완화에 도움을 줍니다.
- 👉 **활력 디퓨저** : 1,8-시네올 2방울과 로즈마리 오일 3방울을 혼합하여 집중력을 높이고 에너지를 더하세요.
- 👉 **공기 정화 스프레이** : 알코올 5mL에 1,8-시네올 3방울과 티트리 오일 2방울을 넣어 혼합한 후, 증류수 50mL에 섞어 실내 공기를 맑게 만들어보세요.

1,8-시네올은 청량하고 깨끗한 허브 향으로 다양한 제품과 공간에서 활력과 신선함을 더해주며, 일상생활 속에서 상쾌한 느낌을 선사합니다.

아이소보닐 아세테이트 (Isobornyl Acetate)

↳ 신선하고 우아한 허브 향

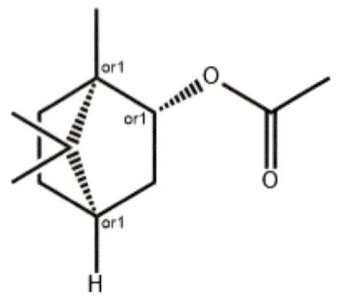

Herbal note

아이소보닐 아세테이트는 자연적으로 소나무와 같은 침엽수에서 발견되거나 합성되는 에스터 화합물로, 상쾌한 허브 향과 부드러운 우디 노트가 특징입니다. 이 화합물은 플로럴-그린 및 우디 계열 향수에서 자주 사용되며, 신선하고 청량한 첫인상을 형성하는 데 효과적입니다. 특히 자연을 연상시키는 향을 구현하거나 우디 노트를 부드럽게 조화시키는 데 적합합니다.

- 💡 **향수** : 플로럴-그린 및 우디 계열 향수의 톱 또는 미들 노트로 사용되어 자연스럽고 세련된 향을 제공합니다.
- 💡 **화장품** : 샴푸, 크림, 로션 등에 사용되어 신선한 향과 편안함을 더합니다.
- 💡 **생활용품** : 방향제, 섬유유연제 등에서 상쾌한 자연 향기를 부여합니다.
- 💡 **공기 청정제** : 실내 공간을 신선하고 깨끗하게 만드는 데 사용됩니다.

> ♦♦♦ 이렇게 사용해 보세요
>
> ☞ **자연 향 디퓨저** : 아이소보닐 아세테이트 2방울과 라벤더 오일 3방울을 혼합하여 안정적이고 상쾌한 분위기를 연출하세요.
>
> ☞ **천연 방향제 스프레이** : 알코올 5mL에 아이소보닐 아세테이트 3방울과 유칼립투스 오일 2방울을 넣어 혼합한 후, 증류수 50mL에 섞어 쾌적한 공기를 만들어 보세요.
>
> ☞ **피로 회복 블렌드** : 아이소보닐 아세테이트 2방울, 로즈마리 오일 2방울, 레몬 오일 1방울을 조합하여 활력을 높이는 향을 즐기세요.

아이소보닐 아세테이트는 신선하고 우아한 허브 향으로 다양한 제품과 공간에 세련된 분위기를 더하며, 자연스러운 편안함을 제공하는 데 적합한 성분입니다.

엘-카르본 (L-Carvone)

↳ 상쾌한 민트의 순수함

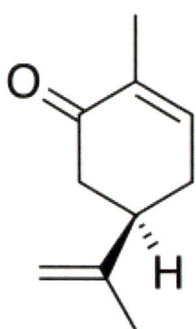

Minty note

엘-카르본은 자연적으로 스피어민트와 딜 씨앗에서 발견되거나 합성되는 화합물로, 시원하고 부드러운 민트 향이 특징입니다. 민트 계열 향수와 다양한 생활용품에서 상쾌하고 신선한 향기를 더하는 데 자주 사용되며, 청량감과 함께 집중력을 높이는 효과로도 주목받고 있습니다. 특히 치약, 껌, 방향제와 같은 제품에서 자연스러운 민트 향을 구현하는 데 유용합니다.

- 💡 **향수** : 민트와 아쿠아틱 계열 향수의 톱 노트나 미들 노트로 활용되어, 청량감과 함께 생동감 넘치는 향취를 선사합니다.
- 💡 **화장품** : 샴푸, 클렌징 제품 등에 첨가되어 상쾌한 향과 개운한 사용감을 제공합니다.
- 💡 **생활용품** : 방향제, 구강청결제, 치약 등에서 신선한 민트 향을 부여합니다.
- 💡 **식품 향료** : 민트 맛을 강화하는 껌, 캔디, 음료에 사용됩니다.

♦♦♦ 이렇게 사용해 보세요

- ☞ **활력 디퓨저** : 엘-카르본 2방울과 스피어민트 오일 3방울을 혼합하여 정신적 피로를 풀고 상쾌함을 더하세요.
- ☞ **천연 방향제 스프레이** : 알코올 5mL에 엘-카르본 3방울과 유칼립투스 오일 2방울을 넣어 혼합한 후, 증류수 50mL에 섞어 공간을 청량하게 만들어보세요
- ☞ **민트 블렌드** : 엘-카르본 2방울, 페퍼민트 오일 2방울, 라임 오일 1방울을 조합하여 활력을 높이는 향을 즐기세요.

엘-카르본은 상쾌한 민트 향으로 다양한 제품과 공간에 신선함과 에너지를 더하며, 일상에 활력을 불어넣는 중요한 성분입니다.

엘-멘톨 (L-Menthol)

↳ **강렬하고 청량한 민트 향**

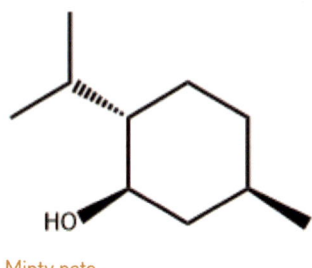
Minty note

엘-멘톨은 페퍼민트와 스피어민트에서 자연적으로 추출되거나 합성되는 화합물로, 강렬하고 시원한 민트 향이 특징입니다. 특유의 청량감과 상쾌함 덕분에 향수, 화장품, 생활용품, 의약품 등 다양한 분야에서 널리 사용됩니다. 특히 피부에 닿는 순간 제공하는 쿨링 효과와 진정 효과는 스킨케어 제품과 근육 이완제에 적합하며, 상쾌한 신선함을 제공하는 역할을 합니다.

- 💡 **향수** : 민트 계열 및 아쿠아틱 계열 향수의 톱 노트나 미들 노트로 사용되어 상쾌하고 산뜻한 인상을 연출합니다.
- 💡 **화장품** : 클렌징 제품, 샴푸, 바디 워시에 첨가되어 청량한 향과 개운한 사용감을 제공합니다.
- 💡 **생활용품** : 방향제, 치약, 구강청결제에서 신선한 향취와 기능성을 강화합니다.
- 💡 **의약품** : 근육 통증 완화와 호흡기 진정 효과로 연고와 스프레이에 사용됩니다.

> ♦♦♦ 이렇게 사용해 보세요
>
> 👉 **활력 디퓨저** : 엘-멘톨 2방울과 페퍼민트 오일 3방울을 혼합하여 청량하고 활기찬 공간을 연출하세요.
>
> 👉 **천연 방향제 스프레이** : 알코올 5mL에 엘-멘톨 3방울과 라임 오일 2방울을 넣어 혼합한 후, 증류수 50mL에 섞어 공기를 맑고 신선하게 만들어보세요.
>
> 👉 **피로 회복 블렌드** : 엘-멘톨 2방울, 유칼립투스 오일 2방울, 레몬 오일 1방울을 혼합하여 피로 해소에 도움을 주는 향을 즐기세요.

엘-멘톨은 강렬하고 상쾌한 민트 향으로 다양한 제품에 청량감과 활력을 더하며, 일상에서 신선함을 느낄 수 있는 중요한 성분입니다.

아네톨 (Anethole)

↳ 달콤하고 부드러운 스파이시 향

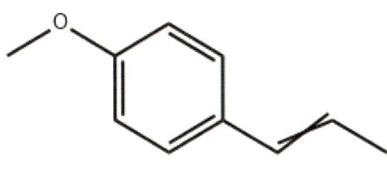

Aromatic note

아네톨은 자연적으로 아니스, 펜넬, 바질 등의 식물에서 발견되거나 합성되는 화합물로, 달콤하고 스파이시한 향이 특징입니다. 고대에는 식품과 약재로 사용되었으며, 현대에는 향수, 식품 향료, 의약품 등 다양한 분야에서 널리 활용됩니다. 독특한 감미로움과 따뜻한 향취를 제공하며, 특히 리큐어, 캔디, 구강청결제에서 그 특유의 향을 발산합니다. 또한, 소화 촉진과 항염 효과로 인해 천연 치료제로도 주목받고 있습니다.

- 💡 **향수** : 스파이시-플로럴 계열 향수의 미들 및 베이스 노트로 사용되어 독특한 달콤함과 따뜻함을 더합니다.
- 💡 **식품 향료** : 껌, 캔디, 음료에서 아니스 맛을 강조하는 데 사용됩니다.
- 💡 **화장품** : 보디로션, 핸드크림 등에 부드러운 향을 더합니다.
- 💡 **생활용품** : 방향제와 비누에서 따뜻하고 스파이시한 향취를 제공합니다.

> ◆◆◆ 이렇게 사용해 보세요
>
> ☞ **스파이시 디퓨저** : 아네톨 2방울과 클로브 오일 2방울, 오렌지 오일 3방울을 혼합하여 달콤하면서도 따뜻한 분위기를 조성하세요.
>
> ☞ **천연 방향제 스프레이** : 알코올 5mL에 아네톨 3방울과 라벤더 오일 2방울을 넣어 혼합한 후, 증류수 50mL에 섞어 공간을 아늑하게 꾸며 보세요.
>
> ☞ **달콤한 블렌드** : 아네톨 2방울, 제라늄 오일 2방울, 일랑일랑 오일 1방울을 혼합하여 감미롭고 부드러운 향을 만들어 보세요.

아네톨은 달콤하고 따뜻한 스파이시 향으로 다양한 제품과 공간에 독특한 매력을 더하며, 감각적이고 편안한 분위기를 연출합니다.

베이스 노트
Base Note

　베이스 노트는 향의 마지막 단계로, 가장 오래 지속되는 향을 형성합니다. 이 향은 탑 노트와 미들 노트의 잔향이 사라진 후에도 4시간 이상 남아 있으며, 전체적인 향의 깊이와 풍성함을 더해줍니다. 베이스 노트는 향수의 기본 구조를 이루며, 지속적인 잔향을 통해 향의 균형을 유지하고 안정감을 부여하는 중요한 역할을 합니다.

　합성향료의 베이스 노트는 우디, 머스키, 모시, 앰버리, 애니멀릭, 발삼, 레지노이드 등 다양한 향 계열로 구성되어 있습니다. 이러한 향료들은 향의 깊이를 강화하고, 부드러운 마무리를 통해 감각적인 경험을 더욱 풍부하게 만들어 줍니다.

　이번에는 40개의 합성향료 중 베이스 노트에 속하는 향료들을 향의 성질에 따라 분류하여 소개합니다. 각 향료가 잔향을 어떻게 유지하며, 향수뿐만 아니라 화장품, 생활용품 등 다양한 제품에서 감각적 여운을 남기는지 살펴보겠습니다. 베이스 노트의 합성향료들은 향의 지속성을 높이고, 부드러운 마무리로 향의 완성도를 높이는 데 중요한 역할을 합니다.

향 계열	합성향료	특징
우디 (Woody, 나무향)	아이오논 (Ionone) 샌달로어 (Sandalore) 아이소 이 슈퍼 (Iso E Super)	따뜻하고 흙 내음이 나는 향기로 안정감을 제공합니다.
머스키 (Musky, 머스크향)	캐시메란 (Cashmeran) 머스크 T (Musk T) 하바놀라이드 (Habanolide) 무스케논 (Muscenone)	부드럽고 파우더리한 향기로 잔잔한 감각을 남깁니다.
모시 (Mossy, 이끼향)	에버닐 (Evernyl)	숲과 이끼를 연상시키는 차분한 자연의 향기입니다.
앰버리 (Ambery, 앰버향)	세탈록스 (Cetalox)	달콤하고 따뜻한 향기로 감싸는 듯한 느낌을 줍니다.
애니멀릭 (Animalic, 동물성 향)	인돌 (Indole)	독특하고 관능적인 향기로 향수의 깊이를 더합니다.
발삼 (Balsamic, 발삼 향)	헬리오트로핀 (Heliotropine) 바닐린 (Vanillin)	달콤하고 묵직한 향기로 편안함과 치유를 제공합니다.

아이오논 (Ionone)

↳ 우아하고 깊이 있는 플로럴 향

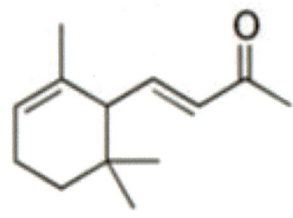

Woody note

아이오논은 자연적으로 제비꽃과 같은 플로럴 계열에서 추출되거나 합성된 화합물로, 부드럽고 우아한 플로럴 향에 파우더리한 느낌이 더해진 것이 특징입니다. 이 독특한 향료는 향수와 화장품에서 고급스럽고 감각적인 향취를 강조하는 데 널리 사용됩니다. 잔잔하면서도 깊이 있는 매력을 제공하며, 특히 플로럴-파우더리 계열 향수에서 중심적인 역할을 합니다. 아이오논은 향의 부드러운 잔향을 강화하고, 제품에 세련된 분위기를 더하는 성분으로 평가받고 있습니다.

- 💡 **향수** : 플로럴-파우더리 계열 향수의 미들 및 베이스 노트로 사용되어 우아하고 고급스러운 잔향을 남깁니다.
- 💡 **화장품** : 로션, 크림, 파우더 등에 사용되어 부드러운 향과 사용감을 향상시킵니다.
- 💡 **생활용품** : 섬유유연제와 방향제에서 따뜻하고 안정적인 향취를 더합니다.

> ◆◆◆ 이렇게 사용해 보세요
>
> ☞ **플로럴 디퓨저** : 아이오논 2방울과 로즈 오일 3방울을 혼합하여 고급스럽고 우아한 플로럴 향을 연출하세요.
>
> ☞ **천연 방향제 스프레이** : 알코올 5mL에 아이오논 3방울과 제라늄 오일 2방울을 넣어 혼합한 후, 증류수 50mL에 섞어 실내를 은은한 향기로 꾸며 보세요.
>
> ☞ **편안한 플로럴 블렌드** : 아이오논 2방울, 라벤더 오일 2방울, 일랑일랑 오일 1방울을 조합하여 깊고 감각적인 향을 만들어보세요.

아이오논은 부드럽고 우아한 플로럴 향으로 다양한 제품에 감각적이고 고급스러운 매력을 더하며, 잔잔한 안정감과 깊이 있는 향취를 제공합니다.

샌달로어 (Sandalore)

↳ **따뜻하고 크리미한 우디 향**

Woody note

샌달로어는 합성된 화합물로 풍부하고 크리미한 샌달우드(백단향) 향기를 재현한 것이 특징입니다. 자연적인 샌달우드 향과 유사한 따뜻함과 부드러움을 제공하며, 고급 향수와 화장품에서 우디 계열의 잔향을 강화하는 데 널리 사용됩니다. 또한, 샌달로어는 깊고 차분한 향기로 명상이나 안정감을 돕는 용도로도 적합하여 다양한 제품에 활용되고 있습니다.

- 💡 **향수** : 우디 및 오리엔탈 계열 향수의 베이스 노트로 사용되어 깊고 고급스러운 잔향을 남깁니다.
- 💡 **화장품** : 크림, 로션, 바디 오일에 사용되어 따뜻하고 부드러운 향을 제공합니다.
- 💡 **생활용품** : 방향제와 섬유유연제에 활용되어 공간을 차분하고 우아한 분위기로 연출합니다.
- 💡 **명상용 제품** : 샌달우드와 유사한 향취로 아로마테라피 및 명상용품에 적합합니다.

> ◆◆◆ **이렇게 사용해 보세요**
>
> ☞ **명상 디퓨저** : 샌달로어 2방울과 프랑킨센스 오일 3방울을 혼합하여 차분하고 안정적인 환경을 조성하세요.
>
> ☞ **천연 방향제 스프레이** : 알코올 5mL에 샌달로어 3방울과 베티버 오일 2방울을 넣어 혼합한 후, 증류수 50mL에 섞어 고급스럽고 따뜻한 향을 더하세요.
>
> ☞ **우디 블렌드** : 샌달로어 2방울, 일랑일랑 오일 1방울, 라벤더 오일 2방울을 조합하여 차분하고 감각적인 향을 즐기세요.

샌달로어는 샌달우드의 따뜻하고 고급스러운 향을 재현하여 다양한 제품과 공간에 우아함과 차분함을 더하며, 깊고 안정적인 향취를 제공합니다.

아이소 이 슈퍼 (Iso E Super)

↳ 부드럽고 현대적인 우디 향

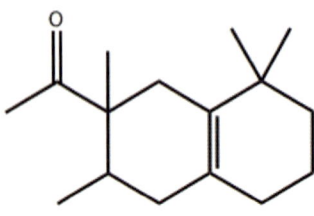

Woody note

아이소 이 슈퍼는 합성된 화합물로 따뜻하고 부드러운 우디 향과 함께 미묘한 앰버와 머스크 노트를 제공합니다. 은은하고 투명한 향취가 특징이며, 현대적인 향수에서 조화로운 배경 향으로 널리 사용됩니다. 특히, 다른 향료와 잘 어우러져 전체적인 향의 균형을 부드럽게 조율하는 역할을 합니다. 이러한 특성 덕분에 플로럴, 우디, 오리엔탈 계열 등 다양한 향 조합에서 베이스 향으로 활용됩니다.

- 💡 **향수**: 우디 및 플로럴 계열 향수의 베이스 노트로 사용되어 깊고 미묘한 잔향을 제공합니다.
- 💡 **화장품**: 로션, 크림, 샴푸 등에 사용되어 부드럽고 은은한 향을 더합니다.
- 💡 **생활용품**: 섬유유연제, 방향제 등에서 따뜻하고 세련된 분위기를 조성합니다.
- 💡 **향 조화제**: 향수의 다른 성분들과 조화를 이루어 전체적인 향을 부드럽게 만드는 데 유용합니다.

> ✦✦✦ 이렇게 사용해 보세요
>
> - 👉 **우디 디퓨저**: 아이소 이 슈퍼 2방울과 샌달로어 3방울을 혼합하여 따뜻하고 감각적인 향을 연출하세요.
> - 👉 **천연 방향제 스프레이**: 알코올 5mL에 아이소 이 슈퍼 3방울과 베티버 오일 2방울을 넣어 혼합한 후, 증류수 50mL에 섞어 고급스럽고 차분한 향을 즐기세요.
> - 👉 **잔잔한 블렌드**: 아이소 이 슈퍼 3방울, 프랑킨센스 오일 2방울, 클라리 세이지 오일 1방울을 혼합하여 깊고 편안한 향기를 경험하세요.

아이소 이 슈퍼는 부드럽고 은은한 우디 향으로 향수와 다양한 제품에 현대적인 고급스러움을 더하며, 일상에 감각적이고 차분한 경험을 선사합니다.

캐시메란 (Cashmeran)

↳ **따뜻하고 고급스러운 우디 머스크 향**

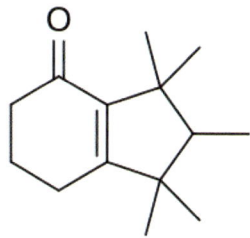

Musky note

캐시메란은 합성된 화합물로 부드럽고 따뜻한 우디 향에 머스크와 앰버의 미묘한 감촉이 더해진 것이 특징입니다. 포근하면서도 세련된 향취를 지닌 이 화합물은 현대적인 향수의 베이스 노트에서 자주 사용됩니다. 캐시메란은 차분하고 안정적인 잔향을 제공하며, 제품에 감각적이고 고급스러운 분위기를 더하는 데 적합합니다.

- 💡 **향수** : 우디 및 오리엔탈 계열 향수의 베이스 노트로 사용되어 깊고 부드러운 잔향을 제공합니다.
- 💡 **화장품** : 로션, 크림 등에서 따뜻하고 고급스러운 향을 더합니다.
- 💡 **생활용품** : 섬유유연제와 방향제에 사용되어 공간을 포근하고 차분하게 만듭니다.
- 💡 **명상 및 릴랙스 제품** : 편안함을 주는 향기로 아로마 테라피 제품에 활용됩니다.

> ◆◆◆ **이렇게 사용해 보세요**
>
> - ☞ **명상 디퓨저** : 캐시메란 2방울과 샌달로어 3방울을 혼합하여 안정감 있는 향으로 차분한 환경을 조성하세요.
> - ☞ **천연 방향제 스프레이** : 알코올 5mL에 캐시메란 3방울과 프랑킨센스 오일 2방울을 넣어 혼합한 후, 증류수 50mL에 섞어 실내를 고급스러운 향기로 꾸며 보세요.
> - ☞ **포근한 우디 블렌드** : 캐시메란 2방울, 베티버 오일 1방울, 일랑일랑 오일 1방울을 혼합하여 따뜻하고 편안한 향을 즐기세요.

캐시메란은 따뜻하고 고급스러운 우디 머스크 향으로 다양한 제품에 깊이와 세련미를 더하며, 일상 속에서 편안하고 감각적인 경험을 제공합니다.

머스크 T (Musk T)

↳ 부드럽고 따뜻한 파우더리 머스크 향

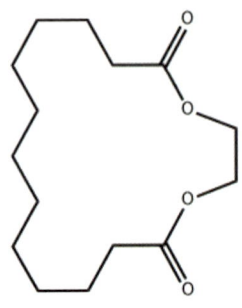

Musky note

머스크 T는 합성된 향료로 부드럽고 따뜻한 파우더리 향이 특징이며, 자연적인 머스크 향과 유사한 감각적인 잔향을 선사합니다. 이 화합물은 향수와 화장품에 활용되어 은은하면서도 지속적인 향을 부여하며, 깨끗하고 순수한 느낌을 강조하는 현대적인 향수에서 특히 자주 사용됩니다. 또한, 머스크 T는 고급스러운 향취와 안정감을 제공하여 다양한 향과 자연스럽게 어우러지는 성분으로 평가받고 있습니다.

- 💡 **향수** : 머스크 및 플로럴 계열 향수의 베이스 노트로 사용되어 잔잔하고 우아한 잔향을 남깁니다.
- 💡 **화장품** : 로션, 크림, 보디오일 등에 사용되어 부드럽고 고급스러운 향기를 제공합니다.
- 💡 **생활용품** : 섬유유연제와 방향제에서 깨끗하고 순수한 향취를 더합니다.
- 💡 **명상용 제품** : 차분하고 안정적인 향으로 아로마테라피 및 릴랙스 제품에 활용됩니다.

> ♦♦♦ 이렇게 사용해 보세요
>
> - 👉 **머스크 디퓨저** : 머스크 T 2방울과 샌달로어 3방울을 혼합하여 안정적이고 고급스러운 향을 연출하세요.
> - 👉 **천연 방향제 스프레이** : 알코올 5mL에 머스크 T 3방울과 라벤더 오일 2방울을 넣어 혼합한 후, 증류수 50mL에 섞어 공간을 잔잔하고 은은한 향기로 꾸며 보세요.
> - 👉 **편안한 블렌드** : 머스크 T 2방울, 베티버 오일 1방울, 로즈 오일 2방울을 조합하여 부드럽고 안정적인 향을 만들어 보세요.

머스크 T는 부드럽고 파우더리한 머스크 향으로 다양한 제품에 고급스러움과 감각적인 매력을 더하며, 잔잔하고 따뜻한 경험을 선사합니다.

하바놀라이드 (Habanolide)

↳ 세련된 청량감과 부드러운 머스크 향

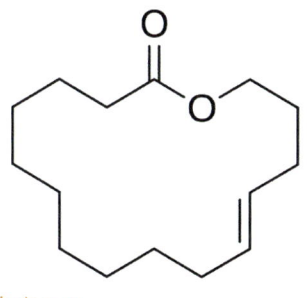
Musky note

하바놀라이드는 합성된 머스크 화합물로, 깨끗하고 청량한 머스크 향에 부드러운 파우더리 노트가 더해진 것이 특징입니다. 이 화합물은 현대적인 향수와 화장품에서 널리 사용되며, 우아하고 자연스러운 향취로 제품에 세련된 분위기를 더합니다. 특히, 지속성이 좋아 향기의 잔향을 오래도록 유지하며, 전체적인 향의 완성도를 높이는 데 기여합니다.

- 💡 **향수** : 머스크 및 플로럴 계열 향수의 베이스 노트로 사용되어 부드럽고 세련된 잔향을 제공합니다.
- 💡 **화장품** : 로션, 크림, 샴푸 등에서 은은한 머스크 향을 더해 사용감을 향상시킵니다.
- 💡 **생활용품** : 섬유유연제, 방향제에서 신선하고 깨끗한 향취를 제공합니다.
- 💡 **명상 및 릴랙스 제품** : 차분하고 안정적인 향기로 명상과 휴식을 돕는 데 활용됩니다.

> ◆◆◆ 이렇게 사용해 보세요
>
> 👉 **모던 디퓨저** : 하바놀라이드 2방울과 아이소 이 슈퍼 3방울을 혼합하여 현대적이고 고급스러운 향을 연출하세요.
>
> 👉 **천연 방향제 스프레이** : 알코올 5mL에 하바놀라이드 3방울과 라임 오일 2방울을 넣어 혼합한 후, 증류수 50mL에 섞어 신선한 공기를 만들어 보세요.
>
> 👉 **머스크 블렌드** : 하바놀라이드 2방울, 샌달로어 2방울, 라벤더 오일 1방울을 혼합하여 따뜻하고 잔잔한 향을 즐기세요.

하바놀라이드는 세련된 머스크 향으로 다양한 제품과 공간에 현대적이고 고급스러운 분위기를 더하며, 지속적이고 부드러운 잔향으로 감각적인 경험을 제공합니다.

무스케논 (Muscenone)

↳ **섬세하고 부드러운 머스크 향**

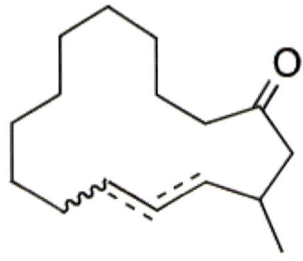

Musky note

　무스케논은 합성 머스크 화합물로, 우아하고 세련된 머스크 향을 특징으로 합니다. 이 화합물은 따뜻하면서도 부드러운 머스크 노트를 제공하며, 은은한 파우더리 느낌과 함께 세련되고 자연스러운 잔향을 남깁니다. 특히 지속성이 뛰어나 향수와 다양한 생활용품에서 깊이 있고 안정적인 향기를 유지하는 데 중요한 역할을 합니다.

- 💡 **향수** : 머스크 및 플로럴 계열 향수의 베이스 노트로 사용되어 잔잔하고 고급스러운 잔향을 남깁니다.
- 💡 **향수** : 머스크 및 우디 계열 향수의 베이스 노트로 사용되어 깊이 있는 잔향을 제공합니다.
- 💡 **화장품**: 로션, 크림, 샴푸 등에 사용되어 피부에 부드러운 머스크 향을 더합니다.
- 💡 **생활용품** : 섬유유연제, 방향제에서 은은하고 편안한 머스크 향을 유지하며 공간을 아늑하게 만듭니다.
- 💡 **명상 및 릴랙스 제품** : 차분하고 따뜻한 머스크 향으로 긴장을 완화하고 편안한 분위기를 조성합니다.

> ♦♦♦ **이렇게 사용해 보세요**
>
> - 👉 **우디 디퓨저** : 무스케논 2방울과 시더우드 오일 3방울을 혼합하여 따뜻하고 세련된 분위기를 연출하세요.
> - 👉 **천연 방향제 스프레이** : 알코올 5mL에 무스케논 3방울과 네롤리 오일 2방울을 넣어 혼합한 후, 증류수 50mL에 섞어 공간을 부드럽고 우아한 향기로 채워 보세요.
> - 👉 **머스크 블렌드** : 무스케논 2방울, 베티버 오일 2방울, 샌달우드 오일 1방울을 혼합하여 따뜻하면서도 고급스러운 머스크 향을 만들어 보세요.

　무스케논은 우아하고 부드러운 머스크 향으로 다양한 제품과 공간에 세련된 감각을 더하며, 감각적인 경험을 선사합니다.

에버닐 (Evernyl)

↳ 자연에서 영감을 받은 우아한 모시 향

Base Note

Mossy note

에버닐은 합성된 화합물로, 자연적인 오크모스 향기를 재현한 것이 특징입니다. 부드럽고 우디하며 약간의 파우더리한 잔향이 어우러져, 향수와 생활용품에서 고급스럽고 세련된 분위기를 연출하는 데 사용됩니다. 특히 우디와 그린 계열 향조에서 독특한 깊이와 안정감을 더해, 전체적인 향의 밸런스를 강화합니다.

- 💡 **향수** : 우디 및 시프레 계열 향수의 베이스 노트로 사용되어 깊고 차분한 잔향을 제공합니다.
- 💡 **화장품** : 크림, 로션 등에 사용되어 부드럽고 고급스러운 향을 더합니다.
- 💡 **생활용품** : 방향제와 섬유유연제에서 따뜻하고 안정적인 향취를 제공합니다.
- 💡 **명상 및 릴랙스 제품** : 차분하고 깊이 있는 향으로 명상과 휴식에 적합합니다.

> ◆◆◆ 이렇게 사용해 보세요
>
> 👉 **우디 디퓨저** : 에버닐 2방울과 베티버 오일 3방울을 혼합하여 깊이 있고 자연스러운 향을 연출하세요.
>
> 👉 **천연 방향제 스프레이** : 알코올 5mL에 에버닐 3방울과 프랑킨센스 오일 2방울을 넣어 혼합한 후, 증류수 50mL에 섞어 공간에 안정감 있는 향기를 더하세요.
>
> 👉 **모던 블렌드** : 에버닐 2방울, 샌달로어 2방울, 클라리 세이지 오일 1방울을 혼합하여 차분하고 우아한 향을 경험하세요.

에버닐은 자연에서 영감을 받은 우아한 모시 향으로 다양한 제품과 공간에 고급스러움과 깊이를 더하며, 감각적이고 차분한 분위기를 연출하는 성분입니다.

세탈록스 (Cetalox)

↳ 부드럽고 세련된 앰버 향

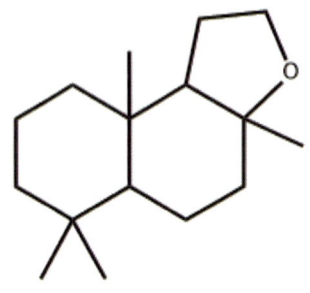
Ambery note

세탈록스는 합성된 화합물로, 따뜻하고 부드러운 앰버 향이 특징입니다. 자연적인 앰버그리스 향을 재현한 이 화합물은 현대적인 향수에서 고급스럽고 은은한 잔향을 더하는 데 널리 사용됩니다. 세탈록스는 뛰어난 지속성을 지니며, 우디와 머스크 노트와 조화를 이루어 세련되고 감각적인 향을 완성합니다. 이로 인해 고급 향수뿐 아니라 다양한 향기 제품에서 중요한 성분으로 자리 잡고 있습니다.

- 💡 **향수** : 앰버 및 우디 계열 향수의 베이스 노트로 사용되어 깊고 따뜻한 잔향을 제공합니다.
- 💡 **화장품** : 로션, 크림, 샴푸 등에 사용되어 부드럽고 고급스러운 향취를 더합니다.
- 💡 **생활용품** : 섬유유연제와 방향제에서 세련되고 따뜻한 분위기를 조성합니다.
- 💡 **명상 및 릴랙스 제품** : 차분하고 안정적인 향기로 명상과 휴식을 돕는 데 활용됩니다.

> ◆◆◆ 이렇게 사용해 보세요
>
> ☞ **고급 디퓨저** : 세탈록스 2방울과 샌달로어 3방울을 혼합하여 세련되고 감각적인 향을 연출하세요.
> ☞ **천연 방향제 스프레이** : 알코올 5mL에 세탈록스 3방울과 프랑킨센스 오일 2방울을 넣어 혼합한 후, 증류수 50mL에 섞어 공간에 따뜻하고 우아한 향기를 더하세요.
> ☞ **잔잔한 앰버 블렌드** : 세탈록스 2방울, 베티버 오일 2방울, 일랑일랑 오일 1방울을 혼합하여 차분하고 감각적인 향을 만들어 보세요.

세탈록스는 따뜻하고 부드러운 앰버 향으로 다양한 제품에 깊이와 고급스러움을 더하며, 잔잔하고 세련된 분위기를 연출하는 데 이상적인 성분입니다.

인돌 (Indole)

↳ **강렬하고 이국적인 플로럴 향**

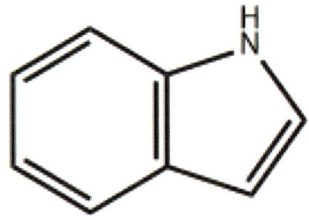
Animalic note

인돌은 합성되거나 재스민, 오렌지 블라섬 등 자연적인 꽃에서 소량 발견되는 화합물로, 강렬하면서도 독특한 플로럴 향이 특징입니다. 이 화합물은 플로럴 계열 향수에서 깊이와 복합성을 더하며, 다른 향료와의 조화를 통해 감각적이고 이국적인 향취를 창조합니다. 인돌은 특히 고급 향수에서 매혹적이고 독창적인 매력을 강조하는 데 중요한 역할을 하며, 플로럴 향조를 더욱 풍부하게 만듭니다.

- 💡 **향수** : 플로럴 및 오리엔탈 계열 향수의 미들 및 베이스 노트에서 풍부하고 이국적인 향을 제공합니다.
- 💡 **화장품** : 크림, 로션, 샴푸 등에 사용되어 우아하고 감각적인 향기를 더합니다.
- 💡 **생활용품** : 방향제와 섬유유연제에서 공간을 매혹적이고 고급스러운 분위기로 만들어줍니다.

> ♦♦♦ 이렇게 사용해 보세요
>
> ☞ **플로럴 디퓨저** : 인돌 2방울과 재스민 오일 3방울을 혼합하여 고급스럽고 매혹적인 향을 연출하세요.
> ☞ **천연 방향제 스프레이** : 알코올 5mL에 인돌 3방울과 네롤리 오일 2방울을 넣어 혼합한 후, 증류수 50mL에 섞어 공간에 부드럽고 우아한 향기를 더하세요.
> ☞ **이국적인 플로럴 블렌드** : 인돌 2방울, 로즈 오일 2방울, 일랑일랑 오일 1방울을 혼합하여 감각적이고 고급스러운 향을 즐기세요.

인돌은 강렬하고 독특한 플로럴 향으로 다양한 제품과 공간에 감각적이고 이국적인 매력을 더하며, 깊고 우아한 경험을 제공합니다.

헬리오트로핀 (Heliotropine)

↳ 달콤하고 부드러운 파우더리 향

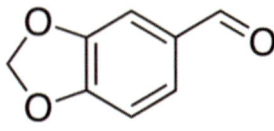

Balsamic note

헬리오트로핀은 달콤하고 부드러운 파우더리 향에 바닐라와 아몬드를 연상시키는 따뜻한 노트가 특징입니다. 이 화합물은 플로럴 계열 향수와 다양한 생활용품에서 감미롭고 포근한 향취를 더하며, 세련되고 안정적인 분위기를 조성하는 데 널리 사용됩니다. 헬리오트로핀은 향기의 부드러움을 강조하고 고급스러운 잔향을 남기며, 특히 따뜻하고 아늑한 느낌을 원하는 제품에서 중요한 성분으로 활용됩니다.

- 💡 **향수** : 플로럴 및 오리엔탈 계열 향수의 미들 및 베이스 노트에서 부드럽고 감미로운 잔향을 제공합니다.
- 💡 **화장품** : 로션, 크림, 립밤 등에 사용되어 따뜻하고 부드러운 향을 더합니다.
- 💡 **생활용품** : 방향제와 섬유유연제에서 공간과 섬유에 포근하고 달콤한 향기를 남깁니다.

> ✦✦✦ **이렇게 사용해 보세요**
>
> 👉 **플로럴 디퓨저** : 헬리오트로핀 2방울과 바닐라 오일 3방울을 혼합하여 따뜻하고 감각적인 분위기를 연출하세요.
>
> 👉 **천연 방향제 스프레이** : 알코올 5mL에 헬리오트로핀 3방울과 라벤더 오일 2방울을 넣어 혼합한 후, 증류수 50mL에 섞어 은은하고 부드러운 향기를 더하세요.
>
> 👉 **파우더리 블렌드** : 헬리오트로핀 2방울, 일랑일랑 오일 2방울, 로즈 오일 1방울을 조합하여 편안하고 우아한 향을 만들어 보세요.

헬리오트로핀은 달콤하고 부드러운 파우더리 향으로 다양한 제품과 공간에 감미로움과 안정감을 더하며, 잔잔하고 세련된 경험을 선사합니다.

바닐린 (Vanillin)

↳ 달콤하고 따뜻한 바닐라 향

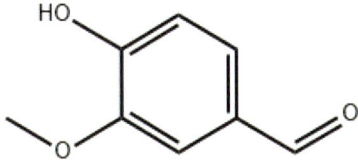

Balsamic note

바닐린은 합성되거나 바닐라 콩에서 자연적으로 추출되는 화합물로, 부드럽고 달콤한 바닐라 향이 특징입니다. 이 화합물은 플로럴 및 오리엔탈 계열 향수, 생활용품, 식품에서 널리 사용되며, 따뜻하고 감미로운 향기로 안정감과 고급스러움을 제공합니다. 바닐린은 다양한 제품에서 향의 깊이를 더하고, 편안함과 친숙함을 전하는 데 기여하여 향료 산업에서 필수적인 성분으로 자리 잡고 있습니다.

- 💡 **향수** : 오리엔탈 및 구르망 계열 향수의 베이스 노트로 사용되어 따뜻하고 감미로운 잔향을 남깁니다.
- 💡 **화장품** : 로션, 크림, 립밤 등에 사용되어 부드럽고 달콤한 향기를 더합니다.
- 💡 **생활용품** : 방향제와 섬유유연제에서 포근하고 고급스러운 향취를 부여합니다.
- 💡 **식품 향료** : 디저트, 음료, 베이킹 제품에서 바닐라 맛을 강화하는 데 사용됩니다.

> ◆◆◆ 이렇게 사용해 보세요
>
> 👉 **구르망 디퓨저** : 바닐린 2방울과 일랑일랑 오일 3방울을 혼합하여 따뜻하고 감미로운 분위기를 연출하세요.
>
> 👉 **천연 방향제 스프레이** : 알코올 5mL에 바닐린 3방울과 오렌지 오일 2방울을 넣어 혼합한 후, 증류수 50mL에 섞어 달콤하고 상쾌한 향을 더하세요.
>
> 👉 **포근한 블렌드** : 바닐린 2방울, 샌달로어 2방울, 제라늄 오일 1방울을 조합하여 따뜻하고 안정감 있는 향을 즐기세요.

바닐린은 따뜻하고 감미로운 바닐라 향으로 다양한 제품과 공간에 안정감과 고급스러움을 더하며, 감각적이고 편안한 경험을 제공합니다.

합성향료의 활용법과
실질적인 적용 사례

합성향료는 현대 산업에서 감각적 경험을 확장하고 제품의 품질을 높이는 핵심적인 요소입니다. 향기를 제공하는 역할을 넘어, 사용자의 기대를 충족시키고 다양한 산업의 발전을 지원하는 중요한 역할을 합니다. 이번 장에서는 합성향료가 여러 분야에서 어떻게 활용되고 있는지 실제 사례를 통해 살펴보겠습니다.

 향수 산업 : 창의성과 조화의 정점

합성향료는 향수 제작에서 독창적이고 조화로운 향을 창조하는 데 중요한 역할을 합니다. 자연에서 얻기 어려운 향기를 재현하거나 새로운 감각적 경험을 제공합니다.

- 🟤 **활용 예시** : 캐시메란은 깊고 따뜻한 우디 향으로 향의 균형을 잡아주며, 바닐린은 달콤하고 부드러운 베이스를 형성합니다.
- 🟤 **적용 사례** : 프랑스의 니치 향수 브랜드인 메종 프란시스 커정은 합성향료

와 천연 향료를 조화롭게 결합하여 독창적인 향수를 선보입니다. 이 외에도 에르메스 떼르 데르메스, 겔랑 슈알리마, 톰 포드 블랙 오키드 등 다양한 글로벌 브랜드에서 캐시메란과 바닐린을 활용해 독특한 향을 연출하고 있습니다.

🌿 화장품 및 개인 관리 제품 : 향기의 지속성과 사용자 경험

합성향료는 화장품과 개인 관리 제품에서 향의 지속성을 높이고, 제품의 변질을 방지하는 역할을 합니다.

- 🔶 활용 예시 : 헬리오트로핀은 크림과 보디 로션 제품에 부드럽고 따뜻한 바닐라 향을 더하며, 리날룰은 샴푸, 컨디셔너, 핸드크림 등 다양한 제품에 플로럴한 향기를 제공하고 피부 진정 효과를 돕습니다.
- 🔶 적용 사례 : 글로벌 브랜드인 더바디샵은 헬리오트로핀 등 합성향료를 사용하여 보디 버터, 로션 등의 제품에서 포근하고 따뜻한 향을 제공합니다. 또한, 로레알, 존슨앤드존슨, 니베아 등 글로벌 개인 관리 브랜드들은 리날룰을 함유한 합성향료를 활용하여 제품의 향기 지속력과 사용감을 높이고 있습니다.

🌿 세제 및 가정용품 : 청결과 신선함의 강화

합성향료는 세탁 세제, 섬유유연제, 방향제 등 가정용 제품에서 쾌적한 향기를 제공하며, 청결한 환경을 조성하는 데 도움을 줍니다.

- 🔶 활용 예시 : 1,4-시네올은 상쾌한 청량감을, 플로로사는 부드럽고 은은한 잔향을 제공합니다.
- 🔶 적용 사례 : 타이드와 아리에르와 같은 글로벌 세탁 세제 브랜드는 시트러

스 계열 합성향료를 첨가하여 세탁 후 신선한 향이 오래 지속되도록 설계합니다. 또한, 다우니 섬유유연제는 플로로사를 활용해 옷감에 부드러운 잔향을 더하고, 글레이드 방향제 제품은 1,4-시네올을 포함해 청량하고 깨끗한 실내 환경을 조성합니다.

🌿 식품 및 음료 : 맛과 향의 완벽한 조화

합성향료는 식품과 음료의 풍미를 강화하고, 특정 맛의 균형을 조절하는 데 활용됩니다.

- **활용 예시** : 바닐린은 디저트와 베이커리 제품에서 달콤한 향을, 베타-아이오논은 과일 음료에서 풍부한 향미를 제공합니다.
- **적용 사례** : 코카콜라와 펩시는 계절별 한정판 음료에 열대 과일 향과 합성향료를 조화롭게 혼합하여 독특한 풍미를 연출합니다. 또한, 네슬레의 디저트 제품군에서는 바닐린을 활용해 달콤한 향을 강조하고, 트로피카나와 같은 과일 주스 브랜드는 베타-아이오논을 첨가하여 신선한 과일 향을 구현합니다.

🌿 산업 및 기타 분야 : 기능성과 경제성의 실현

합성향료는 화학 산업, 의료 제품, 자동차 디자인 등 다양한 산업에서 기능적 역할을 합니다.

- **활용 예시** : 샌달로어는 다양한 공간 향기 제품과 방향제에서 편안한 우디 계열 향을 제공하여 안정적이고 쾌적한 환경을 조성합니다. 또한 의료용 방향제에서는 민감한 환경을 고려하여 알레르기 반응이 적은 저자극성 합성향료를 사용합니다.

- **적용 사례** : 글로벌 자동차 브랜드들은 차량 내부의 향기 시스템에 우디 및 가죽 향과 같은 합성향료를 활용하여 고급스러운 실내 분위기를 제공합니다. 또한 헨켈(Henkel)과 피앤지(P&G) 등 글로벌 생활용품 기업들은 저자극성 합성향료를 사용한 의료 및 가정용 방향 제품을 개발하여 민감한 소비자에게도 적합한 향기 솔루션을 제공합니다. 최근에는 공기청정기와 가정용 방향제 제조사들이 친환경 및 저자극성 합성향료를 사용해 실내 환경을 더욱 쾌적하게 개선하고 있습니다.

합성향료의 가치는 어디까지?

합성향료는 현대 산업에서 향기 이상의 의미를 지니며, 감각적 경험을 확장하고 지속 가능성을 고려하는 요소로 자리 잡고 있습니다.

- **사용자의 경험** : 합성향료는 신뢰할 수 있는 성분과 지속 가능성을 바탕으로, 소비자에게 더 나은 선택지를 제공합니다. 이를 통해 제품에 대한 신뢰를 구축하고, 개인의 취향에 맞춘 다채로운 향 경험을 제공합니다.
- **산업 발전** : 혁신적인 기술과 환경친화적인 접근 방식을 통해 지속 가능한 발전을 촉진합니다. 생산 공정의 효율성을 높이고 자원을 절약하는 것은 물론, 천연자원의 과도한 사용을 줄이는 데 기여합니다.

합성향료는 현대 향기 산업에서 중요한 위치를 차지하며, 창의적이고 지속 가능한 미래를 열어가는 핵심 요소입니다. 앞으로도 다양한 산업에서 새로운 가능성을 제시하며, 향기와 기술이 조화를 이루는 방향으로 발전해 나갈 것입니다.

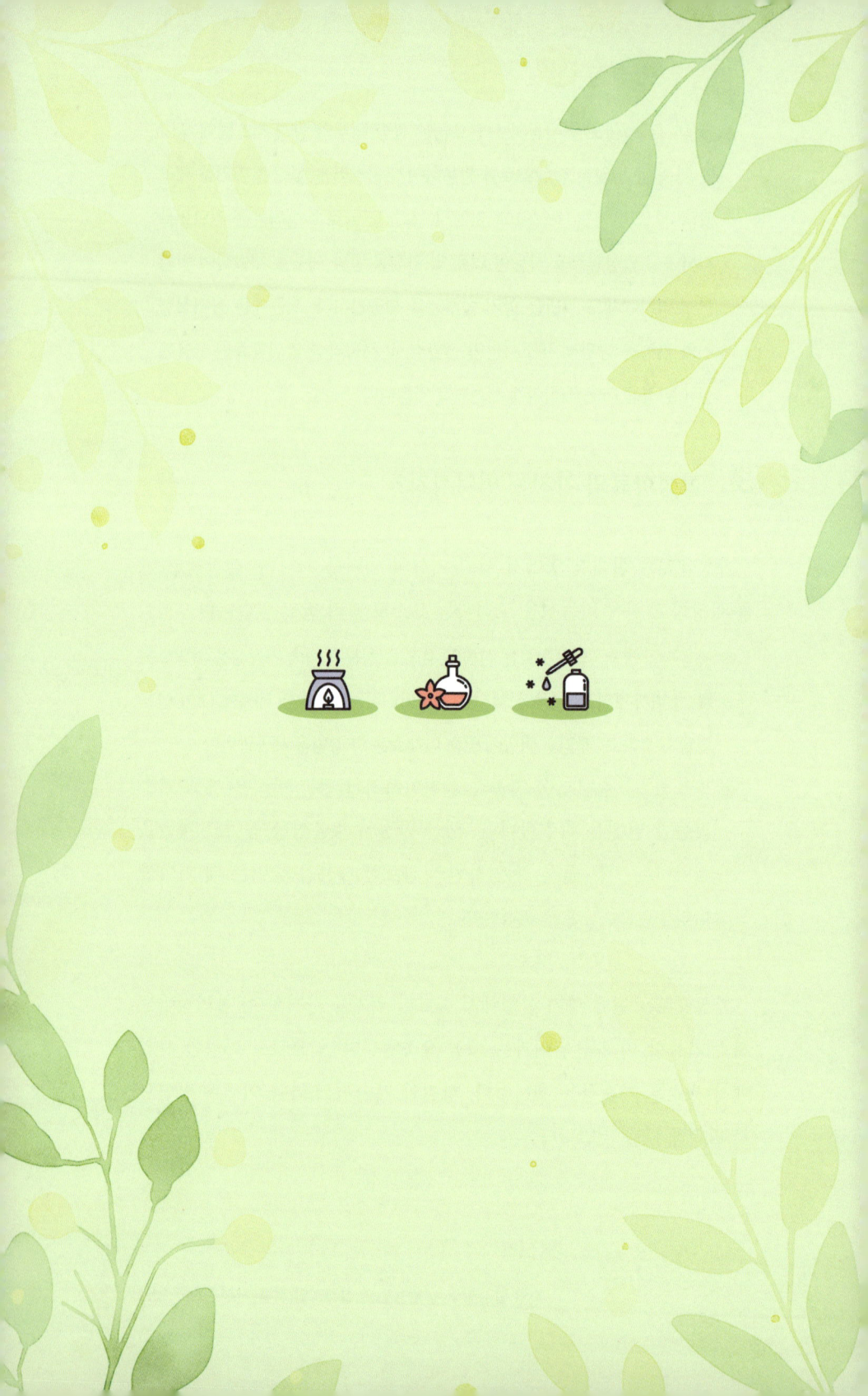

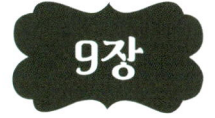

9장

천연향과 합성향의 조화

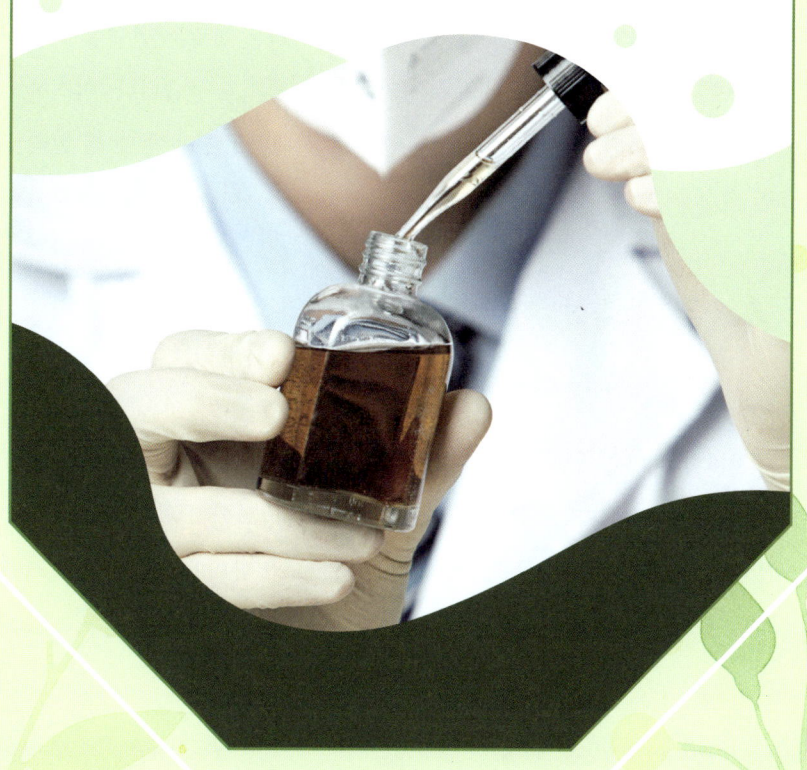

천연향과 합성향의 차이점

향기는 우리의 감각과 기억을 자극하며, 감정과 분위기를 형성하는 중요한 역할을 합니다. 이 특별한 역할을 담당하는 향료는 천연향과 합성향으로 나뉘며, 각각 고유의 특징과 장점을 가지고 있습니다. 이러한 차이를 이해하면, 특정 목적에 맞는 향료를 선택하고 활용할 때 더 현명한 결정을 내릴 수 있습니다.

정의와 특성 : 자연의 본질 vs. 창의적 설계

천연향

천연향은 자연에서 직접 추출한 성분으로, 꽃, 잎, 과일, 나무, 뿌리 등에서 얻어집니다. 이러한 향료는 자연 고유의 화학적 복합성을 담고 있어 깊고 풍부한 향기를 제공합니다. 예를 들어, 장미에서 추출한 로즈 앱솔루트는 고급스러운 플로럴 향의 대표적인 사례입니다.

합성향

합성향은 화학적 합성을 통해 실험실에서 개발된 성분으로, 자연에서 얻기 어려운 향기나 완전히 새로운 향기를 창조할 수 있습니다. 리날룰이나 시트랄과 같은 성분은 자연 향료를 모방하거나 강화한 합성향의 대표적 예입니다. 이를 통해 창의적이고 독특한 향기를 구현할 수 있습니다.

감각적 차이 : 자연의 복합성 vs. 정교한 설계

천연향의 장점

천연향은 자연 고유의 복잡한 화학적 구성을 통해 감각적으로 풍부한 경험을 제공합니다. 이러한 복합성은 단일 분자로는 재현하기 어려운 따뜻함과 깊이를 더합니다. 자연에서 추출된 향료는 사용자에게 정서적 안정과 편안한 심리적 효과를 선사하는 독특한 매력을 지닙니다.

합성향의 장점

합성향은 특정 향기를 강화하거나 새로운 조합을 통해 감각적 가능성을 확장할 수 있습니다. 이를 통해 자연에서는 발견할 수 없는 독창적인 향기를 구현하며, 향료의 품질을 일관되게 유지할 수 있습니다. 합성향은 현대적인 이미지를 선호하는 젊은 세대에게도 매력적으로 다가갑니다.

안정성과 보관성 : 민감함 vs. 지속력

천연향

천연향은 빛, 온도, 공기에 민감하여 변질되기 쉬운 특성을 가지고 있습니다. 예를 들어, 천연 오일은 산화가 빠르게 진행되어 향이 변질될 수 있으며, 이로 인해 보관과 사용 시 주의가 필요합니다. 특히 고온이나 직사광선에 노출될 경우 품질이 저하될 수 있어 냉암소에서 보관하는 것이 권장됩니다. 또한, 천연향은 시간이 지남에 따라 그 향이 자연스럽게 변하기 때문에 사용 기한을 철저히 관리해야 합니다. 이러한 특성으로 인해 천연향은 신선함을 유지하는 것이 중요한 향기 애호가나 자연 친화적인 제품을 선호하는 이들에게 적합하지만, 보관의 번거로움이 단점으로 작용할 수 있습니다.

합성향

합성향은 천연향보다 화학적으로 안정성이 높아 외부 환경 변화에 덜 민감하며, 향기의 지속 시간이 길다는 장점이 있습니다. 대량 생산 시에도 품질의 일관성을 유지할 수 있어 일정한 향을 선호하는 사용자들에게 신뢰를 제공합니다. 산화나 변질 위험이 적어 보관이 용이하고, 특별한 관리 없이도 장기간 사용할 수 있습니다. 이러한 특성 덕분에 향수, 화장품, 세제 등 다양한 산업 분야에서 널리 활용되며, 품질 유지와 긴 보관 기간이 필요한 제품에 적합한 선택으로 평가됩니다.

환경적 지속 가능성 : 희소성 vs. 대체 가능성

천연향

천연향료의 원료는 주로 식물에서 추출되며, 이는 자원 고갈과 생태계 파괴의 위험을 동반할 수 있습니다. 예를 들어, 대규모로 장미 꽃잎을 채취하거나 샌달우드 나무를 벌목하는 과정은 해당 지역의 생물 다양성을 위협하고 토양 침식, 서식지 파괴 등의 환경적 영향을 초래할 수 있습니다. 또한, 천연자원의 수확은 계절성과 기후 변화에 크게 의존하기 때문에 안정적인 공급이 어려워질 수 있으며, 이는 가격 변동성과 생산 불안정으로 이어질 수 있습니다. 이러한 이유로 천연향의 생산과 소비에는 지속 가능한 수확 방법과 환경 보호를 위한 책임 있는 관리가 요구됩니다.

합성향

합성향은 천연자원에 대한 의존도를 줄이며, 실험실에서 대체 물질을 생산함으로써 자원 고갈 문제를 완화할 수 있습니다. 이는 희귀하거나 멸종 위기에 처한 식물을 보호하는 데 기여하며, 일정한 품질과 공급량을 유지하는 장점도 제공합니다. 그러나 합성향의 제조 과정에서는 화학적 폐기물과 에너지 소비가 발생하며, 이로 인해 대기 오염과 수질 오염 등의 환경 문제가 제기될 수 있습니다. 이를 해결하기 위해 친환경 공정 개발, 재생 가능한 원료 사용, 폐기물 최소화 기술 등의 지속 가능한 생산 방식이 요구됩니다. 최근에는 이러한 기술적 개선을 통해 환경 부담을 줄이고 지속 가능한 합성향 생산을 실현하려는 노력이 확대되고 있습니다.

경제성과 접근성 : 고급스러움 vs. 실용성

천연향

천연향은 원료의 희소성과 복잡한 추출 과정으로 인해 높은 비용이 발생합니다. 예를 들어, 로즈 앱솔루트는 1kg을 추출하기 위해 약 3,000~4,000kg의 장미 꽃잎이 필요해 매우 고가로 거래됩니다. 이로 인해 천연향은 고급 향수나 프리미엄 제품에서 주로 사용되며, 가격이 높아 대중적인 접근이 어려울 수 있습니다. 또한, 기후와 수확 조건에 따라 공급이 불안정해 비용 변동성이 클 수 있습니다. 이러한 특성은 천연향을 희소성과 고급스러움을 상징하는 요소로 만들지만, 실용성 면에서는 한계가 있습니다.

합성향

합성향은 실험실에서 대량 생산이 가능하며, 생산 과정이 표준화되어 공급이 안정적이기 때문에 비교적 저렴한 가격으로 제공됩니다. 이러한 경제성 덕분에 합성향은 합리적인 가격대의 향수, 화장품, 세제 등 대중적인 생활용품에 널리 활용됩니다. 특히 동일한 품질과 향을 지속적으로 유지할 수 있어 제조업체에 비용 면에서도 효율적인 선택입니다. 합성향의 접근성은 다양한 사용자층에 맞춘 제품 개발을 가능하게 하며, 새로운 향기의 조합을 통해 창의적인 제품을 선보이는 데 기여합니다.

경험과 이미지 : 자연의 순수함 vs. 현대적 창의성

천연향

천연향은 자연스럽고 고급스러운 이미지를 선호하는 사람들에게 매력적으로 다가갑니다. 감정적 연결과 심리적 안정을 중시하는 브랜드에서 주로 활용되며, 자연의 순수함과 전통적인 가치를 강조하는 제품에 많이 사용됩니다. 천연향은 사용자의 감각을 편안하게 하며, 자연 친화적이고 지속 가능한 라이프스타일을 추구하는 이들에게 긍정적인 인상을 남깁니다.

🌿 합성향

합성향은 현대적이고 창의적인 이미지를 선호하는 젊은 세대와 트렌드 지향적인 제품에서 널리 활용됩니다. 폭넓은 향기 옵션을 제공해 개성과 취향을 자유롭게 표현할 수 있으며, 실용성과 독창성을 동시에 만족시킵니다. 실험적이고 혁신적인 향 조합을 통해 새로운 감각적 경험을 선사하며, 트렌드를 반영한 감각적인 제품으로 많은 사람들의 관심을 끌고 있습니다.

🌿 천연향과 합성향의 융합

천연향과 합성향은 각각 고유한 강점과 한계를 지니고 있습니다. 특정 용도와 목적에 따라 적절히 선택하거나 두 가지를 조화롭게 혼합함으로써, 향기 산업은 사용자와 환경 모두를 만족시키는 방향으로 발전할 수 있습니다.

- **천연향** : 감정적 연결과 깊이를 제공합니다. 이는 향에 따뜻함과 진정성을 부여하며, 자연 친화적인 선택을 원하는 이들에게 정서적인 만족감을 선사합니다.
- **합성향** : 창의성과 지속 가능성을 제공합니다. 독창적인 향 조합을 가능하게 하고, 품질을 일정하게 유지할 수 있어 다양한 제품 개발에 기여하며, 천연 자원 보호에도 긍정적인 역할을 합니다.

이 두 가지의 조화로운 결합은 향기 산업이 나아갈 새로운 가능성을 열어주며, 사용자의 기대와 환경적 책임을 동시에 충족하는 방향으로 나아가는 데 중요한 역할을 할 것입니다.

천연향과 합성향의 조화로운 사용법
안전성과 지속 가능성

천연향과 합성향은 각각 고유의 강점과 특성을 지니며, 현대 향료 산업에서 상호 보완적인 역할을 수행합니다. 이 두 향의 조화는 풍부하고 다채로운 향기를 창조하여, 향을 즐기는 이들에게 독창적이고 매력적인 경험을 제공합니다. 하지만 이를 성공적으로 구현하기 위해서는 안전성과 지속 가능성을 중심으로 한 책임 있는 접근이 필수적입니다. 이 장에서는 천연향과 합성향의 조화로운 사용을 위한 실질적인 지침과 향료 산업의 미래 방향을 살펴봅니다.

안전한 사용법 : 건강한 향기 경험을 위한 필수 요소

천연향과 합성향을 함께 사용할 때, 무엇보다 중요한 것은 안전성입니다.

천연향은 자연 유래 성분이지만, 특정 성분이 피부 자극이나 알레르기 반응을 유발할 가능성이 있습니다. 예를 들어, 시트러스 계열의 천연향은 광독성이 있어 사용 후 햇빛에 노출될 경우 피부에 자극을 줄 수 있습니다. 반면, 합성향은 안정적인 품질과 지속성을 제공하지만, 고농도로 사용할 경우 피부 자극이나 호흡기 문제를 일으킬 가능성이 있습니다.

- **안전 지침** : 국제 향료 협회(IFRA)의 규정을 준수하고, 각 성분의 적정 농도를 확인하는 것이 중요합니다.
- **패치 테스트** : 새로운 향료를 사용할 때는 개인적인 반응을 확인하기 위해 패치 테스트를 진행하는 것이 좋습니다.

이러한 조치는 향을 사용하는 모든 사람들의 안전을 보장하고, 향료에 대한 신뢰를 높이는 데 중요한 역할을 합니다. 책임 있는 향료 사용은 건강과 안심을 제공할 뿐만 아니라, 제품을 개발하는 기업에는 품질 향상과 브랜드 신뢰도 강화에 기여하며, 향료 산업의 지속 가능한 발전을 촉진합니다.

향을 즐기는 이들과의 신뢰 구축 : 투명성과 교육

천연향과 합성향의 차이, 그리고 이들의 조화로운 활용이 가진 장점을 향을 즐기는 이들에게 정확히 전달하는 것은 신뢰 형성의 핵심 요소입니다. 이를 통해 향료에 대한 이해도를 높이고, 자신에게 적합한 향을 선택하는 데 도움을 줄 수 있습니다.

투명한 라벨링

제품 라벨에 사용된 향료의 원료, 비율, 제조 방법 등을 명확히 표시하여 사람들이 제품을 선택할 때 더 많은 정보를 바탕으로 신뢰할 수 있도록 해야 합니다. 이러한 정보 제공은 향료 제품에 대한 이해도를 높이고, 브랜드와 제품에 대한 신뢰감을 형성하는 데 중요한 역할을 합니다.

교육과 정보 제공

천연향과 합성향 각각의 장단점과 이들의 조화 가능성에 대한 교육 자료와 정보를 제공함으로써, 향을 즐기는 이들이 자신의 취향과 라이프스타일에 맞는 향을 선택할 수 있도록 돕는 것이 중요합니다. 이를 통해 향에 대한 이해를 높이고, 보다 개인화된 향 경험을 즐길 수 있습니다.

> **핵심정리**
> **안전성과 지속 가능성을 통한 미래 지향적 접근**
>
> 천연향과 합성향의 균형 있는 활용은 향을 창조하는 과정에서 환경 보호와 소비자의 안전을 함께 고려하는 책임감 있는 방향으로 나아가야 합니다. 두 향료의 장점을 조화롭게 결합하면 더욱 풍부하고 개성 있는 향을 경험할 수 있으며, 지속 가능한 방식으로 향료 산업을 발전시키는 데 기여할 수 있습니다.
>
> 책임 있는 향료 개발은 새로운 가능성을 모색하며, 창의성과 지속 가능성을 바탕으로 산업 전반의 발전을 이끄는 중요한 역할을 합니다. 이러한 접근을 통해 향을 즐기는 이들은 더욱 건강하고 환경을 고려한 선택을 할 수 있으며, 향료 산업 또한 긍정적인 변화를 지속적으로 만들어 나갈 것입니다.

향을 활용한 건강 관리와 생활 개선 팁

향기는 신체와 마음의 균형을 맞추는 데 중요한 역할을 합니다. 에센셜 오일과 합성향료는 각각 고유한 특성과 장점을 지니고 있으며, 이를 적절히 활용하는 방법이 바로 아로마테라피와 아로마콜로지입니다.

이 두 가지 접근법은 감정과 신체적 변화를 조절하는 데 도움을 줄 수 있습니다.

- 🌼 **잠이 오지 않을 때** : 편안한 향으로 숙면을 유도합니다.
- 🌼 **스트레스로 감정이 흔들릴 때** : 긴장을 완화하는 향을 활용합니다.
- 🌼 **집중력이 떨어질 때** : 정신을 맑게 하는 향으로 업무 효율을 높입니다.
- 🌼 **슬픔이나 불안이 지속될 때** : 정서적 안정을 돕는 향을 선택합니다.

천연향인 에센셜 오일과 합성향료를 적절히 조합하면, 마음과 몸의 균형을 유지하며 건강한 생활을 지속하는 데 도움이 됩니다. 이번 장에서는 일상에서 건강과 삶의 질을 높이는 아로마테라피와 아로마콜로지 활용법을 소개합니다.

🌿 스트레스 완화 : 평온한 마음을 위한 향기

라벤더와 베르가못은 심리적 안정을 돕고 긴장을 풀어주는 데 유용합니다. 라벤더는 신경계를 안정시키며, 베르가못은 시트러스 계열의 상쾌한 향으로 기분을 밝게 만듭니다.

- ⬢ **활용법** : 디퓨저에 라벤더 오일 3방울과 베르가못 오일 2방울을 넣어 공간을 편안한 분위기로 만드세요. 명상이나 요가와 함께하면 더욱 효과적입니다.
- ⬢ **추천 향료** : 라벤더 오일, 베르가못 오일, 리모넨.

🌿 숙면 유도 : 깊고 평온한 밤을 위한 준비

숙면을 돕는 향기로는 네롤리와 바닐린이 적합합니다. 네롤리는 진정 효과가 뛰어나며, 바닐린은 따뜻하고 부드러운 향기로 편안한 환경을 조성합니다.

- ⬢ **활용법** : 베개에 네롤리 오일 2방울을 떨어뜨리거나, 디퓨저에 바닐린을 추가하여 수면 환경을 조성하세요. 따뜻한 물에 오일을 섞어 입욕하면 더욱 편안한 밤을 보낼 수 있습니다.
- ⬢ **추천 향료** : 네롤리 오일, 바닐린, 헬리오트로핀.

🌿 집중력 강화 : 생산성을 높이는 향기

로즈마리와 레몬 오일은 집중력과 기억력을 향상시키는 데 효과적입니다.

- ⬢ **활용법** : 책상 근처 디퓨저에 로즈마리 오일 3방울과 레몬 오일 2방울을 넣어 학습 및 업무 공간을 더욱 쾌적하게 만드세요.
- ⬢ **추천 향료** : 로즈마리 오일, 시트랄, 리날롤.

🌿 면역력 증진 : 건강을 지키는 향기

유칼립투스 오일은 호흡기를 보호하고 면역 체계를 강화하는 데 도움을 줍니다.

- ⬢ **활용법** : 디퓨저에 유칼립투스 오일 4방울을 넣어 공기를 정화하거나, 스팀 흡입기를 활용해 호흡기를 깨끗하게 관리하세요.
- ⬢ **추천 향료** : 유칼립투스 오일, 1,4-시네올, 민트 계열 합성향료.

🌿 창의력 촉진 : 상상력을 자극하는 향기

플로랄 계열의 플로로사와 시트러스 계열의 시트랄은 창의적인 작업 환경을 조성하는 데 적합합니다.

- ⬢ **활용법** : 작업 공간에서 플로로사 3방울과 시트랄 2방울을 디퓨저에 넣어 창의적인 분위기를 조성하세요. 예술 작업이나 아이디어 회의에 활용하면 좋습니다.
- ⬢ **추천 향료** : 플로로사, 게라니올, 시트랄.

🌿 감정적 치유 : 마음의 안정을 위한 향기

우디 계열의 샌달로어와 캐시메란은 감정적 안정과 내면의 평온을 찾는 데 도움을 줍니다.

- ⬢ **활용법** : 명상이나 휴식 시간에 디퓨저를 활용하거나, 마사지 오일로 사용해 긴장을 해소하세요.
- ⬢ **추천 향료** : 샌달로어, 캐시메란, 파촐리 오일

에센셜 오일과 합성향료는 각각의 특성을 살려 일상 속에서 다양하게 활용할 수 있습니다. 자연에서 얻은 에센셜 오일은 심신을 편안하게 하고, 합성향료는 독창성과 실용성을 더해 새로운 감각적 경험을 제공합니다.

이 두 가지를 적절히 조합하면 스트레스를 줄이고 삶의 질을 향상하는 데 도움이 됩니다. 향기를 활용하여 더 건강하고 균형 잡힌 생활을 만들어보세요.

10장

인체와 향기의 만남

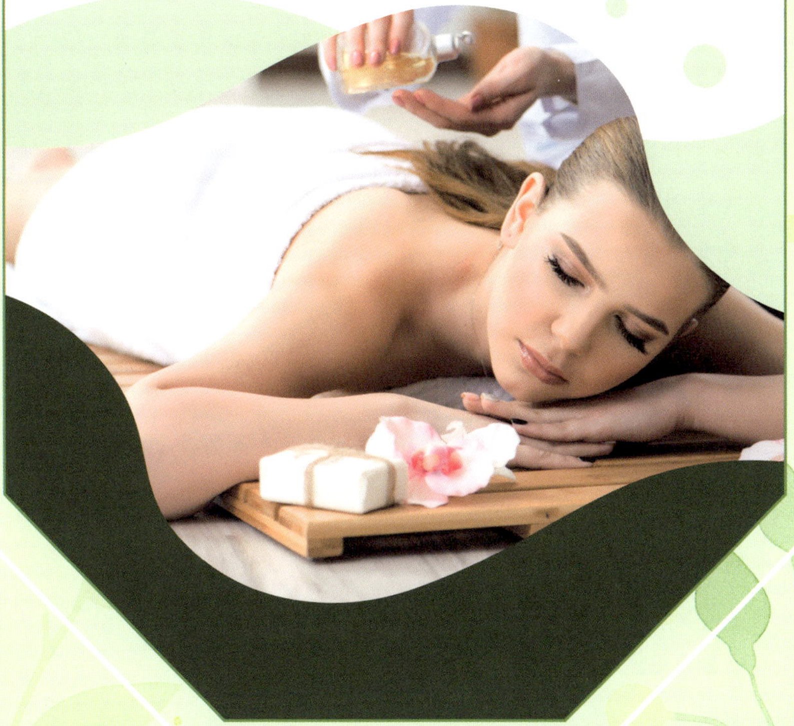

10-1

향기와 인체 시스템과의 상호작용

향기는 인체의 다양한 생리적 시스템과 긴밀하게 상호작용합니다. 이러한 향기는 우리의 신체와 마음에 긍정적인 영향을 미치며, 치유와 건강 증진에 도움을 주는 중요한 역할을 합니다. 순환계, 호흡계, 신경계, 소화계, 면역계, 그리고 피부와 같은 주요 신체 시스템은 특정 향기에 반응하여 심리적 안정과 신체적 활력을 제공합니다. 향기가 각 신체 시스템과 어떻게 상호작용하며, 이를 일상에서 효과적으로 활용할 수 있는지에 대해 살펴보겠습니다.

순환계와 향기 : 심박수 조절과 혈압 안정

순환계는 혈액을 통해 산소와 영양을 전달하며 심혈관 건강을 유지합니다. 특정 향기는 혈압 안정과 심박수 조절에 도움을 줄 수 있습니다.

● **과학적 근거 :** Journal of Clinical Medicine (2017)연구에 따르면, 라벤더 오일은 스트레스 상황에서 심박수를 안정화하고, 혈압을 감소시키는 효과를 보였습니다.

- **활용법** : 라벤더 오일을 디퓨저에 사용하거나, 목욕물에 몇 방울 떨어뜨려 긴장을 완화하고 혈액 순환을 촉진하세요.

🌿 호흡계와 향기 : 호흡기 건강과 점막 진정

호흡계는 산소를 공급하고 노폐물을 배출하며, 특정 향기는 호흡기를 정화하고 점막을 진정시키는 데 효과적입니다.

- **과학적 근거** : Respiratory Medicine Case Reports (2021) 연구에 따르면, 유칼립투스 오일은 천식 증상을 완화하고 상기도 감염을 개선하는 데 도움을 주었습니다.
- **활용법** : 디퓨저나 스팀 흡입기를 사용하여 유칼립투스 오일을 퍼뜨리고 호흡기 건강을 증진하세요.

🌿 신경계와 향기 : 스트레스 해소와 집중력 강화

향기는 신경계를 자극하여 심리적 안정과 인지 기능 향상에 기여합니다.

- **스트레스 완화** : 라벤더 오일은 Frontiers in Psychology (2019) 연구에 따르면, 라벤더 오일 흡입이 코르티솔 수치를 낮추고 긴장을 완화하는 데 효과적인 것으로 나타났습니다.
- **집중력 강화** : 로즈마리 오일은 작업 기억과 정보 처리 속도를 높이는 데 도움을 줍니다.
- **활용법** : 업무 공간에 로즈마리 오일을 디퓨저로 확산하거나, 잠들기 전 라벤더 오일을 베개에 뿌려 심신을 안정시켜 보세요.

🌿 소화계와 향기 : 복부 건강과 소화 촉진

특정 향기는 소화기를 지원하고 복부 불편감을 완화합니다.

- 🔶 **과학적 근거** : Journal of Alternative and Complementary Medicine (2014) 연구에 따르면, 페퍼민트 오일이 소화불량 증상을 개선하는 데 효과적이었습니다.
- 🔶 **활용법** : 캐리어 오일에 페퍼민트 오일 몇 방울을 섞어 복부를 시계 방향으로 부드럽게 마사지하세요. 또한, 따뜻한 생강차를 마시면 위장을 진정시키고 소화를 돕는 데 효과적입니다.

🌿 면역계와 향기 : 감염 예방과 면역력 증진

면역계를 강화하고 감염을 예방하는 향기는 건강 유지에 도움을 줍니다.

- 🔶 **과학적 근거** : International Journal of Molecular Sciences (2022) 연구에 따르면, 티트리 오일은 항균 및 항바이러스 효과를 통해 병원균 억제에 기여하는 것으로 밝혀졌습니다.
- 🔶 **활용법** : 티트리 오일을 알코올과 물에 섞어 손 소독제로 사용하거나, 디퓨저에 레몬 오일과 티트리 오일을 넣어 실내 공기를 정화하세요.

🌿 피부와 향기 : 재생과 진정

피부 건강을 지원하는 향기는 재생과 염증 완화에 효과적입니다.

- 🔶 **과학적 근거** : Dermatologic Therapy (2020) 연구에 따르면, 티트리 오일이 여드름과 염증을 감소시키는 데 효과적인 것으로 나타났습니다.
- 🔶 **활용법** : 티트리 오일을 캐리어 오일에 적절히 희석한 뒤, 여드름이 있는 부위에 부드럽게 톡톡 두드려 발라주면 피부 진정과 건강 관리에 도움이 됩니다.

🌿 내분비계와 향기 : 호르몬 균형과 에너지 관리

내분비계는 신체의 호르몬 분비를 조절하며, 특정 향기는 호르몬 균형을 유지하고 스트레스를 완화하는 데 도움을 줄 수 있습니다.

- 🍯 **과학적 근거** : Phytotherapy Research (2014) 연구에 따르면, 클라리세이지 오일이 에스트로겐 유사 작용을 통해 여성 갱년기 증상을 개선하고 생리통을 완화하는 데 효과적인 것으로 나타났습니다.
- 🍯 **활용법** : 클라리세이지 오일을 캐리어 오일과 혼합해 복부를 마사지하거나, 입욕제로 활용하여 호르몬 균형을 지원하세요.

🌿 비뇨기계와 향기 : 체액 조절과 노폐물 배출

비뇨기계는 신체의 체액 균형과 노폐물 배출을 담당하며, 특정 향기는 이 과정을 촉진할 수 있습니다.

- 🍯 **과학적 근거** : Journal of Ethnopharmacology (2018) 연구는 페퍼민트 오일이 항염 및 통증 완화 효과를 나타내며, 근육통 완화에 유용하다고 밝혔습니다.
- 🍯 **활용법** : 캐리어 오일에 주니퍼베리 오일을 섞어 복부와 하체를 부드럽게 마사지하거나, 반신욕과 함께 활용해 체액 균형을 유지하고 부종을 완화하세요.

🌿 근골격계와 향기 : 근육 긴장 완화와 통증 관리

근육과 관절의 긴장을 완화하고 통증을 줄이는 데 도움을 주는 향기입니다.

- 🍯 **과학적 근거** : Pain Research and Management (2017) 연구는 페퍼

민트 오일이 항염 및 통증 완화 효과를 나타내며, 근육통 완화에 유용하다고 밝혔습니다.
- **활용법** : 운동 후 캐리어 오일에 페퍼민트 오일을 섞어 마사지하거나, 온열 마사지와 병행해 긴장을 해소하세요.

감각계와 향기 : 감각적 경험의 강화

향기는 후각뿐만 아니라 시각, 청각과 어우러져 전반적인 감각 경험을 풍부하게 만들 수 있습니다.
- **과학적 근거** : Frontiers in Neuroscience (2020)의 연구에 따르면, 네롤리 오일과 같은 향기 성분이 부드러운 조명이나 잔잔한 음악과 같은 환경적 요소와 결합될 때 스트레스를 감소시키고 심리적 안정감을 증진하는 데 효과적인 것으로 나타났습니다.
- **활용법** : 명상이나 휴식을 취할 때 네롤리 오일을 아로마 확산기에 넣어 공간 전체에 향을 퍼뜨리고, 부드러운 조명과 편안한 음악을 함께 활용하면 마음의 긴장을 풀고 깊은 휴식을 경험하세요.

각 신체 시스템은 특정 향기에 반응하여 건강과 균형을 유지하는 데 도움을 줍니다. 과학적 연구를 기반으로 적절한 향기를 선택하고 활용하면 스트레스를 줄이고 신체적 건강을 개선하며 삶의 질을 높일 수 있습니다. 향기는 감각을 자극하는 것을 넘어, 신체와 정서적 균형을 유지하는 데 중요한 역할을 합니다.

심신의 균형을 돕는 향기 사례

향기는 신체와 마음의 조화를 이루는 데 도움을 주며, 일상에서 스트레스를 관리하고 건강을 유지하는 데 유용합니다. 여기서는 다양한 향기를 활용하여 감정 안정, 집중력 강화, 수면 개선, 면역력 증진 등 건강한 삶을 위한 사례를 소개합니다.

감정 안정과 스트레스 완화 : 올리바넘와 일랑일랑

올리바넘 에센셜 오일

올리바넘는 긴장을 완화하고 불안을 줄이는 효과로 잘 알려져 있습니다. Phytotherapy Research (2017) 연구에서는 올리바넘 향이 스트레스 호르몬 수치를 낮추고 심리적 안정을 유도한다고 밝혔습니다.

- ● **활용법** : 취침 전 디퓨저에 올리바넘 오일을 몇 방울 넣거나, 따뜻한 목욕물에 추가해 긴장을 풀고 숙면을 돕습니다.

🌿 일랑일랑 에센셜 오일

일랑일랑은 감정적 균형을 유지하며 스트레스를 완화하는 데 효과적입니다. Evidence-Based Complementary and Alternative Medicine의 2015년 연구에서는 일랑일랑 오일이 우울증을 완화하는 데 긍정적 영향을 미친다고 보고되었습니다.

- ⬢ **활용법** : 작업 중간 일랑일랑 오일을 손목에 바르거나 흡입하여 안정감을 느껴 보세요.

집중력과 창의성 촉진 : 시트러스 계열 오일

🌿 베르가못 에센셜 오일

베르가못은 활력을 불어넣고 피로감을 덜어주는 상쾌한 향기로, 인지 능력을 향상시킵니다. Journal of Biological Research (2016) 연구에 따르면, 베르가못 향은 업무 집중력과 생산성을 높이는 데 기여합니다.

- ⬢ **활용법** : 업무 공간에 디퓨저로 베르가못 오일을 퍼뜨려 상쾌한 분위기를 조성하세요.

🌿 레몬 에센셜 오일

레몬 오일은 집중력과 기억력을 높이며, 인지 능력 향상에 기여합니다. Psychogeriatrics (2016) 연구에서는 레몬 오일이 노인 대상의 기억력 개선과 우울증 감소에 긍정적인 효과를 보였다고 보고되었습니다.

- ⬢ **활용법** : 학습 공간이나 사무실에서 레몬 오일을 디퓨저로 확산하여 활기찬 환경을 조성하세요.

🌿 수면 유도와 피로 회복 : 클라리 세이지과 시더우드

🌱 클라리 세이지 에센셜 오일

클라리 세이지 오일은 숙면을 유도하고 피로를 해소하는 데 이상적인 오일입니다. Journal of Korean Academy of Nursing (2019) 연구에 따르면, 클라리 세이지 향은 수면의 질을 높이는 데 효과적입니다.

- ⬢ **활용법** : 침구에 클라리 세이지 오일을 소량 뿌리거나, 취침 전 디퓨저를 활용하세요.

🌱 시더우드 에센셜 오일

시더우드는 심신 안정과 깊은 이완을 유도하며 불면증 완화에 효과적입니다. Natural Product Communications (2015) 연구에 따르면, 시더우드 오일의 진정 효과는 신경계의 과도한 흥분을 억제하고 심박수를 안정화하는 데 기여합니다.

- ⬢ **활용법** : 잠자리에 들기 전, 따뜻한 목욕물에 시더우드 오일 5방울을 떨어뜨려 심신의 긴장을 풀어주거나, 캐리어 오일과 혼합하여 목과 어깨 주변을 부드럽게 마사지하세요.

🌿 호흡기 건강과 감기 예방 : 스피어민트와 파인

🌱 스피어민트 에센셜 오일

스피어민트 오일은 호흡기를 정화하고 면역 체계를 강화합니다. Respiratory Medicine Case Reports (2014)는 스피어민트 오일이 코막힘과 감기 증상 완화에 유용하다고 보고했습니다.

- ⬢ **활용법** : 디퓨저에 스피어민트 오일을 사용하거나 증기 흡입법으로 활용하세요.

파인 에센셜 오일

파인 오일은 항염증 및 면역력 증진 효과로 감기와 같은 질환 예방에 유용합니다. Journal of Ethnopharmacology (2014) 연구에서는 파인 오일이 염증을 억제하고 면역계 활성을 촉진한다고 밝혔습니다.

● **활용법**: 파인 오일은 피부에 직접 바르거나 차에 첨가하는 방식 대신, 디퓨저를 사용하여 향기를 퍼뜨리거나, 증기 흡입법으로 활용하여 면역력을 강화하세요.

에너지를 충전하는 향기 : 스위트 휀넬과 블랙페퍼

스위트 휀넬 에센셜 오일

스위트 휀넬은 운동 후 피로를 회복시키고 활력을 높이는 데 도움을 줍니다. 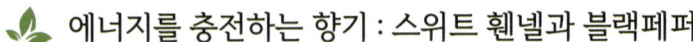Journal of Physiology and Pharmacology 연구에서는 스위트 휀넬 오일이 신체 회복을 촉진하고 운동 능력 향상에 긍정적인 영향을 미칠 수 있다고 보고했습니다.

● **활용법**: 운동 후 스위트 휀넬 오일을 캐리어 오일에 희석해 마사지 오일로 활용하세요.

블랙페퍼 에센셜 오일

블랙페퍼 오일은 혈액 순환을 촉진하며 피로 회복과 에너지 증진에 효과적입니다. International Journal of Aromatherapy (2003) 연구에 따르면, 블랙페퍼 오일은 국소 적용 시 말초 순환을 개선하고 근육 긴장을 완화하는 데 도움을 줍니다.

● **활용법**: 캐리어 오일에 블랙페퍼 오일을 혼합해 근육 마사지에 활용하거나, 디퓨저로 확산하여 활력을 얻으세요.

각각의 향기는 고유한 특성과 효능을 지니고 있어, 우리의 일상을 풍요롭게 만드는 데 중요한 역할을 합니다. 자신에게 적합한 향기를 선택하고 활용한다면, 스트레스를 완화하고 에너지를 충전하며 건강을 유지할 수 있습니다. 향기를 통해 심신의 균형을 찾고, 일상 속에서 활력을 더해 보세요.

삶의 순간과 향기
연령과 상황에 맞춘 맞춤형 향기 활용법

향기는 삶의 순간마다 감정과 신체 반응을 조율하며 긍정적인 변화를 이끌어냅니다. 연령과 환경에 따라 적절히 선택한 향기는 몸과 마음의 균형을 유지하고 삶의 질을 높이는 데 중요한 역할을 합니다.

유년기에는 라벤더, 오렌지의 부드러운 향기가 정서적 안정과 편안한 수면을 도와줍니다. 청소년기에는 페퍼민트나 레몬처럼 상쾌한 향기가 집중력과 활력을 높여줍니다. 성인에게는 베르가못이나 샌달우드가 스트레스를 덜어내고 감정의 균형을 잡아주며, 노년기에는 프랑킨센스와 로즈 향이 마음을 차분히 하여 우울감 해소와 기억력 향상을 도와줍니다.

향기는 개인의 기억과 감정을 연결해 일상의 순간을 특별하게 만듭니다. 이제 연령, 일상, 중요한 순간, 분위기, 계절에 따라 활용 가능한 에센셜 오일을 소개하겠습니다.

연령별 맞춤 향기 활용법

연령대	에센셜 오일	활용 방법
어린이	라벤더, 카모마일 로먼	• **디퓨저** : 라벤더 1방울, 카모마일 로먼 1방울 혼합 • **목욕** : 캐리어 오일 10mL에 카모마일 로먼 2방울 희석 • **주의** : 어린이 피부는 민감하므로 희석 비율을 철저히 준수하고, 사용 전 피부 테스트를 하세요.
청소년 및 청년	로즈마리, 페퍼민트	• **디퓨저** : 로즈마리 2방울, 페퍼민트 2방울 혼합 • **마사지** : 캐리어 오일 30mL에 진저 3방울, 페퍼민트 2방울 혼합 • **주의** : 고혈압이 있는 경우 로즈마리 오일 사용을 피하세요.
성인 남성	샌달우드, 프랑킨센스	• **디퓨저** : 샌달우드 3방울, 프랑킨센스 2방울 혼합 • **마사지** : 캐리어 오일 20mL에 샌달우드 3방울 혼합 • **주의** : 사용 전 알레르기 패치 테스트를 권장하고, 피부에 사용할 때는 충분히 희석하세요.
성인 여성	제라늄, 일랑일랑	• **목욕** : 캐리어 오일 15mL에 제라늄 3방울, 일랑일랑 3방울 희석 • **디퓨저** : 같은 비율로 혼합 사용 • **주의** : 민감한 피부는 사용 전 소량을 피부에 발라 테스트하세요.
갱년기	클라리 세이지, 제라늄	• **마사지** : 캐리어 오일 30mL에 클라리 세이지 3방울, 제라늄 2방울 혼합 • **디퓨저** : 클라리 세이지 2방울, 제라늄 3방울 혼합 • **주의** : 호르몬 변화로 인한 민감성을 고려해 적정량만 사용하고, 필요 시 전문의와 상담 후 사용하세요.
노년층	프랑킨센스, 라벤더	• **마사지** : 캐리어 오일 30mL에 프랑킨센스 3방울, 라벤더 2방울 혼합 • **디퓨저** : 프랑킨센스 3방울, 라벤더 2방울 혼합 • **주의** : 관절 마사지는 부드럽게 진행하고 과도한 압력을 피하세요.

🌿 일상 속 향기 활용법

상황	에센셜 오일	활용 방법
아침을 활기차게 시작할 때	스위트 오렌지, 레몬	• 아로마 확산기에 스위트 오렌지 3방울, 레몬 2방울 혼합 후 사용 • **주의**: 밀폐된 공간에서는 주기적으로 환기하며 사용하세요.
집안을 신선하게 만들 때	유칼립투스, 레몬	• 물 100mL에 유칼립투스 5방울, 레몬 3방울을 섞어 공기 정화용 스프레이로 사용 • **주의**: 어린이나 반려동물이 있는 공간에서는 사용 전 적합성을 확인하세요.
차량 내 쾌적한 환경 조성	레몬, 라임	• 차량용 아로마 확산기에 레몬 3방울, 라임 2방울 혼합 후 사용 • **주의**: 닫힌 차량에서는 장시간 사용을 피하고 주기적으로 환기하세요.
집안 활력 유지	베르가못, 자몽	• 아로마 확산기에 베르가못 3방울, 자몽 2방울 혼합 후 사용 • **주의**: 사용 중간에 환기해 쾌적한 환경을 유지하세요.
침구를 상쾌하게 유지	라벤더, 티트리	• 물 100mL, 알코올 10mL에 라벤더 4방울, 티트리 3방울 혼합 후 침구에 가볍게 분사 • **주의**: 섬유 손상을 방지하기 위해 일정 거리를 두고 분사하세요.
신발장 냄새 제거	티트리, 페퍼민트	• 베이킹소다 50g에 티트리 3방울, 페퍼민트 2방울 섞어 주머니에 넣어 신발장에 배치 • **주의**: 베이킹소다 주머니가 신발에 직접 닿지 않도록 하세요.

몸과 마음을 위한 맞춤형 향기 활용법

상황	에센셜 오일	활용 방법
불면증을 극복하고 싶을 때	카모마일 로먼, 라벤더	· **베갯잇** : 카모마일 로먼 1방울을 베갯잇에 떨어뜨려 숙면 유도 · **주의** : 사용 전 알레르기 테스트를 하세요.
소화 불량을 완화하고 싶을 때	페퍼민트, 진저	· **복부 마사지** : 캐리어 오일 20mL에 페퍼민트 2방울, 진저 2방울 혼합 · **주의** : 페퍼민트는 자극이 될 수 있으니 고농도 사용을 피하세요.
면역력을 높이고 싶을 때	티트리, 유칼립투스	· **스프레이** : 물 100mL에 티트리 5방울, 유칼립투스 3방울 혼합 · **주의** : 어린이가 있는 공간에서는 소량만 사용하세요.
생리통 완화를 원할 때	클라리 세이지, 제라늄	· **복부 마사지** : 캐리어 오일 20mL에 클라리 세이지 3방울, 제라늄 2방울 혼합 · **주의** : 임신 중이거나 임신 가능성이 있는 경우 사용을 피하세요.
감기 증상을 완화하고 싶을 때	유칼립투스, 로즈마리	· **증기 흡입** : 뜨거운 물에 유칼립투스 3방울, 로즈마리 2방울 혼합 · 천식 환자는 사용 전 의사와 상담하세요.
명상이나 요가 시 집중하고 싶을 때	프랑킨센스, 샌달우드	· **아로마 확산기** : 프랑킨센스 3방울, 샌달우드 2방울 혼합 · **주의** : 향기를 천천히 들이마시며 심호흡하고, 밀폐된 공간에서는 사용 후 환기하세요.

🌿 중요한 순간, 분위기를 완성하는 향기 활용법

상황	에센셜 오일	활용 방법
긴장되는 발표나 면접 전 자신감을 높이고 싶을 때	네롤리, 샌달우드	· **아로마 확산기**: 네롤리 2방울, 샌달우드 3방울 혼합 · **향 목걸이**: 네롤리 1방울, 샌달우드 1방울을 향 목걸이 팬던트에 떨어뜨려 휴대 · **롤온 향수**: 네롤리 4방울, 샌달우드 6방울, 캐리어 오일 10mL에 혼합 · **주의**: 농도 조절 필수, 중간 환기, 피부 사용 전 패치 테스트 후에 사용하세요.
데이트에서 로맨틱한 분위기를 만들고 싶을 때	일랑일랑, 제라늄	· **아로마 확산기**: 일랑일랑 3방울, 제라늄 2방울 혼합 · **주의**: 과도한 사용을 피하고 적정량만 활용하세요.
모임에서 활기찬 분위기를 조성하고 싶을 때	오렌지, 레몬	· **아로마 확산기**: 오렌지 3방울, 레몬 2방울 혼합 · **주의**: 피부가 민감한 경우 오일 접촉을 피하세요.
중요한 행사에서 안정감을 유지하고 싶을 때	프랑킨센스, 샌달우드	· **아로마 확산기**: 프랑킨센스 3방울, 샌달우드 2방울 혼합 · **주의**: 사용 중간에 환기해 쾌적함을 유지하세요.
외출 전에 자신감을 높이고 싶을 때	샌달우드, 베르가못	· **향수**: 샌달우드 3방울, 베르가못 2방울 혼합 · **주의**: 직사광선에 노출되지 않는 부위에 사용하세요.
여행 중 피로를 풀고 싶을 때	진저, 레몬	· **롤온**: 호호바 오일 10mL에 진저 2방울, 레몬 2방울 혼합 · **주의**: 직사광선에 닿지 않는 부위에 발라주세요.

🌿 계절별 맞춤 향기 활용법

상황	에센셜 오일	활용 방법
봄철 생기를 더하고 싶을 때	베르가못, 자몽	· **아로마 확산기** : 베르가못 3방울, 자몽 2방울 혼합 · **주의** : 사용 중간에 환기해 쾌적함을 유지하세요.
여름철 벌레를 퇴치하고 싶을 때	시트로넬라, 레몬그라스	· **스프레이** : 물 100mL, 알코올 10mL에 시트로넬라 5방울, 레몬그라스 3방울 혼합 · **주의** : 어린이가 있는 경우 희석 농도를 낮춰 사용하세요.
여름철 상쾌한 샤워를 원할 때	자몽, 레몬	· **바디 워시** : 무향 바디워시 100mL에 자몽 3방울, 레몬 2방울 혼합 후 사용 · **주의** : 시트러스 오일은 광독성이 있을 수 있으므로, 사용 후 햇빛 노출을 피하세요.
여름철 더위를 식히고 싶을 때	페퍼민트, 레몬그라스	· **스프레이** : 물 100mL, 알코올 10mL에 페퍼민트 3방울, 레몬그라스 2방울 혼합 · **주의** : 눈과 입에 직접 닿지 않도록 사용하세요.
가을철 건조함을 완화하고 싶을 때	제라늄, 샌달우드	· **스프레이** : 물 100mL, 글리세린 5mL에 제라늄 3방울, 샌달우드 2방울 혼합 후 피부나 실내 공기에 가볍게 분사 · **주의** : 사용 전 충분히 흔들어 섞어 주세요. 피부에 직접 사용할 경우 패치 테스트를 진행하세요.
겨울철 감기 예방을 하고 싶을 때	유칼립투스, 티트리	· **증기 흡입** : 뜨거운 물에 유칼립투스 3방울, 티트리 2방울 혼합 · **주의** : 천식 환자는 사용 전 의사와 상담하세요.
겨울철 피부 보습을 원할 때	로즈, 카모마일 로먼	· **마사지 오일** : 캐리어 오일 30mL에 로즈 3방울, 카모마일 로먼 2방울 혼합 · **주의** : 얼굴에 사용할 때는 눈 주위를 피해 주세요.

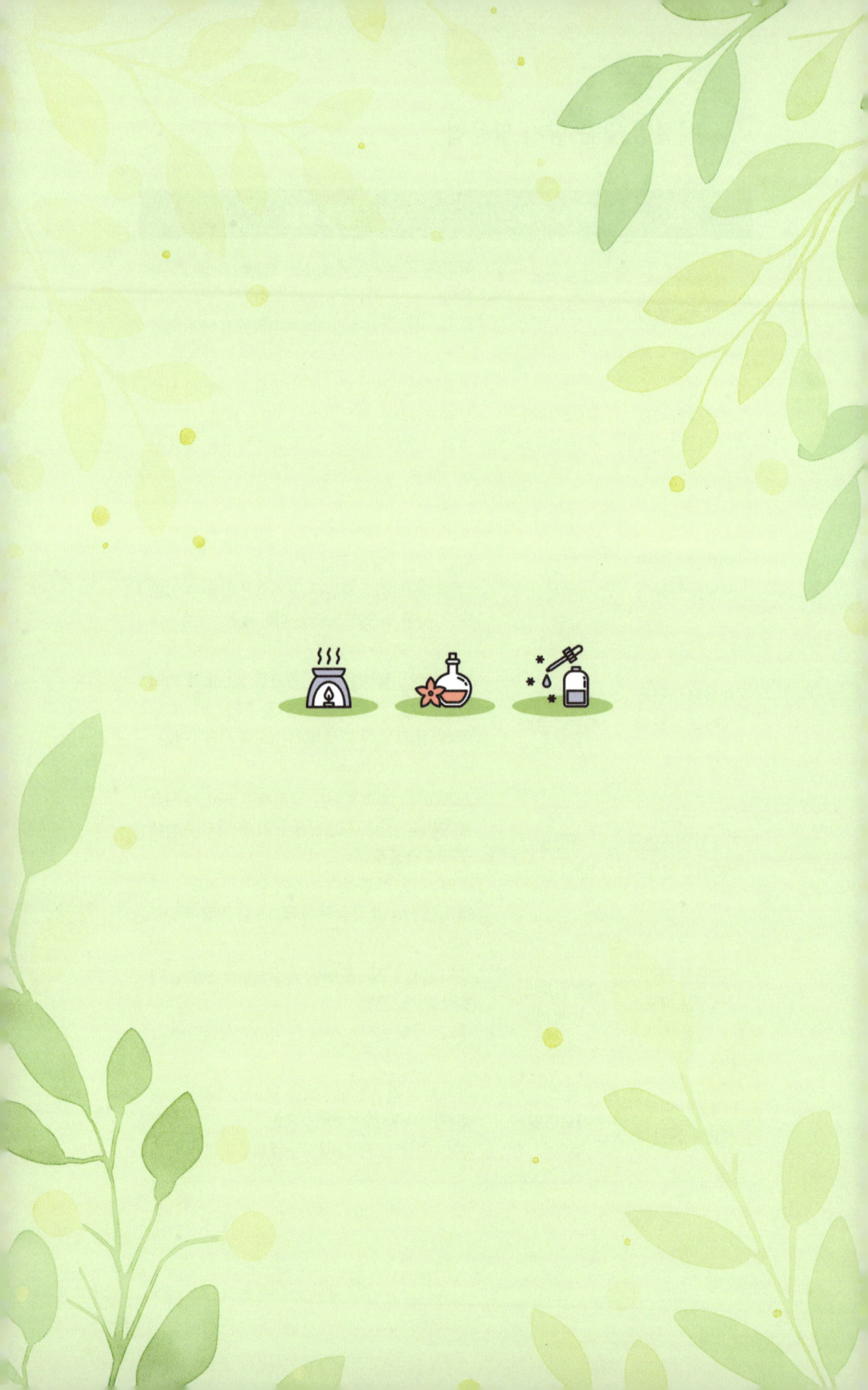

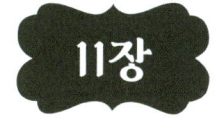

향수의 세계로

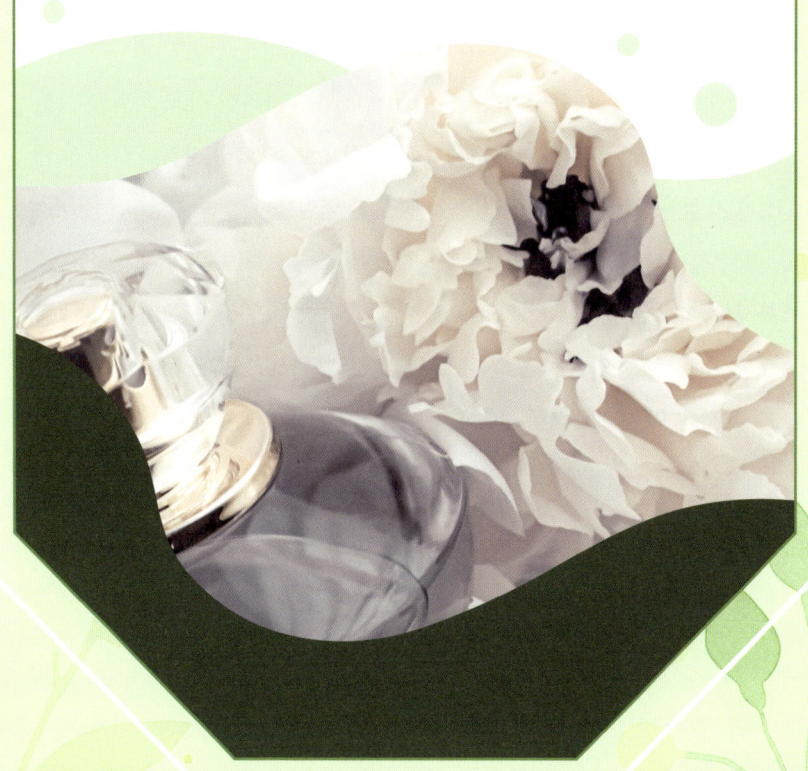

향수의 구조
발향 단계와 분류법

향수는 인류의 오랜 역사 속에서 동서양을 막론하고 다양한 문화와 사회적 맥락에서 사용되어왔습니다. 고대 이집트에서는 신성한 의식과 종교적 제례에 향수를 사용했고, 프랑스 궁정에서는 화려한 사교 문화의 상징으로 자리 잡았습니다. 향수는 향기 그 이상으로, 사회적 지위와 문화적 개성을 표현하고, 심리적 안정을 돕는 중요한 역할을 해왔습니다.

향수는 기본적으로 향의 원액을 알코올, 오일, 왁스 등의 매개물과 혼합하여 사용합니다. 이 과정에서 블렌딩은 향수의 품질을 좌우하는 중요한 요소로, 향의 휘발도와 조화를 고려해 구성됩니다. 사용자의 취향과 목적에 맞게 탑, 미들, 베이스 노트를 적절히 배치하는 것이 블렌딩의 핵심입니다.

 향수의 구조

앞서 살펴본 천연향 에센셜 오일과 합성향료의 특징을 바탕으로, 향의 휘발도에 따라 탑 노트, 미들 노트, 베이스 노트로 분류할 수 있습니다.

탑 노트는 향수를 처음 뿌렸을 때 가장 먼저 느껴지는 상큼하고 가벼운 향으로, 첫인상을 결정짓습니다. 이 노트는 주로 시트러스 계열의 향이 많으며, 휘발성이 높아 짧은 시간 안에 사라집니다.

미들 노트는 향의 중심을 이루며, 탑 노트가 사라진 후 부드럽고 조화로운 향이 지속됩니다. 플로럴, 허브, 아로마틱 계열의 향이 주로 이 단계에 해당하며, 향수의 성격을 결정짓는 중요한 역할을 합니다.

베이스 노트는 깊고 묵직한 향으로, 향수의 잔향을 형성하며 오랜 시간 동안 지속됩니다. 주로 머스크, 앰버, 우디 계열의 향이 사용되며, 향수의 전체적인 균형과 지속력을 담당합니다.

이러한 노트의 균형을 맞추는 것이 향수 블렌딩의 핵심입니다. 향의 휘발성을 고려해 조화롭게 구성된 향수는 감각을 더욱 풍부하게 하고, 사용자의 경험을 깊이 있게 만들어 줍니다. 천연향과 합성향의 특성을 고려하여 각각의 노트에 적절한 향을 배치하면, 아로마테라피의 신체적 치유 효과와 아로마콜로지의 심리적 안정 효과를 동시에 누릴 수 있습니다.

부향률에 따른 향수의 분류

향수의 향료 농도는 향기의 강도와 지속 시간을 결정짓는 주요 요소로, 사용자의 필요와 상황에 따라 적절한 선택을 가능하게 합니다.

퍼퓸 (Parfum)

향료 함량 20~30%, 지속 시간 8~12시간. 향이 강렬하고 오랜 시간 지속되어 소량으로도 충분한 존재감을 발휘합니다. 나폴레옹은 퍼퓸을 애용하며 하루에도 여러 번 사용했다고 전해집니다.

🌿 오 드 퍼퓸 (Eau de Parfum, EDP)

향료 함량 15~20%, 지속 시간 6~8시간. 일상생활과 특별한 자리 모두에 어울리며, 깊이 있는 향기를 제공합니다. 샤넬 No.5의 오 드 퍼퓸은 전 세계적으로 사랑받는 대표적인 예입니다.

🌿 오 드 뚜왈렛 (Eau de Toilette, EDT)

향료 함량 5~15%, 지속 시간 2~4시간. 가볍고 산뜻한 향기로 활동적인 일상에 적합합니다. CK One은 젊은 세대 사이에서 캐주얼한 매력으로 인기를 끌었습니다.

🌿 오 드 코롱 (Eau de Cologne, EDC)

향료 함량 3~5%, 지속 시간 1~2시간. 상쾌하고 은은한 향기로 여름철이나 운동 후 사용하기에 좋습니다. 4711 오리지널 코롱은 클래식한 매력으로 꾸준히 사랑받고 있습니다.

🌿 오 프레쉬 (Eau Fraiche)

향료 함량 1~3%, 지속 시간 1시간 이내. 매우 가벼운 향으로 더운 날씨나 운동 후 사용하기에 적합합니다.

향수의 선택과 제조는 개인의 취향뿐만 아니라 계절, 시간대, 체취와도 밀접하게 연결되어 있습니다. 천연향과 합성향을 적절히 조화시켜 자신만의 향을 만들어가는 과정은 심리적 안정과 신체적 활력을 선사하는 특별한 경험이 될 수 있습니다.

향수를 제대로 즐기는 방법
선택, 사용, 보관

향수를 선택할 때는 개인의 취향뿐만 아니라 라이프스타일, 계절, 사용 목적 등 다양한 요소를 고려하는 것이 중요합니다. 향수는 향기를 더하는 것이 아니라, 개인의 개성과 분위기를 표현하는 요소이므로 자신에게 어울리는 향을 찾고 올바르게 활용하는 방법을 아는 것이 필요합니다.

향수 선택 방법

향수를 선택할 때는 먼저 자신의 취향과 함께 어떤 상황에서 사용할지를 고려하는 것이 필요합니다.

피부 타입과 체취 고려

향수는 피부 타입과 체취에 따라 다르게 발향될 수 있습니다. 일반적으로 건조한 피부보다는 지성 피부에서 향이 더 오래 지속되며, 체취와 조화를 이루는 향을 선택하는 것이 중요합니다. 자신에게 어울리는 향을 찾기 위해서는 직접 시향하고 시간이 지나면서 어떻게 변화하는지를 확인하는 것이 좋습니다.

계절과 날씨에 따른 선택

계절에 따라 적합한 향이 다릅니다. 봄과 여름에는 시트러스, 플로럴 계열과 같이 가볍고 산뜻한 향이 적합합니다. 가을과 겨울에는 우디, 오리엔탈 계열처럼 따뜻하고 깊이 있는 향이 잘 어울립니다. 기온과 습도도 향의 확산과 지속력에 영향을 미치므로, 날씨를 고려해 향수를 선택하는 것이 좋습니다.

사용 목적에 따른 선택

일상적인 사용에는 은은하고 산뜻한 향이 좋으며, 특별한 자리나 저녁 모임에서는 좀 더 강렬하고 깊이 있는 오리엔탈 계열의 향이 분위기를 돋보이게 합니다.

향수 사용 방법

향수를 효과적으로 사용하는 방법은 향의 지속력과 확산력에 큰 영향을 미칩니다. 올바른 사용법을 익히면 향이 더욱 오래 지속되며 자연스럽게 퍼질 수 있습니다.

적절한 부위에 사용하기

향수는 체온이 높은 부위에 뿌릴 때 더욱 자연스럽게 퍼지기 때문에 손목, 귀 뒤, 목덜미, 팔꿈치 안쪽과 같은 부위에 사용하는 것이 좋습니다. 손목은 움직임이 많아 향이 은은하게 확산되며, 귀 뒤와 목덜미는 체온이 높아 향이 오랫동안 유지되는 장점이 있습니다. 또한, 팔꿈치 안쪽은 피부에 부드럽게 머물며 자연스럽게 퍼지는 특징이 있어 향수를 효과적으로 즐길 수 있는 부위로 적합합니다. 향수를 사용할 때는 피부에 직접 분사하거나 공기 중에 뿌린 후 그 아래로 걸어 들어가는 방법도 활용할 수 있습니다.

적당한 양 사용하기

과도하게 뿌리면 향이 너무 강해져 주변 사람들에게 불쾌감을 줄 수 있으므로, 2~3회 가볍게 분사하여 은은한 향이 나도록 하는 것이 좋습니다. 특히, 강한 향수를 사용할 경우 한두 번만 뿌려도 충분하기 때문에 필요 이상의 사용은 피하는 것이 좋습니다. 또한, 손목에 뿌린 후 비비는 습관이 있는데, 이는 향의 분자를 파괴하여 지속력을 떨어뜨릴 수 있으므로 자연스럽게 마를 때까지 기다리는 것이 가장 좋습니다.

향수 레이어링

향수 레이어링은 서로 다른 향을 조합하여 자신만의 독특한 향을 연출하는 방식입니다. 가벼운 탑 노트 계열과 깊이 있는 베이스 노트 계열을 함께 사용하면 더욱 풍부하고 조화로운 향을 만들 수 있습니다. 예를 들어, 시트러스 계열 향수에 우디 계열이나 머스크 계열 향수를 더하면 상쾌하면서도 깊이 있는 향이 완성되며, 플로럴 계열 향수와 따뜻한 스파이스 계열 향수를 조합하면 세련된 분위기를 연출할 수 있습니다. 이러한 방식으로 다양한 향을 조합하면 자신의 개성과 분위기에 맞춘 향기를 자유롭게 연출할 수 있으며, 한 가지 향수만 사용할 때보다 더욱 다채로운 감각을 경험할 수 있습니다.

향수 사용 시 주의사항

향수를 사용할 때는 몇 가지 주의사항을 지켜야 합니다. 올바른 사용법을 따르면 향수를 더욱 안전하고 효과적으로 즐길 수 있으며, 불필요한 피부 자극이나 부작용을 예방할 수 있습니다.

직사광선 피하기

향수를 뿌린 후 직사광선에 노출되면 피부 자극이나 색소 침착이 발생할 수 있습니다. 특히, 시트러스 계열 향수에는 광독성을 유발할 수 있는 푸로쿠마린(furocoumarins) 성분이 포함되어 있어 주의가 필요합니다. 대표적으로 베르가모텐(Bergapten, 5-Methoxypsoralen, 5-MOP) 성분이 포함된 베르가못 오일이나 라임 오일을 사용한 후 자외선에 노출될 경우, '벨로크 피부염(Berloque Dermatitis)'이라는 광독성 피부염이 발생할 수 있습니다. 이는 피부에 갈색 반점이나 색소침착을 유발하며, 심한 경우 화상과 유사한 염증 반응이 나타날 수도 있습니다.

따라서, 시트러스 오일이 포함된 향수를 사용할 때는 피부보다는 옷 안쪽이나 모발에 뿌리는 것이 안전합니다. 또한, 낮 동안 향수를 사용할 경우 자외선 차단제를 병행하여 피부를 보호하는 것이 바람직합니다.

민감한 부위 피하기

눈, 입, 상처 부위 등 민감한 피부에는 향수를 직접 분사하지 않도록 주의해야 합니다. 향수에 포함된 알코올이나 특정 향료 성분이 예민한 부위에 자극을 줄 수 있으며, 특히 상처 부위에 닿으면 따가운 느낌이나 염증 반응이 발생할 수 있습니다. 향수를 사용할 때는 피부에서 적절한 거리를 유지하고, 민감한 부위를 피하도록 신경 쓰는 것이 좋습니다.

🌿 알레르기 반응 확인

새로운 향수를 사용할 때는 피부에 소량을 테스트하여 알레르기 반응 여부를 확인하는 것이 중요합니다. 손목 안쪽이나 팔 안쪽에 소량을 발라 24시간 동안 변화를 지켜보며, 가려움, 발진, 붉어짐 등의 이상 반응이 나타나지 않는지 확인해야 합니다. 특히, 피부가 민감하거나 특정 성분에 알레르기 반응을 보이는 경우에는 천연 성분이 포함된 저자극 향수를 선택하는 것이 좋습니다.

🌿 향수 보관 방법

향수의 향과 품질을 오래 유지하기 위해서는 올바른 보관 방법이 필요합니다. 잘못된 보관은 향의 변질과 색 변화, 휘발성 성분의 손실을 초래할 수 있습니다.

✻ 향수 보관의 기본 원칙

🌿 빛과 열 차단

향수는 빛과 열에 민감하여 직사광선이나 고온에 노출될 경우 성분이 분해되거나 변질될 수 있습니다. 특히 자외선은 향의 화학적 구조를 변화시켜 원래의 향을 손상시킬 수 있으므로, 서늘하고 어두운 곳에 보관하는 것이 가장 좋습니다.

🌿 밀폐 보관

향수병의 뚜껑을 단단히 닫아 공기와의 접촉을 최소화해야 합니다. 향수는 공기 중 산소와 반응하여 산화가 진행될 수 있으며, 이는 향의 품질을 저하시킬 뿐만 아니라 지속력에도 영향을 줄 수 있습니다. 사용 후 반드시 병을 밀폐하여 보관하는 것이 중요합니다.

습도 관리

향수는 습기가 많은 환경에서 농도가 변화하거나 병 내부에 미세한 곰팡이가 발생할 가능성이 있습니다. 욕실과 같이 습도가 높은 공간은 향수 보관에 적합하지 않으며, 건조하고 안정적인 환경에서 보관해야 합니다.

* 향수 보관 장소 추천

서랍이나 옷장 안

직사광선을 완전히 차단할 수 있는 서랍이나 옷장 속은 향수 보관에 적합한 장소입니다. 또한, 일정한 온도를 유지할 수 있어 향의 변질을 방지하는 데 도움이 됩니다.

원래의 박스 활용

향수를 구매할 때 제공되는 박스에 넣어 보관하면 외부 환경의 영향을 줄일 수 있습니다. 박스는 빛과 열, 습도로부터 향수를 보호하는 역할을 하며, 향수병이 외부 충격으로 손상되는 것을 방지하는 데도 유용합니다.

냉장 보관

고온 다습한 여름철에는 향수를 냉장고의 채소 칸에 보관하는 것도 좋은 방법입니다. 다만, 냉장 보관 시 너무 낮은 온도에서 보관하면 향의 조성이 변화할 수 있으며, 병 내부의 온도 차로 인해 결로 현상(습기 응결)이 발생할 수 있으므로 주의가 필요합니다. 냉장 보관 후 바로 실온에서 사용할 경우, 병을 실온에서 충분히 안정화한 후 사용하는 것이 좋습니다.

나만의 향수 만들기
조향 방법

향수 만들기는 창의력과 감각을 자극하는 흥미로운 과정입니다. 자신만의 개성을 담은 향수를 직접 제작하는 과정은 향을 조합하는 작업 그 이상으로, 내면의 감성과 취향을 표현하는 특별한 경험이 될 수 있습니다.

조향에 필요한 도구

- 🟤 **에센셜 오일 및 향료** : 탑, 미들, 베이스 노트에 사용할 다양한 향료.
- 🟤 **스포이트 및 계량컵** : 정확한 계량을 위해 필요.
- 🟤 **저울** : 향료와 알코올의 정확한 비율 측정을 위해 필수.
- 🟤 **유리 용기** : 혼합 및 보관용 병.
- 🟤 **알코올** : 에탄올(95% 이상) 사용.
- 🟤 **블로터(Blotter)** : 향의 변화와 특성을 확인하는 데 사용.
- 🟤 **향수 조향 시트와 펜** : 조향 과정과 비율을 기록하기 위해 필요.
- 🟤 **장갑** : 위생적인 작업과 피부 보호를 위해 착용.

🌿 조향 방법 단계별 가이드

🌾 향의 구상
먼저 어떤 분위기나 느낌을 담을지 구상합니다. 상큼한, 따뜻한, 신선한 등의 테마를 정한 후 각 노트에 맞는 향을 선택합니다.

🌾 탑, 미들, 베이스 노트 선택
각 노트의 비율은 일반적으로 탑(30%), 미들(50%), 베이스(20%)로 구성됩니다. 원하는 비율에 따라 조정 가능합니다.

🌾 소량 혼합 및 테스트
스포이트를 사용해 작은 용량으로 향을 섞고 블로터로 향을 확인합니다. 향이 조화를 이루는지 확인 후 필요에 따라 조정합니다.

🌾 알코올과 혼합
향료 혼합이 완료되면 알코올과 섞어 희석합니다. 보통 향료:알코올 비율은 1:3 정도가 적당합니다.

🌾 숙성 과정
완성된 향수는 밀폐된 용기에 담아 서늘한 곳에서 최소 2주간 숙성시킵니다. 숙성 후 향이 더 부드럽고 조화롭게 변합니다.

🌾 최종 테스트 및 조정
숙성이 끝난 후 향을 테스트하고, 필요시 추가로 향을 조정합니다. 이 과정을 통해 자신만의 완성된 향수를 얻을 수 있습니다.

자신만의 향수를 만드는 과정은 향을 통해 자신을 표현하는 특별한 경험이 될 것입니다. 창의력을 발휘하여 나만의 고유한 향기를 만들어 보세요.

향수 D.I.Y. 추천 레시피
자신을 표현하는 예술

향수 제작은 나만의 개성과 감성을 담아낼 수 있는 예술적인 활동입니다. 천연향 에센셜 오일과 합성향을 활용하여 생활 속에서 아로마테라피와 아로마콜로지를 경험하는 것은 감각을 일깨우고 심리적 안정을 돕는 좋은 방법이 될 수 있습니다.

이제부터 대상별, 상황별, 직업별, 계절별로 다양한 향수 레시피를 제안합니다. 이 레시피는 참고용으로 제공되며, 이를 바탕으로 창의적인 아이디어를 더해 자신만의 개성을 담은 향을 만들어보세요. 향의 조합은 무궁무진하므로, 취향과 감성을 반영해 자신만의 특별한 향기를 완성할 수 있습니다. 나만의 향수는 단순히 좋은 향을 내는 것뿐만 아니라, 개성을 표현하고 감각적인 즐거움을 선사하는 특별한 경험이 될 것입니다.

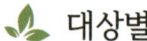 대상별

여성을 위한 로맨틱 향수

항목	내용
이름	로맨틱 플로럴 퍼퓸 (Romantic Floral Perfume)
컨셉	감성을 자극하는 로맨틱하고 부드러운 플로럴 향.
탑 노트	네롤리 1mL (0.85g) 알데하이드 C.16 스트로베리 1.5mL (1.28g)
미들 노트	장미 앱솔루트 1.5mL (1.28g) 재스민 앱솔루트 2mL (1.7g)
베이스 노트	바닐린 0.5mL (0.43g) 벤조인 레지노이드 1mL (0.85g)
알코올	무수 에탄올 50mL (39.45g)
희석 비율	향료 총량 13.04%
숙성 기간	최소 3주 보관 후 사용
사용 방법	특별한 저녁 약속 전 귀와 목 뒤에 뿌려 우아함을 더함.

남성을 위한 비즈니스 향수

항목	내용
이름	프로페셔널 우디 퍼퓸 (Professional Woody Perfume)
컨셉	신뢰와 전문성을 표현한 우디 계열의 클래식 향.
탑 노트	베르가못 1mL (0.85g) 1,4-시네올 1mL (0.85g)

항목	내용
미들 노트	로즈마리 1.5mL (1.28g) 페퍼민트 1mL (0.85g)
베이스 노트	베티버 1mL (0.85g) 샌달로어 1.5mL (1.28g)
알코올	무수 에탄올 50mL (39.45g)
희석 비율	향료 총량 12.28%
숙성 기간	최소 2주, 어두운 곳에서 보관
사용 방법	아침 출근 전 목과 손목에 한 번씩 뿌려 신뢰감을 높이는 데 활용.

청소년을 위한 공부 집중 향수

항목	내용
이름	브레인 부스터 퍼퓸 (Brain Booster Perfume)
컨셉	집중력과 활력을 강화하는 상쾌한 시트러스 허브 향.
탑 노트	레몬 1.5mL (1.28g) 디하이드로 미르세놀 1.5mL (1.28g)
미들 노트	로즈마리 2mL (1.7g) 유칼립투스 1.5mL (1.28g)
베이스 노트	베티버 1mL (0.85g)
알코올	무수 에탄올 50mL (39.45g)
희석 비율	향료 총량 13.04%
숙성 기간	최소 2주
사용 방법	시험 전 책상 옆에 뿌려 긴장을 완화하고 집중력을 높이는 데 사용.

🌿 신혼부부를 위한 로맨틱한 향수

항목	내용
이름	러브 하모니 퍼퓸 (Love Harmony Perfume)
컨셉	사랑과 로맨스를 표현한 달콤하고 우아한 플로럴 앰버 향.
탑 노트	네롤리 1.5mL (1.28g) 알데하이드 C.16 스트로베리 1mL (0.85g)
미들 노트	재스민 앱솔루트 1.8mL (1.53g) 장미 앱솔루트 1.5mL (1.28g)
베이스 노트	바닐린 1mL (0.85g) 샌달우드 1.5mL (1.28g)
알코올	무수 에탄올 50mL (39.45g)
희석 비율	향료 총량 14.24%
숙성 기간	최소 3주 숙성 후 사용
사용 방법	특별한 데이트 밤에 귀와 손목에 뿌려 로맨틱한 분위기를 더함.

🌿 갱년기를 위한 심신 안정 향수

항목	내용
이름	밸런싱 플로럴 퍼퓸 (Balancing Floral Perfume)
컨셉	감정의 균형과 심신의 안정을 돕는 플로럴 허브 향.
탑 노트	베르가못 1.2mL (1.02g) 스위트 오렌지 1.5mL (1.28g)
미들 노트	클라리 세이지 1.5mL (1.28g) 라벤더 1.8mL (1.53g)

항목	내용
베이스 노트	벤조인 레지노이드 0.8mL (0.68g) 샌달우드 1.5mL (1.28g)
알코올	무수 에탄올 50mL (39.45g)
희석 비율	향료 총량 14.24%
숙성 기간	최소 2주, 서늘하고 어두운 곳에서 보관
사용 방법	스트레스가 심한 날 손목과 목 뒤에 가볍게 뿌려 기분을 안정시키고 심신의 균형을 회복.

🌿 노인을 위한 따뜻한 안정 향수

항목	내용
이름	컴포트 우디 퍼퓸 (Comfort Woody Perfume)
컨셉	따뜻함과 안정감을 주는 우디와 파우더리 계열 향.
탑 노트	레몬 1.2mL (1.02g) 만다린 1.5mL (1.28g)
미들 노트	로만 캐모마일 1.5mL (1.28g) 제라늄 1.5mL (1.28g)
베이스 노트	베티버 1mL (0.85g) 바닐린 0.8mL (0.68g)
알코올	무수 에탄올 50mL (39.45g)
희석 비율	향료 총량 13.04%
숙성 기간	최소 3주 숙성 후 사용
사용 방법	편안한 저녁 시간을 위해 손목과 가슴에 뿌려 따뜻한 향과 함께 안정감을 즐김.

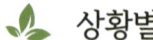 상황별

감각 회복 지원 향수

항목	내용
이름	센스 어웨이크 퍼퓸 (Sense Awake Perfume)
컨셉	감각 회복을 지원하며 활력을 주는 시트러스 우디 향.
탑 노트	자몽 1.5mL (1.28g) 1,4-시네올 1.2mL (1.02g)
미들 노트	로즈마리 1.5mL (1.28g) 라벤더 1.5mL (1.28g)
베이스 노트	베티버 1.2mL (1.02g) 캐시메란 1.5mL (1.28g)
알코올	무수 에탄올 50mL (39.45g)
희석 비율	향료 총량 14.38%
숙성 기간	최소 2주 숙성 후 사용
사용 방법	기분 전환이 필요할 때 손목과 목 뒤에 뿌리거나, 디퓨저로 실내에 확산하여 활력을 회복합니다.

심신 안정용 향수

항목	내용
이름	딥 컴포트 퍼퓸 (Deep Comfort Perfume)
컨셉	심리적 안정과 촉각적 부드러움을 주는 우디 앰버 향.
탑 노트	스위트 오렌지 1mL (0.85g) 알데하이드 C.16 스트로베리 1mL (0.85g)

항목	내용
미들 노트	로만 캐모마일 1.5mL (1.28g) 클라리 세이지 1mL (0.85g)
베이스 노트	샌달로어 1.5mL (1.28g) 벤조인 레지노이드 1mL (0.85g)
알코올	무수 에탄올 50mL (39.45g)
희석 비율	향료 총량 12.28%
숙성 기간	최소 3주 숙성 후 사용
사용 방법	손목, 가슴, 침구에 가볍게 뿌려 부드럽고 안정적인 느낌을 즐길 수 있습니다.

🌿 외출 시 자신감을 주는 향수

항목	내용
이름	파워 부스트 퍼퓸 (Power Boost Perfume)
컨셉	외출 전 자신감을 높여주는 시트러스 스파이시 향.
탑 노트	자몽 1.5mL (1.28g) 만다린 1mL (0.85g)
미들 노트	블랙 페퍼 1.5mL (1.28g) 로즈마리 1mL (0.85g)
베이스 노트	캐시메란 1.2mL (1.02g) 베티버 1.2mL (1.02g)
알코올	무수 에탄올 50mL (39.45g)
희석 비율	향료 총량 12.89%
숙성 기간	최소 2주 숙성 후 사용
사용 방법	외출 전 목과 가슴에 뿌려 자신감과 카리스마를 강조.

🌿 운동 후 상쾌함을 원하는 사람들을 위한 향수

항목	내용
이름	애프터 워크아웃 퍼퓸 (After Workout Perfume)
컨셉	운동 후 신선함과 에너지를 되찾아주는 상쾌한 아쿠아틱 시트러스 향.
탑 노트	레몬 1.5mL (1.28g) 디하이드로 미르세놀 1.5mL (1.28g)
미들 노트	유칼립투스 1.8mL (1.53g) 로즈마리 1.5mL (1.28g)
베이스 노트	베티버 1mL (0.85g) 플로로사 0.8mL (0.68g)
알코올	무수 에탄올 50mL (39.45g)
희석 비율	향료 총량 13.64%
숙성 기간	최소 2주 숙성 후 사용
사용 방법	운동 후 상쾌함을 위해 손목과 목 뒤에 뿌리거나, 스포츠 가방에 넣어 두고 필요할 때 사용.

 직업별

🌿 예술가 및 크리에이티브

항목	내용
이름	크리에이티브 스파크 퍼퓸 (Creative Spark Perfume)
컨셉	창의력을 자극하고 영감을 불러일으키는 플로럴 그린 향.

항목	내용
탑 노트	베르가못 1.2mL (1.02g) 갈바넘 1mL (0.85g)
미들 노트	클라리 세이지 1.5mL (1.28g) 라벤더 1.5mL (1.28g)
베이스 노트	샌달로어 1.5mL (1.28g) 바닐린 1mL (0.85g)
알코올	무수 에탄올 50mL (39.45g)
희석 비율	향료 총량 13.34%
숙성 기간	최소 3주 숙성 후 사용
사용 방법	작업 전 손목과 가슴에 뿌려 영감을 북돋우세요.

상담직

항목	내용
이름	소프트 위즈덤 퍼퓸 (Soft Wisdom Perfume)
컨셉	신뢰감과 따뜻함을 전달하는 플로럴 허브 향.
탑 노트	스위트 오렌지 1.5mL (1.28g) 시트랄 1.2mL (1.02g)
미들 노트	로만 캐모마일 1.5mL (1.28g) 제라늄 1.5mL (1.28g)
베이스 노트	샌달우드 1.5mL (1.28g) 벤조인 레지노이드 1mL (0.85g)
알코올	무수 에탄올 50mL (39.45g)
희석 비율	향료 총량 14.09%
숙성 기간	최소 3주 숙성 후 사용

항목	내용
사용 방법	수업 전 손목과 가슴에 뿌려 학생들에게 편안하고 신뢰감 있는 이미지를 전달하세요.

의료인

항목	내용
이름	트러스트 퍼퓸 (Trust Perfume)
컨셉	안정감과 신뢰를 전달하며 스트레스를 완화하는 허브 우디 향.
탑 노트	레몬 1.2mL (1.02g) 1,4-시네올 1.5mL (1.28g)
미들 노트	라벤더 1.5mL (1.28g) 유칼립투스 1.2mL (1.02g)
베이스 노트	베티버 1.2mL (1.02g) 샌달로어 1.5ml (1.28g)
알코올	무수 에탄올 50mL (39.45g)
희석 비율	향료 총량 13.94%
숙성 기간	최소 2주 숙성 후 사용
사용 방법	병원 근무 전 손목과 귀 뒤에 뿌려 환자와 동료에게 안정감을 줍니다.

회사원 (비즈니스 환경)

항목	내용
이름	엘리트 클래식 퍼퓸 (Elite Classic Perfume)

항목	내용
컨셉	전문성과 세련됨을 표현하는 우디 시트러스 향.
탑 노트	레몬 1.5mL (1.28g) 1,4-시네올 1.2mL (1.02g)
미들 노트	로즈마리 1.5mL (1.28g) 블랙 페퍼 1mL (0.85g)
베이스 노트	베티버 1.5mL (1.28g) 캐시메란 1mL (0.85g)
알코올	무수 에탄올 50mL (39.45g)
희석 비율	향료 총량 13.34%
숙성 기간	최소 2주 숙성 후 사용
사용 방법	미팅 전 목과 손목에 뿌려 세련된 이미지를 강화하세요.

운동선수

항목	내용
이름	에너지 부스트 퍼퓸 (Energy Boost Perfume)
컨셉	활력을 높이고 집중력을 강화하는 시트러스 민트 향.
탑 노트	그레이프프루트 1.5mL (1.28g) 디하이드로 미르세놀 1.2mL (1.02g)
미들 노트	페퍼민트 1.2mL (1.02g) 로즈마리 1.5mL (1.28g)
베이스 노트	머스크 T 1mL (0.85g) 캐시메란 0.8mL (0.68g)
알코올	무수 에탄올 50mL (39.45g)
희석 비율	향료 총량 12.59%

숙성 기간	최소 2주 숙성 후 사용
사용 방법	운동 전이나 경기 시작 전 손목과 옷에 뿌려 에너지를 북돋우세요.

교육자

항목	내용
이름	인스파이어 에센스 (Inspire Essence Perfume)
컨셉	집중력과 차분함을 동시에 제공하여, 학생들과의 소통에서 신뢰감을 주는 향.
탑 노트	자몽 1.5mL (1.28g) 만다린 1.2mL (1.02g)
미들 노트	페퍼민트 1.2mL (1.02g) 라벤더 1.2mL (1.02g)
베이스 노트	헬리오트로핀 1mL (0.85g) 캐시메란 0.8mL (0.68g)
알코올	무수 에탄올 50mL (39.45g)
희석 비율	향료 총량 12.13%
숙성 기간	2주 숙성 후 사용
사용 방법	수업이나 강의 전, 손목과 목 뒤에 뿌려 집중력을 유지하세요.

계절별

봄을 위한 향수

항목	내용
이름	블룸 플로럴 퍼퓸 (Bloom Floral Perfume)
컨셉	꽃이 피어나는 봄날의 싱그러움과 경쾌함을 표현한 플로럴 시트러스 향.
탑 노트	베르가못 1.5mL (1.28g) 만다린 1.5mL (1.28g)
미들 노트	재스민 앱솔루트 1.5mL (1.28g) 장미 앱솔루트 1.5mL (1.28g)
베이스 노트	샌달우드 1.5mL (1.28g) 바닐린 0.5mL (0.43g)
알코올	무수 에탄올 50mL (39.45g)
희석 비율	향료 총량 13.79%
숙성 기간	최소 2주 숙성 후 사용
사용 방법	산책이나 야외 활동 시 목과 손목에 가볍게 뿌려 봄의 싱그러움을 느껴보세요.

여름을 위한 향수

항목	내용
이름	서머 브리즈 퍼퓸 (Summer Breeze Perfume)
컨셉	여름의 상쾌함과 청량함을 담아낸 시트러스 아쿠아틱 향.

탑 노트	그레이프프루트 1.5mL (1.28g) 레몬 1.5mL (1.28g)
미들 노트	유칼립투스 1.5mL (1.28g) 로즈마리 1.5mL (1.28g)
베이스 노트	베티버 1.5mL (1.28g) 아이소 이 슈퍼 0.8mL (0.68g)
알코올	무수 에탄올 50mL (39.45g)
희석 비율	향료 총량 14.24%
숙성 기간	최소 2주 숙성 후 사용
사용 방법	해변이나 여름 여행 시 가슴과 목 뒤에 뿌려 여름의 청량함을 느껴 보세요.

🌿 가을을 위한 향수

항목	내용
이름	어텀 하모니 퍼퓸 (Autumn Harmony Perfume)
컨셉	가을의 따뜻한 풍성함과 고요함을 담은 우디 스파이시 향.
탑 노트	시트랄 1.5mL (1.28g) 만다린 1mL (0.85g)
미들 노트	블랙 페퍼 1.5mL (1.28g) 클라리 세이지 1.5mL (1.28g)
베이스 노트	샌달로어 1.5mL (1.28g) 캐시메란 1.2mL (1.02g)
알코올	무수 에탄올 50mL (39.45g)
희석 비율	향료 총량 14.09%

항목	내용
숙성 기간	최소 3주 숙성 후 사용
사용 방법	가을 저녁 산책이나 독서 시간에 목과 손목에 뿌려 따뜻한 분위기를 만끽하세요.

🌿 겨울을 위한 향수

항목	내용
이름	윈터 리치 퍼퓸 (Winter Rich Perfume)
컨셉	겨울의 따뜻함과 깊이를 표현한 스파이시 앰버 향.
탑 노트	시나몬 1.5mL (1.28g) 스위트 오렌지 1.5mL (1.28g)
미들 노트	로만 캐모마일 1.5mL (1.28g) 네롤리 1mL (0.85g)
베이스 노트	벤조인 레지노이드 1mL (0.85g) 바닐린 1mL (0.85g)
알코올	무수 에탄올 50mL (39.45g)
희석 비율	향료 총량 14.09%
숙성 기간	최소 3주 숙성 후 사용
사용 방법	따뜻한 실내나 특별한 모임에 사용하여 겨울의 깊은 향을 느껴보세요.

향수 D.I.Y. 제조 시 사용하는 알코올

향수를 만들 때 가장 중요한 요소 중 하나는 알코올의 선택입니다. 향수의 향이 얼마나 자연스럽게 퍼지고 오래 지속되는지는 어떤 알코올을 사용하느냐에 따라 달라집니다. 흔히 약국에서 판매하는 소독용 알코올과 향수 전용 알코올이 같다고 생각할 수 있지만, 사실 이 두 가지는 목적과 성질이 다릅니다. 올바른 알코올을 선택해야 향의 발향이 깨끗하게 유지되고 지속력과 균형이 조화를 이룰 수 있습니다.

먼저, 향수에서 알코올은 향료를 희석하는 용도가 아니라 향의 확산력과 지속성을 결정짓는 핵심적인 요소입니다. 알코올은 향료와 균일하게 혼합되도록 도와주며, 향이 부드럽게 퍼질 수 있도록 돕는 역할을 합니다. 또한, 첫인상인 탑 노트가 빠르게 발향되도록 하고, 시간이 지나면서 미들 노트와 베이스 노트가 자연스럽게 발현될 수 있도록 합니다. 하지만 모든 알코올이 향수 제조에 적합한 것은 아니며, 향수 전용 알코올을 사용해야 깨끗한 향을 유지할 수 있습니다.

향수 전용 알코올

향수 제조에 적합한 알코올로는 향수 전용 알코올(Perfumers Alcohol)과 무수 에탄올(Ethanol 99%)이 있습니다. 향수 전용 알코올은 고도로 정제된 순수한 에탄올(96~99%)을 사용하여 향료와 균일하게 혼합되며, 향의 지속성과 확산력을 높이는 장점이 있습니다. 이러한 특징 덕분에 향수뿐만 아니라 디퓨저, 룸 스프레이 등의 다양한 제품에도 활용할 수 있습니다. 무수 에탄올 또한 순도 99% 이상의 고순도 알코올로, 향료를 깨끗하게 녹이며 빠른 확산력을 제공하여 향수 제조에 적합합니다. 두 가지 알코올 모두 잔향을 남기지 않고 발향이 깨끗하다는 공통점이 있으며, 향의 조화를 해치지 않도록 최적의 조건을 제공합니다.

🌿 향수 제조에 적합하지 않은 알코올 종류

약국에서 판매하는 소독용 알코올(70%~95%)은 향수 제조에는 적합하지 않습니다. 소독용 알코올은 의료 및 위생 용도로 제조되었기 때문에 불순물이 포함될 가능성이 있으며, 정제 과정이 향수 전용 알코올보다 단순하여 알코올 특유의 냄새가 강하게 남을 수 있습니다. 특히, 일부 제품에는 변성제(쓴맛을 내는 성분)가 포함되어 있어 향수에 사용할 경우 향이 변질될 우려가 있습니다. 따라서, 소독용 알코올을 향수 제조에 사용하면 향이 깔끔하게 발향되지 않고, 시간이 지나면서 향수 본연의 조화가 깨질 수 있습니다.

🌿 향수에 적합한 알코올을 선택하는 팁

향수를 만들 때는 반드시 순도가 높은 에탄올(96~99%)을 사용해야 하며, 무향 또는 최소한의 냄새만 남기는 알코올을 선택하는 것이 중요합니다. 또한, 향수 전용 알코올을 사용하면 안정적인 발향을 유지할 수 있으며, 향의 확산력과 지속력이 더욱 좋아집니다. 일반적으로 향수 제조에 적합한 알코올을 구하려면 향수 원료 전문 쇼핑몰, 화학 실험용 시약 전문점, 조향사 및 향수 제작 관련 업체를 이용하는 것이 좋습니다.

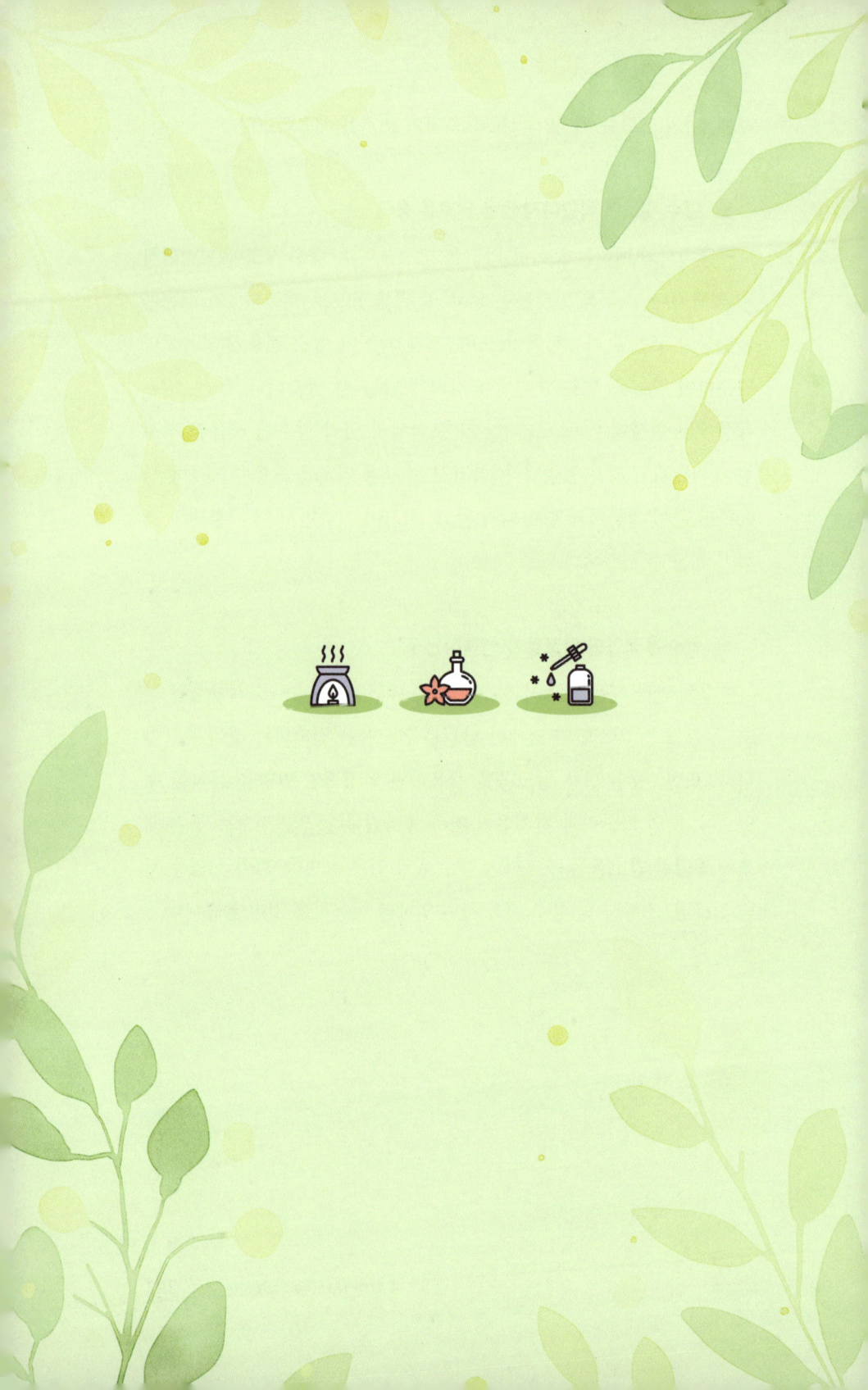

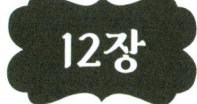

안전한 향기, 지속 가능한 선택

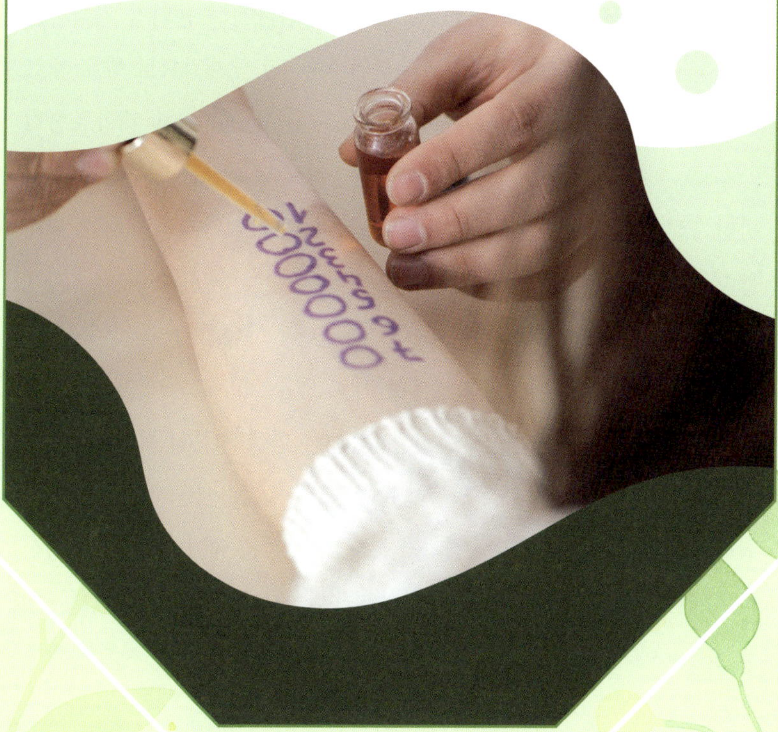

향기의 안전성
국제 규제와 가이드라인

향기는 감각적 즐거움을 선사하고, 감정을 자극하고 기억을 각인시키는 도구입니다. 그러나 이러한 향료가 안전하게 사용되기 위해서는 과학적 근거와 엄격한 규제가 필수적입니다. 전 세계적으로 향료 재료 연구소(Research Institute for Fragrance Materials, RIFM)와 국제향료협회(International Fragrance Association, IFRA)는 향료 안전성을 연구하고 관리하며, EU, 일본, 대한민국 등 각국은 이를 기반으로 독자적인 규제 체계를 마련하여 소비자 보호에 힘쓰고 있습니다.

향기 안전성 연구의 중심에는 향료 재료 연구소(RIFM)와 국제향료협회(IFRA)가 있습니다. 1966년에 설립된 RIFM은 향료 성분의 독성, 환경 영향, 알레르기 유발 가능성을 연구하며, 이를 바탕으로 과학적 기준을 마련합니다. 매년 수백 건의 연구 결과를 통해 향료 성분 데이터베이스를 갱신하며, 이 데이터는 IFRA의 가이드라인 제정에 중요한 근거로 활용됩니다. 1973년에 설립된 IFRA는 RIFM의 연구를 바탕으로 전 세계적인 향료 사용 지침을 발표하며, 지속적으로 소비자와 환경을 보호하는 규정을 업데이트합니다. 2023년에 발표된 IFRA 51차 개정안은 새로운 성분 제한과 안전 기준을 추가해 향료 사용의 안전성을 한층 강화했습니다.

주요 국가들의 규제 체계

유럽연합(EU)

EU는 세계에서 가장 엄격한 향료 안전 규제를 적용하는 지역 중 하나이다. 유럽식품안전청(European Food Safety Authority, EFSA)은 향료 성분의 독성, 알레르기 유발 가능성을 평가하고 규제합니다. 특히, 알레르기 유발 가능성이 높은 26종의 성분은 일정 농도를 초과할 경우 제품 라벨에 명시하도록 의무화되어 있습니다. 이 규정은 EU 화장품 규정(EC No. 1223/2009)에 기반하여 소비자 안전을 최우선으로 합니다.

대한민국

대한민국의 식품의약품안전처(Ministry of Food and Drug Safety, MFDS)는 화장품과 향료의 안전성을 관리하며, 특히 환경 보호와 오염 물질 배출 관리에 중점을 둡니다. 배합 금지 성분과 제한 성분 목록을 통해 소비자 안전을 보호하는 동시에 지속 가능한 환경을 추구하고 있습니다.

일본

일본의 후생노동성(Ministry of Health, Labour and Welfare, MHLW)는 화장품과 향료의 안전성을 관리하며, 특히 환경 보호와 오염 물질 배출 관리에 중점을 둡니다. 배합 금지 성분과 제한 성분 목록을 통해 소비자 안전을 보호하는 동시에 지속 가능한 환경을 추구하고 있습니다.

12-2

알레르기 유발 성분 관리 및 안전한 향기 사용

향료 사용 시 알레르기 반응을 일으킬 가능성이 있는 성분들은 국제적으로 철저히 관리되고 있습니다. 각국은 자국의 규제 체계를 통해 사용량을 제한하며, 소비자 보호와 안전한 사용을 최우선으로 고려하고 있습니다.

EU의 화장품 규정은 알레르기 유발 가능성이 높은 26종의 성분을 명시하며, 일정 농도를 초과할 경우 제품 라벨에 이를 표시하도록 의무화하고 있습니다. 이 규정은 소비자들이 제품 선택 시 성분 정보를 명확히 인지할 수 있도록 함으로써 안전성을 확보하고, 보다 신뢰할 수 있는 화장품 시장 환경을 조성하는 데 기여하고 있습니다.

대한민국은 식품의약품안전처의 화장품 안전기준을 통해 EU 규정을 참고하여 알레르기 유발 성분의 사용량을 제한하고 있습니다. 이는 국내 소비자들이 제품 사용 시 발생할 수 있는 알레르기 반응의 위험을 최소화하며, 국제적 안전기준을 준수하기 위한 노력의 일환입니다.

자주 사용되는 주요 알레르기 유발 성분으로는 리모넨(limonene), 리날룰(linalool), 시트랄(citral), 쿠마린(coumarin) 등이 있습니다. 이러한 성분들은 향료 산업에서 널리 사용되며, 규정에 따라 사용량이 제한되고 라벨링이 엄격히 관리되고 있습니다.

국내에서의 사용량 제한 및 관리 기준

향료 사용의 안전성 확보는 소비자 보호의 핵심 요소입니다. 대한민국에서는 화장품 안전기준 등에 관한 규정(식품의약품안전처 고시)에 따라 알레르기 유발 성분의 사용량을 철저히 관리하며, 제품의 유형에 따라 허용 농도가 다르게 설정됩니다. 이는 물로 헹구어 내는 린스 오프(Rinse-off) 제품과 피부에 장시간 도포되는 리브 온(Leave-on) 제품으로 구분되어 관리됩니다.

린스 오프 제품

샴푸와 비누처럼 물로 헹구어내는 제품은 피부와의 접촉 시간이 짧아, 비교적 높은 농도로 성분이 허용됩니다. 일반적으로 0.01% 이상 사용 시 성분 표시가 요구되며, 일부 성분은 최대 1~5%까지 허용됩니다.

리브 온 제품

크림과 로션처럼 피부에 장시간 도포되는 제품은 피부와의 접촉 시간이 길기 때문에, 알레르기 유발 성분의 허용 농도가 더 낮습니다. 일반적으로 0.001% 이상 사용 시 성분 표시가 필요하며, 최대 허용 농도는 0.1~1%로 제한됩니다.

이러한 규정은 제품을 선택할 때 알레르기 유발 성분의 존재 여부를 명확히 확인할 수 있도록 하여, 개인의 피부 특성과 안전성을 고려한 선택이 가능하도록 돕습니다.

🌿 알레르기 유발 성분 리스트

대한민국은 EU 화장품 규정(EC No. 1223/2009)을 기반으로 알레르기 유발 성분의 사용을 관리하고 있습니다. 이는 소비자 보호와 국제 기준 준수를 목표로 하며, 특정 성분의 사용 농도를 제한하거나 제품 라벨에 성분 표시를 의무화합니다.

🌿 EU에서 지정한 26종 알레르기 유발 성분

아래는 EU 규정에 따라 관리되는 주요 성분 리스트로, 국내에서도 동일한 기준에 따라 엄격히 관리됩니다.

번호	성분 이름	CAS 번호
1	아밀신남알(Amyl Cinnamal)	122-40-7
2	벤질알코올(Benzyl Alcohol)	100-51-6
3	신나밀알코올(Cinnamyl Alcohol)	104-54-1
4	시트랄(Citral)	5392-40-5
5	유제놀(Eugenol)	97-53-0
6	하이드록시시트로넬알(Hydroxycitronellal)	107-75-5
7	이소유제놀(Isoeugenol)	97-54-1
8	아밀신나밀알코올(Amyl Cinnamyl Alcohol)	101-85-9
9	벤질살리실레이트(Benzyl Salicylate)	118-58-1
10	신남알(Cinnamal)	104-55-2
11	쿠마린(Coumarin)	91-64-5
12	게라니올(Geraniol)	106-24-1

13	하이드록시이소헥실3-사이클로헥센카복스알데하이드 (Hydroxyisohexyl 3-Cyclohexene Carboxaldehyde)	31906-04-4
14	아니스알코올(Anisalcohol)	105-13-5
15	벤질신나메이트(Benzyl Cinnamate)	103-41-3
16	파네솔(Farnesol)	4602-84-0
17	부틸페닐메틸프로피오날(Butylphenyl Methylpropional)	80-54-6
18	리날룰(Linalool)	78-70-6
19	벤질벤조에이트(Benzyl Benzoate)	120-51-4
20	시트로넬롤(Citronellol)	106-22-9
21	헥실신남알(Hexyl Cinnamal)	101-86-0
22	리모넨(Limonene)	5989-27-5
23	메틸2-옥티노에이트(Methyl 2-Octynoate)	111-12-6
24	알파-이소메틸이오논(α-Isomethyl Ionone)	127-51-5
25	참나무이끼 추출물(Oakmoss Extract)	90028-68-5
26	나무이끼 추출물(Tree Moss Extract)	68648-41-9

CAS 번호는 특정 화학물질을 고유하게 식별하기 위해 미국화학학회(Chemical Abstracts Service, CAS)에서 부여한 번호입니다. 이 번호는 전 세계적으로 화학물질의 표준화된 식별 체계로 사용되며, 연구 및 데이터베이스 검색에서 중요한 역할을 합니다.

안전한 향기 사용을 위한 소비자 가이드

향을 일상에서 안전하게 즐기기 위해서는 올바른 사용법과 주의사항을 숙지하는 것이 중요합니다. 향료 성분이 피부나 호흡기에 미칠 영향을 고려하여 신중하게 선택하고, 안전한 사용 습관을 실천하는 것이 필요합니다.

라벨 확인

제품에 포함된 향료 성분을 꼼꼼히 확인하고, 알레르기 유발 가능 성분이 포함되어 있는지 살펴봅니다. 특히 민감한 피부를 가진 경우 특정 성분에 주의해야 합니다.

테스트 사용

새로운 제품을 사용할 때는 손목 안쪽이나 팔꿈치 안쪽에 소량을 바른 후 24시간 동안 반응을 관찰합니다. 피부에 붉어짐이나 가려움, 따가움이 발생하면 사용을 중단하는 것이 좋습니다.

전문가 상담

특정 성분에 민감하거나 기존에 피부 트러블을 경험한 적이 있다면, 제품 사용 전 전문가와 상담하여 적절한 제품을 선택하는 것이 중요합니다.

사용 환경 고려

밀폐된 공간에서 디퓨저나 향수를 과도하게 사용하면 향이 너무 강해질 수 있으며, 일부 성분이 호흡기에 자극을 줄 수도 있습니다. 적절한 환기를 유지하며 사용하고, 특히 어린이와 반려동물이 있는 환경에서는 안전성을 고려해야 합니다.

향기의 안전성은 개인의 건강뿐만 아니라 환경 보호와도 밀접한 관련이 있습니다. 국제적으로는 알레르기 유발 물질의 규제를 강화하고, 보다 친환경적인 향료 개발이 지속적으로 이루어지고 있습니다. 연구와 기술 발전을 통해 환경에 미치는 영향을 줄이고 지속 가능한 생산 방식을 도입하는 것은 향료 산업의 중요한 과제가 되고 있습니다. 이를 통해 향료 산업은 신뢰성을 유지하면서도, 건강하고 지속 가능한 미래를 위한 방향으로 나아가고 있습니다.

13장

미래의 향 산업

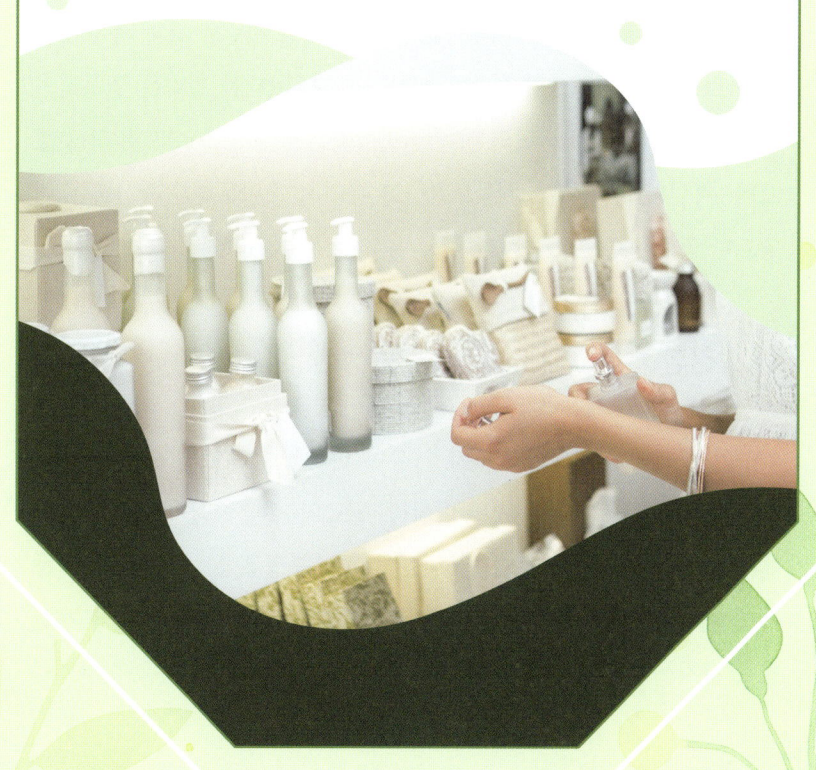

13-1

지속 가능한
향기 산업의 미래

21세기의 향기 산업은 환경 보호와 윤리적 소비를 중요한 가치로 삼고 있으며, 이는 향료 선택부터 제조, 포장, 유통 전반에 걸쳐 지속 가능성을 고려하는 방향으로 발전하고 있습니다. 이러한 변화는 일시적인 흐름이 아니라, 향기 산업의 미래를 결정짓는 핵심 요소로 자리 잡고 있으며, 자원의 지속 가능성을 보장하고 윤리적 소비문화를 확산하는 데 중요한 역할을 하고 있습니다.

🌿 친환경 원료와 지속 가능한 생산

향기 산업에서는 친환경 원료 사용이 더욱 강조되고 있습니다. 단순히 천연 원료를 사용하는 것이 아니라, 원료의 재배 방식과 공급망의 지속 가능성이 중요한 기준이 되고 있습니다. 공정무역(Fair Trade) 방식을 통해 재배된 라벤더나 로즈마리 같은 원료는 농부들의 삶의 질을 개선하는 동시에 환경 보호에도 기여하고 있습니다. 예를 들어, 뉴질랜드의 향수 브랜드 에이블(Abel)은 윤리적 공급망을 기반으로 파라벤 없는 비건 향수를 개발하며 지속 가능한 향기 산업을 실천하고 있습니다.

또한, 멸종 위기에 처한 식물과 보호종 식물의 증가로 인해 향료 산업은 지속 가능한 대안을 모색하고 있습니다. 매년 보호종으로 지정되는 식물의 수가 늘어나면서, 기존의 천연향료 공급이 제한되는 사례가 증가하고 있습니다. 예를 들어, 샌달우드는 과거 무분별한 벌목으로 인해 자원이 급격히 감소해 현재 엄격한 규제 아래 관리되고 있습니다. 이와 함께, 대규모 경작이 어려운 자원이 늘어나면서 환경친화적인 해결책이 더욱 요구되고 있습니다.

이러한 문제를 해결하기 위해, 재생 가능한 자원을 활용한 합성향 개발이 활발하게 이루어지고 있습니다. 이는 천연자원의 과도한 사용을 줄이고, 환경에 미치는 영향을 최소화하는 데 기여하고 있습니다. 최근에는 바이오기술을 적용해 친환경적인 합성향을 개발하는 연구가 지속되고 있습니다. 예를 들어, 스위스의 향료 기업 지보단(Givaudan)은 해양 미생물을 활용한 지속 가능한 향료를 개발하며 천연향료의 대안을 마련하고 있습니다.

향기 산업은 지속 가능성을 고려한 생산 방식과 기술 혁신을 통해 건강한 발전을 이루고 있습니다. 환경 보호와 윤리적 소비를 반영한 연구와 실천이 이어질수록, 향기 산업은 더욱 책임감 있는 방향으로 나아가고 있습니다.

🌿 향기 제품의 포장과 유통의 변화

환경을 고려한 포장재 사용이 확산되면서 플라스틱 의존도를 줄이고 재활용 가능한 유리병이나 바이오 플라스틱을 도입하는 브랜드가 증가하고 있습니다. 대표적으로, 로레알(L'Oreal)은 향수 제품에 재활용 유리병을 적용하고, 플라스틱 사용을 최소화하는 전략을 추진하고 있습니다.

또한, 리필 스테이션을 통해 소비자들이 향수병을 재사용할 수 있는 시스템이 확산되고 있습니다. 예를 들어, 프랑스의 향수 브랜드 르 라보(Le Labo)는 전 세계 매장에서 향수 리필 서비스를 제공하며, 지속 가능한 소비문화를 확산시키고 있습니다. 이러한 변화는 환경 보호뿐만 아니라 브랜드 충성도를 높이는 요소로 작용하고 있습니다.

탄소 발자국을 줄이는 제조 공정

향기 산업에서는 생산 과정에서 발생하는 탄소 발자국(Carbon Footprint)을 줄이기 위해 다양한 친환경 기술을 도입하고 있습니다. 향료 추출 시 에너지 효율을 높이고, 물 사용을 절감하는 방식이 대표적인 사례입니다. 스웨덴의 바이레도(Byredo)는 탄소 중립 제조 공정을 도입하여 생산 전 과정에서 탄소 배출을 최소화하고 있습니다.

또한, 태양광 에너지와 같은 재생 가능 에너지를 활용한 제조 시설이 늘어나고 있으며, 이러한 변화는 향수뿐만 아니라 아로마테라피 제품, 캔들, 디퓨저 등 다양한 향기 제품에도 적용되고 있습니다. 지속 가능한 제조 방식은 환경 보호뿐만 아니라 기업의 사회적 책임을 강화하는 전략으로 자리 잡고 있습니다.

윤리적 소비와 향기 산업의 사회적 책임

현대 소비자들은 제품의 품질뿐 아니라, 그 제품이 어떤 가치를 지니고 있는지에 대해서도 깊은 관심을 가지고 있습니다. 이는 향기 산업에서도 예외가 아니며, 브랜드들은 윤리적 책임을 다하기 위한 다양한 노력을 기울이고 있습니다. 윤리적 소비는 이제 선택이 아닌, 필수적인 가치로 자리 잡고 있으며, 이를 실천하는 브랜드들이 소비자들의 신뢰를 얻고 있습니다.

동물 실험 금지와 비건 향수의 확산

많은 소비자들이 동물 실험을 반대하면서, 크루얼티 프리(Cruelty-Free) 제품에 대한 관심이 높아지고 있습니다. 대표적으로 영국의 코스메틱 브랜드 더 바디샵(The Body Shop)은 동물 실험 반대 캠페인을 통해 전 세계적으로 큰 반향을 일으켰으며, 현재도 크루얼티 프리 제품 개발에 앞장서고 있습니다.

비건 향수도 지속 가능한 소비문화의 한 흐름으로 자리 잡고 있습니다. 동물성 원료를 배제한 비건 향수는 환경 보호와 동물 복지를 고려한 선택으로 주목받고 있습니다. 예를 들어, 영국의 향수 브랜드 앤드(and)는 전 러쉬(Lush)의 조향사였던 사이먼 콘스탄틴(Simon Constantine)이 설립한 브랜드로, 동물 실험을 하지 않는 윤리적이고 친환경적인 제품을 개발하고 있습니다. 또한, 폐기물을 재활용한 원료로 향수를 제작하며 지속 가능한 향료 산업을 실천하고 있습니다.

🌿 투명한 성분 공개와 소비자 신뢰

소비자들은 향수와 아로마 제품에 포함된 성분을 정확히 알고 싶어하며, 이에 따라 브랜드들은 더욱 명확한 성분 공개 정책을 도입하고 있습니다. 제품의 향을 강조하는 것뿐만 아니라, 원료의 출처, 생산 방식, 환경적 영향을 투명하게 공개하는 것이 중요해지고 있습니다.

일부 브랜드는 제품 라벨과 공식 웹사이트를 통해 주요 성분과 원료의 특징을 설명하며, 소비자들이 보다 신뢰할 수 있는 정보를 제공합니다. 특히, 클린 뷰티(clean beauty) 트렌드가 확산되면서, 합성향료와 천연향료의 차이점, 원료 조달 방식 등의 정보를 명확히 밝히는 것이 브랜드의 신뢰도를 높이는 요소가 되고 있습니다.

예를 들어, 프랑스의 니치 향수 브랜드 르 라보(Le Labo)는 제품에 사용된 주요 원료와 향료의 특징을 상세히 설명하며, 지속 가능한 공급망 구축을 위해 노력하고 있습니다. 또한, 일부 브랜드는 '프탈레이트(Phthalates) 프리', '파라벤(Paraben) 프리' 등의 문구를 명시하여 소비자들이 건강과 환경을 고려한 제품을 선택할 수 있도록 하고 있습니다.

향기 산업에서 성분 정보를 체계적으로 제공하는 것은 소비자 신뢰를 형성하는 핵심 요소가 되고 있으며, 향수와 다양한 향기 제품이 보다 책임감 있는 방식으로 개발되는 데 기여하고 있습니다.

🌿 지역 사회와의 상생

향기 산업의 지속 가능성은 환경 보호뿐만 아니라, 지역 사회와의 협력을 통해 더욱 확장되고 있습니다. 지속 가능한 원료 공급을 위해 지역 공동체와 협력하는 사례가 늘어나고 있으며, 이는 현지 농민들의 경제적 안정과 장기적인 자원 보호에 기여하고 있습니다.

예를 들어, IFF(International Flavors & Fragrances)와 유니레버(Unilever)는 아이티의 베티버(Vetiver) 농업 공동체를 지원하여 현지 농민들의 생계를 개선하고 지속 가능한 공급망을 구축하고 있습니다. 이러한 프로그램은 지역 경제 활성화에 기여하는 동시에, 향기 산업이 윤리적 책임을 다하는 방식으로 평가받고 있습니다.

Q&A

🌿 아로마테라피 (Aromatherapy)

Q 1. 에센셜 오일의 작용 원리는 무엇인가요?

A 에센셜 오일은 후각 신호를 통해 뇌의 변연계로 전달되어 감정, 기억, 스트레스 반응을 조절합니다. 동시에 피부를 통해 흡수되어 혈류로 들어가 생리적 변화를 유도합니다. 이러한 이중작용은 심리적 안정과 신체적 치유 효과를 제공합니다.

Q 2. 에센셜 오일은 어떻게 추출되나요?

A 에센셜 오일은 증류법, 압착법, 용매추출법 등으로 식물에서 추출됩니다. 예를 들어, 라벤더 오일은 증류법으로, 시트러스 계열 오일은 과일 껍질을 압착해 추출됩니다. 각 추출법은 식물의 특성과 용도에 따라 선택됩니다.

Q 3. 초보자가 처음 사용할 에센셜 오일은 무엇인가요?

A
* 라벤더 : 진정 효과와 숙면 유도에 탁월.
* 레몬 : 상쾌한 향기로 집중력 향상.
* 페퍼민트 : 활력 증진과 소화 개선 효과.

Q 4. 에센셜 오일은 어떻게 희석해야 하나요?

A 에센셜 오일은 안전한 사용을 위해 적절한 희석이 필요합니다. 피부에 사용할 때는 캐리어 오일에 희석하여 사용합니다.
* 얼굴용 : 1% 농도(캐리어 오일 10mL에 1~2방울).

* 전신용 : 2~3% 농도(캐리어 오일 10mL에 3~4방울).
* 어린이 및 민감 피부 : 0.5~1% 농도(캐리어 오일 10mL에 1방울).

Q 섭취해도 되는 에센셜 오일이 있나요?

A 에센셜 오일 섭취는 매우 신중해야 하며, 반드시 전문가의 지도하에 사용해야 합니다. 일부 고품질 오일은 식품 첨가물로 사용할 수 있으나, 고농도의 오일은 간과 신장에 부담을 줄 수 있으므로 주의가 필요합니다.

Q 에센셜 오일을 사용하는 가장 효과적인 방법은 무엇인가요?

A 디퓨저를 통해 흡입하거나 캐리어 오일에 희석해 피부에 바르는 방법이 효과적입니다. 아로마 목욕, 마사지, 스프레이 등 다양한 방법도 목적에 따라 선택할 수 있습니다.

Q 에센셜 오일은 얼마나 오래 사용할 수 있나요?

A 에센셜 오일은 직사광선이 닿지 않는 서늘하고 어두운 곳에 보관해야 하며, 일반적으로 제조 후 1~3년 내 사용하는 것이 가장 효과적입니다. 오일이 산화되거나 향이 변질되면 사용을 중단해야 합니다.

Q 디퓨저를 사용할 때 권장 시간은 얼마나 되나요?

A 디퓨저는 30분~1시간 사용 후 환기를 권장합니다. 장시간 사용은 두통이나 피로를 유발할 수 있으니 주의하세요.

Q 에센셜 오일은 전자 디퓨저 외에 어떤 디퓨저에 사용 가능한가요?

A
* 리드 디퓨저 : 향료가 스틱을 통해 자연스럽게 증발합니다.
* 도자기 디퓨저 : 물 없이 오일 만으로 작동하며, 작은 공간에 적합합니다.

* 테라코타 디퓨저 : 소형 도자기 장치로 차량이나 책상 위에서 사용할 수 있습니다.
* 아로마 오일 버너 : 물과 에센셜 오일을 넣고 촛불의 열로 가열하여 향을 확산시키며, 은은한 분위기를 연출하는 데 적합합니다.

Q 10. 에센셜 오일을 차량에서 사용할 때 안전하게 사용하는 방법은 무엇인가요?

A 차량용 디퓨저를 사용하거나 면 천에 소량 뿌려 간접적으로 사용하는 것이 안전합니다. 너무 강한 향은 운전 집중력을 방해할 수 있으므로 소량으로 시작하는 것이 좋습니다.

Q 11. 아로마 목욕은 어떻게 준비하나요?

A 에센셜 오일 5~10방울을 캐리어 오일 10mL와 유화제(우유, 꿀, 보드카 등)에 희석한 후 목욕물에 넣어 사용합니다. 에센셜 오일은 물에 녹지 않으므로, 직접 물에 넣으면 피부 자극을 유발할 수 있어 반드시 희석해야 합니다.

Q 12. 임산부나 어린이가 사용할 때 주의해야 할 점은 무엇인가요?

A 임산부는 페퍼민트, 로즈마리, 세이지와 같은 자극적인 오일을 피하고, 라벤더, 카모마일, 만다린과 같은 순한 오일을 사용하는 것이 안전합니다. 어린이는 0.5% 이하로 희석한 라벤더, 카모마일 등을 사용하며, 사용 전 패치 테스트를 권장합니다.

Q 13. 스트레스를 완화하거나 숙면을 돕는 오일은 무엇인가요?

A
* 스트레스 완화 : 라벤더, 베르가못, 일랑일랑.
* 숙면 유도 : 카모마일 로먼, 라벤더, 네롤리.

이 오일들은 긴장을 풀고 심리적 안정과 수면의 질을 높이는 데 유용합니다.

🌿 아로마콜로지 (Aromachology)

Q 1. 아로마테라피와 아로마콜로지의 차이는 무엇인가요?

A 아로마테라피는 에센셜 오일의 건강 증진 특성을 활용해 신체와 정신의 균형을 돕는 데 초점을 둡니다. 반면, 아로마콜로지는 향기가 심리적, 행동적 반응에 미치는 영향을 연구하며, 천연향뿐만 아니라 합성향도 포함합니다. 아로마테라피는 건강 관리에 가깝고, 아로마콜로지는 심리와 행동의 변화를 위한 응용과 연구에 중점을 둡니다.

Q 2. 향기가 인간의 감정과 행동에 미치는 효과는 과학적으로 입증되었나요?

A 네, 과학적으로 입증되었습니다. 예를 들어, 라벤더는 스트레스를 완화하고 심박 수를 낮추며, 로즈마리는 기억력을 향상시키고 집중력을 높이는 데 기여합니다. 이는 후각 신호가 뇌의 변연계를 자극해 감정과 행동을 조절하기 때문입니다. 이러한 효과는 심리학과 생리학 연구를 통해 확인되었습니다.

Q 3. 집중력을 높이는 데 효과적인 향기는 무엇인가요?

A 로즈마리, 레몬, 페퍼민트는 집중력을 높이고 피로를 줄이는 데 유용합니다. 아로마 확산기를 사용하거나 책상 가까이에 소량을 두어 향기를 퍼뜨리면 효과적입니다. 시험 준비나 업무 환경에서 이러한 향기를 활용하면 몰입감을 향상시킬 수 있습니다.

Q 4. 아로마콜로지는 일상생활에서 어떻게 활용되나요?

A 아로마콜로지는 화장품, 세제, 방향제, 자동차 디퓨저 등 다양한 제품에 적용됩니다. 예를 들어, 라벤더 향이 포함된 세제는 심리적 안정감을 주고, 호텔은 시그니처 향기를 통해 고객의 기억에 남는 경험을 제공합니다. 또한, 공간의 분위기를 조성하거나 생산성을 높이는 데도 활용됩니다.

5. 실내 공간의 분위기를 개선하기 좋은 향기는 무엇인가요?

* 긴장 완화 : 라벤더, 카모마일.
* 활력 제공 : 레몬, 오렌지.
* 고급스러운 분위기 : 샌달우드, 시더우드.
* 상쾌한 환기 : 유칼립투스, 페퍼민트.

목적에 따라 아로마 확산기나 스프레이를 활용하면 실내 분위기를 효과적으로 조성할 수 있으며, 원하는 향기를 선택하여 공간의 분위기를 더욱 쾌적하고 기분 좋게 만들 수 있습니다.

6. 향기는 행동을 변화시킬 수 있나요?

네, 특정 향기는 행동에 영향을 미칠 수 있습니다. 예를 들어, 라벤더는 공격성을 줄이고 평온함을 유도하며, 레몬은 활력을 높여 생산적인 행동을 유도합니다. 이는 향기가 인간의 심리적, 생리적 반응을 유도한다는 연구를 통해 뒷받침됩니다.

7. 정신 건강 관리에 아로마콜로지가 어떻게 기여할 수 있나요?

향기는 스트레스 완화, 우울증 개선, 수면 질 향상에 도움을 줍니다.
* 라벤더와 일랑일랑은 불안을 줄이고 마음의 평안을 제공합니다.
* 카모마일은 긴장을 완화하며, 네롤리는 안정감을 제공합니다.

이러한 향기를 일상에서 활용하면 정신 건강 관리에 긍정적인 효과를 가져올 수 있습니다.

8. 직장에서 생산성을 높이기 위한 향기는 무엇인가요?

* 로즈마리 : 집중력 강화와 기억력 향상.
* 레몬 : 활력 제공과 상쾌한 분위기.
* 페퍼민트 : 피로 회복과 활력 증대.
* 시더우드 : 안정감을 제공하여 긴장 완화.

이 향기를 아로마 확산기로 공간에 퍼뜨리면 업무 환경에 긍정적인 영향을 미칩니다.

Q. 9. 특정 색상과 향기를 결합하면 더 큰 효과를 얻을 수 있나요?

A 네, 가능합니다. 색상과 향기의 조화는 감정과 행동에 시너지 효과를 줍니다.

* 파란색 조명 + 라벤더 향 : 긴장 완화.
* 초록색 + 시트러스 향 : 활력 증대.

이처럼 시각과 후각의 상호작용은 더 깊은 감각적 경험을 제공합니다.

Q. 10. 스트레스 관리에 적합한 향기 활용법은 무엇인가요?

A
* 라벤더 : 아로마 확산기를 사용하거나 베갯잇에 뿌려 숙면 유도.
* 카모마일 : 캐리어 오일에 희석해 목이나 어깨를 마사지.
* 네롤리 : 공간에 은은한 향기를 퍼뜨려 심리적 안정감 제공.
* 페퍼민트 : 심호흡과 함께 흡입해 즉각적인 상쾌함과 스트레스 해소.

향기는 심리적 안정과 신체적 긴장을 동시에 완화하는 데 효과적입니다.

🌿 향수 사용 및 보관

Q. 1. 향수는 어디에 뿌리는 것이 가장 효과적인가요?

A 향수는 체온이 높은 맥박 부위에 뿌리는 것이 효과적입니다. 손목, 귀 뒤, 목덜미, 팔꿈치 안쪽, 무릎 뒤쪽은 향기가 은은하게 퍼지며 지속성을 높이는 데 적합합니다. 움직임에 따라 자연스럽게 발산되어 매력을 더합니다.

Q. 2. 겨드랑이에 향수를 뿌려도 되나요?

A 겨드랑이는 땀이 많이 나는 부위로, 향수가 땀과 섞이면 불쾌한 냄새를

유발할 수 있습니다. 겨드랑이에는 향수 대신 탈취제나 데오도란트를 사용하는 것이 더 적합합니다.

Q 3. 향수를 손목에 뿌린 후 비비면 향기가 사라지나요?

A 네, 손목을 비비면 향료 분자가 파괴되어 향의 지속성과 균형이 감소할 수 있습니다. 향수를 뿌린 후 자연스럽게 마를 때까지 기다리는 것이 가장 좋습니다.

Q 4. 향수를 옷 위에 뿌려도 괜찮을까요?

A 옷 위에 향수를 뿌리면 얼룩이 생기거나 섬유를 손상시킬 수 있습니다. 향기는 피부에 직접 뿌리는 것이 발산력과 지속성을 높이는 데 더 효과적입니다. 옷에 향기를 더하고 싶다면 섬유 전용 스프레이를 사용하는 것이 안전합니다.

Q 5. 여행 시 향수를 안전하게 운반하려면 어떻게 해야 하나요?

A 작은 롤러볼 병(10~30mL)에 옮기거나, 샘플 병을 준비하는 것이 안전합니다. 원래 병을 가져가야 한다면 뚜껑을 단단히 닫고 방수 파우치나 옷으로 감싸 충격을 완화하세요. 기내 반입 시 액체 규정(100mL 이하)을 준수하세요.

Q 6. 유리병과 플라스틱 병 중 어느 것이 향수 보관에 더 적합한가요?

A 유리병이 더 적합합니다. 플라스틱 병은 시간이 지나면서 화학 반응을 일으켜 향수의 품질을 저하시킬 수 있습니다. 유리는 안정적이며 온도와 빛의 영향을 최소화합니다.

Q 7. 다른 브랜드의 향수를 섞어 레이어링해도 되나요?

A 네, 가능합니다. 레이어링은 독창적인 향기를 만들어내는 재미있는 방

법입니다. 향의 계열(예: 플로랄, 시트러스, 우디)을 고려하여 어울리는 조합을 선택하세요. 소량으로 실험하며 자신만의 완벽한 조합을 찾아보세요.

Q 8. 계절별로 어떤 향수를 선택하면 좋을까요?

A
* 봄 : 장미, 재스민 등 플로랄 계열.
* 여름 : 레몬, 자몽 등 시트러스 계열과 아쿠아틱 향.
* 가을 : 샌달우드, 시더우드 같은 우디 계열과 스파이시 계열.
* 겨울 : 바닐라, 앰버 등 오리엔탈 계열과 머스크 계열.

Q 9. 향수의 유효기간이 있나요? 오래된 향수는 어떻게 활용할 수 있나요?

A 향수의 유효기간은 개봉 후 약 2~3년입니다. 시간이 지나면 본래의 향을 잃거나 산화될 수 있습니다. 오래된 향수는 실내 방향제, 옷장용 향기, 청소용 향료 등으로 활용할 수 있습니다. 색이 변하거나 냄새가 이상하면 사용을 중단하세요.

Q 10. 향수를 보관할 때 주의해야 할 점은 무엇인가요?

A 향수는 직사광선을 피하고 서늘하고 건조한 곳에 보관해야 합니다. 욕실처럼 습도가 높은 장소는 피하고, 원래 병과 상자에 보관하면 품질 유지에 도움이 됩니다. 이상적인 보관 온도는 12~18℃입니다.

Q 11. 향수를 뿌리는 양은 얼마나 적당한가요?

A 보통 2~3번 스프레이하는 것이 적당합니다. 향수를 과도하게 사용하면 주변 사람들에게 부담이 될 수 있으니, 은은한 향기가 퍼지도록 적정량을 유지하세요.

Q 12. 향수를 구매하기 전에 시향 할 때 주의할 점은 무엇인가요?

A 손목에 소량을 뿌린 후 문지르지 마세요. 문지르면 향의 구조가 변할 수 있습니다. 향이 변화하는 탑 노트(5~15분), 미들 노트(1~2시간), 베이스 노트(4시간 이상)를 느껴보세요. 공기 중에 뿌려 넓은 확산력을 확인하거나, 하루 동안 피부에서의 잔향을 경험하세요.

🌿 증상별 아로마 활용법

Q 1. 두통 완화에 적합한 오일은 무엇인가요?

A 페퍼민트와 라벤더 오일이 두통 완화에 효과적입니다. 페퍼민트는 혈류를 촉진하고 근육 긴장을 줄이며, 라벤더는 신경을 안정시켜 긴장성 두통 완화에 도움을 줍니다. 캐리어 오일에 희석한 오일을 관자놀이와 목 뒤쪽에 부드럽게 마사지하세요.

Q 2. 면역력을 높이는 데 유용한 오일은 무엇인가요?

A 티트리, 레몬, 유칼립투스 오일은 면역력을 강화하고 공기 중 병원균을 제거하는 데 유용합니다. 디퓨저에 몇 방울 떨어뜨리거나, 희석한 오일을 가슴과 목 부위에 바르세요.

Q 3. 피로한 근육을 이완시키는 마사지 오일 블렌딩 방법은 무엇인가요?

A 스위트 아몬드 오일 30mL에 라벤더 3방울, 페퍼민트 2방울, 로즈마리 2방울을 혼합해 마사지하세요. 근육의 긴장을 풀고 피로를 회복하는 데 효과적입니다.

Q 4. 감기 증상 완화를 위한 효과적인 오일은 무엇인가요?

A 유칼립투스, 티트리, 페퍼민트 오일이 감기 증상 완화에 도움을 줍니

다. 뜨거운 물에 오일 2~3방울을 떨어뜨려 증기를 흡입하거나, 희석한 오일을 가슴 부위에 바르세요.

Q 5. 피부 트러블에 사용할 수 있는 오일은 무엇인가요?

A 티트리와 라벤더 오일은 여드름과 피부 트러블 완화에 효과적입니다. 호호바 오일에 티트리 오일 1방울을 희석해 국소 부위에 도포하세요.

Q 6. 불면증 완화를 위한 블렌딩 방법은 무엇인가요?

A 라벤더 3방울, 카모마일 로먼 2방울, 일랑일랑 2방울을 블렌딩해 디퓨저로 사용하거나, 베갯잇에 한두 방울 떨어뜨려 숙면을 유도하세요.

Q 7. 감정 기복을 안정시키는 데 적합한 향기는 무엇인가요?

A 베르가못과 제라늄 오일은 감정 조절과 안정감을 제공합니다. 디퓨저에 몇 방울 떨어뜨려 공간에 퍼뜨리세요.

Q 8. 생리통 완화에 효과적인 오일은 어떤 것이 있나요?

A 클라리 세이지, 라벤더, 페퍼민트 오일이 생리통 완화에 유용합니다. 캐리어 오일에 희석해 복부를 부드럽게 마사지하세요.

Q 9. 호흡기 건강을 지원하는 오일은 무엇인가요?

A 유칼립투스, 페퍼민트, 레몬 오일이 호흡기 건강에 도움을 줍니다. 디퓨저로 사용하거나 따뜻한 물에 2~3방울을 떨어뜨려 증기를 흡입하세요.

Q 10. 아이들의 집중력을 높이는 데 유용한 향기는 무엇인가요?

A 로즈마리, 레몬, 페퍼민트 오일은 집중력을 높이고 학습 능력을 향상시킵니다. 디퓨저로 사용하거나 책상 주변에 소량 바르세요.

Q 11. 운동 후 피로 회복을 돕는 오일은 무엇인가요?

A 페퍼민트, 진저, 로즈마리 오일은 근육 피로를 완화하고 활력을 회복시킵니다. 희석한 오일로 근육 부위를 마사지하거나 따뜻한 목욕물에 추가해 사용하세요.

Q 12. 차멀미 완화를 위한 추천 오일은 무엇인가요?

A 진저 오일과 페퍼민트 오일은 차멀미 증상 완화에 효과적입니다. 손수건에 몇 방울 떨어뜨려 코 가까이에서 흡입하거나, 캐리어 오일에 희석한 후 관자놀이에 부드럽게 발라주세요.

Q 13. 방에 긍정적인 에너지를 채우기 위한 향기는 무엇인가요?

A 자몽, 레몬, 스위트 오렌지 오일은 긍정적인 에너지를 제공합니다. 디퓨저에 블렌딩해 실내 공기를 맑고 상쾌하게 만들어 보세요.

Q 14. 공기 정화에 가장 효과적인 오일은 무엇인가요?

A 유칼립투스, 티트리, 레몬 오일은 공기 중의 불순물 제거와 정화에 효과적입니다. 디퓨저나 스프레이를 사용해 실내 환경을 깨끗하게 유지하세요.

아로마테라피와 명상의 결합

Q 1. 아로마테라피와 명상을 함께하면 어떤 효과를 얻을 수 있나요?

A 아로마테라피와 명상을 결합하면 심리적 안정과 집중력을 강화할 수 있습니다. 향기는 후각을 통해 뇌의 변연계를 자극하여 스트레스를 완화하고, 명상 중 심신을 더 깊이 이완시키는 데 도움을 줍니다. 라벤더는 긴장을 풀어주고, 프랑킨센스는 내면의 평온과 영적 연결을 돕며, 페퍼민트는 정신적 선명함과 집중력을 높이는 데 효과적입니다.

Q 2. 명상 중 어떤 에센셜 오일이 적합한가요?

A
- ✲ 프랑킨센스 : 심신을 고요하게 하고 영적 집중을 돕습니다.
- ✲ 샌달우드 : 내면의 평화를 증진하며 명상의 깊이를 더합니다.
- ✲ 라벤더 : 긴장을 풀고 스트레스를 완화합니다.
- ✲ 일랑일랑 : 마음의 균형을 유지하고 평온함을 제공합니다.

Q 3. 명상 중 아로마 오일을 사용하는 방법은 무엇인가요?

A
- ✲ 디퓨저 사용 : 에센셜 오일 5~10방울을 디퓨저에 떨어뜨려 향기가 방에 은은하게 퍼지도록 합니다.
- ✲ 스프레이 : 물 100mL, 알코올 10mL에 에센셜 오일 10방울을 섞어 명상 공간에 가볍게 뿌립니다.
- ✲ 직접 사용 : 캐리어 오일에 희석한 오일을 손목이나 관자놀이에 바르면 집중력이 향상됩니다.
- ✲ 아로마 캔들 : 명상 공간에 자연스럽고 은은한 빛과 향기를 더할 수 있습니다.

Q 4. 아로마테라피와 명상을 위한 최적의 환경은 무엇인가요?

A 조용하고 방해받지 않는 공간을 선택하세요. 실내 온도를 적절히 유지하고, 어두운 조명을 사용하거나 아로마 캔들의 부드러운 빛을 활용하세요. 바닥에는 편안한 매트나 쿠션을 준비하고, 디퓨저를 사용해 향기를 공간에 퍼뜨립니다.

Q 5. 명상 중 향기를 너무 강하게 느끼면 어떻게 해야 하나요?

A 향기가 너무 강할 경우 디퓨저의 사용 시간을 줄이거나 오일의 농도를 낮추세요. 공간을 환기하거나, 오일의 희석 비율을 1% 이하로 낮추면 더 은은한 향을 즐길 수 있습니다.

Q 6. 명상을 위해 에센셜 오일을 조합할 때 추천하는 블렌딩 레시피가 있나요?

A
- * 내면의 평화 : 샌달우드 3방울 + 라벤더 2방울 + 프랑킨센스 2방울.
- * 집중과 영감 : 로즈마리 2방울 + 레몬 3방울 + 일랑일랑 2방울.
- * 감정의 균형 : 베르가못 3방울 + 제라늄 2방울 + 카모마일 로먼 2방울.

Q 7. 명상 초보자가 쉽게 사용할 수 있는 아로마테라피 방법은 무엇인가요?

A 명상 초보자는 디퓨저나 아로마 캔들을 활용하면 손쉽게 아로마테라피를 경험할 수 있습니다. 디퓨저에 라벤더, 프랑킨센스, 샌달우드 같은 오일을 몇 방울 떨어뜨리거나, 향이 담긴 캔들을 켜두면 공간이 은은한 향으로 채워지며, 자연스럽게 긴장이 완화되고 명상에 몰입하는 데 도움이 됩니다.

Q 8. 명상 후 에너지를 회복하는 데 도움이 되는 오일은 무엇인가요?

A 명상 후에는 활력을 더해줄 시트러스 계열 오일이 효과적입니다. 예를 들어, 레몬, 스위트 오렌지, 자몽은 명상 후 신선함과 에너지를 제공합니다. 디퓨저에 5~7방울 떨어뜨리거나 손목에 소량 바르세요.

Q 9. 명상 중 심호흡과 함께 사용할 오일은 무엇인가요?

A 유칼립투스, 페퍼민트, 로즈마리 오일은 호흡을 깊고 원활하게 만들어 명상 중 심호흡을 도와줍니다. 사용 방법으로는 캐리어 오일에 희석하여 목이나 가슴 주변에 바르거나, 디퓨저에 넣어 공간을 향기로 채운 후 천천히 깊은 숨을 들이마시는 것이 좋습니다.

Q 10. 명상 중 부정적인 감정을 해소하는 데 적합한 오일은 무엇인가요?

A 네롤리, 베르가못, 제라늄은 부정적인 감정을 정화하고 정서적 균형을 유지하는 데 적합합니다. 디퓨저로 사용하거나 손바닥에 소량 떨어뜨려 코 근처에서 천천히 흡입하세요.

🌿 특수 상황별 향기 활용

💬 1. 임산부와 어린이를 위한 안전한 향기는 무엇인가요?

💬 임산부와 어린이에게는 라벤더, 카모마일 로먼, 만다린 오일이 적합합니다. 이 오일들은 부드럽고 진정 효과가 있으며, 낮은 농도로 희석해 사용하는 것이 안전합니다.

* 사용 방법 : 디퓨저로 공간에 퍼뜨리거나, 캐리어 오일에 희석해 손목이나 발에 바르세요.
* 주의 사항 : 환기를 충분히 하고, 사용 전 패치 테스트를 권장합니다.

💬 2. 반려동물과 함께 사용할 수 있는 향기는 어떤 것이 있나요?

💬 라벤더와 카모마일 로먼는 반려동물에게 비교적 안전한 향기입니다. 그러나 반려동물은 후각이 예민하므로 고농도 사용은 피하고, 사용 전 소량으로 반응을 테스트하세요.

* 사용 방법 : 낮은 농도로 디퓨저에 사용하거나, 스프레이로 공간에 은은하게 뿌립니다.
* 주의 사항 : 유칼립투스, 티트리, 시트러스 계열 오일은 반려동물에게 유해할 수 있으므로 피하세요.

💬 3. 반려동물에게 절대 사용하면 안 되는 에센셜 오일은 무엇인가요?

💬 * 티트리 : 간 독성을 유발할 수 있습니다.
   * 유칼립투스 : 호흡기 자극을 초래할 수 있습니다.
   * 시트러스 계열(오렌지, 레몬) : 소화기 문제를 유발할 수 있습니다.

항상 에센셜 오일 사용 전 전문가의 조언을 구하세요.

Q 4. 노인의 체취를 완화하는 데 적합한 향기는 무엇인가요?

A 레몬, 오렌지, 샌달우드 같은 상쾌하고 부드러운 향이 체취 완화에 효과적입니다. 시트러스 계열은 신선함을, 우디 계열은 품격 있는 느낌을 더합니다.

* 사용 방법 : 디퓨저나 섬유 스프레이로 사용하거나, 캐리어 오일에 희석해 가볍게 발라주세요.

Q 5. 병원이나 요양원에서 스트레스를 줄이는 향기는 무엇인가요?

A 라벤더, 프랑킨센스, 카모마일 로먼은 진정 효과가 뛰어나 병원이나 요양원에서 사용하기 적합합니다.

* 사용 방법 : 디퓨저로 공간에 퍼뜨리거나, 스프레이로 공기 중에 분사합니다.
* 주의 사항 : 환자가 민감한 경우 사용 전 전문가와 상담하세요.

Q 6. 어린이 방에 편안함을 더하는 디퓨저 블렌딩은 무엇인가요?

A 라벤더 3방울, 만다린 2방울, 카모마일 로먼 2방울을 디퓨저에 블렌딩하면 편안하고 안정적인 분위기를 조성할 수 있습니다.

* 주의 사항 : 디퓨저는 30분 이내로 사용하고 환기를 자주 시켜주세요.

Q 7. 에센셜 오일을 어린이 방에 사용할 때 안전한 방법은 무엇인가요?

A 어린이 방에서는 라벤더, 만다린, 카모마일 로먼 같은 부드러운 오일을 선택하세요. 디퓨저를 사용할 경우, 오일 1~2방울을 물에 희석해 30분 이내로 작동하고, 충분히 환기하세요.
피부에 직접 닿지 않도록 주의하세요.

Q 8. 자연적인 모기 퇴치제로 사용할 수 있는 에센셜 오일은 무엇인가요?

A 시트로넬라, 유칼립투스, 레몬그라스 오일은 모기를 퇴치하는 데 효과적입니다. 디퓨저로 사용하거나 캐리어 오일과 혼합해 피부에 발라주세요.

🌿 안전과 알레르기 예방

Q 1. 에센셜 오일과 합성향료는 안전한가요?

A 에센셜 오일과 합성향료는 규정된 사용법을 준수하면 안전합니다. 에센셜 오일은 천연 성분이지만 고농축 상태이므로 반드시 희석해 사용해야 하며, 합성향료는 국제향료협회(IFRA)의 가이드라인에 따라 안전성이 입증된 성분만 사용하세요.

Q 2. 알레르기 테스트는 어떻게 하나요?

A 패치 테스트는 알레르기 반응을 예방하는 기본 방법입니다.
* 제품을 소량 손목 안쪽이나 귀 뒤쪽에 발라줍니다.
* 24시간 동안 반응을 관찰합니다.
* 발적, 가려움, 부기 등의 증상이 나타나면 사용을 즉시 중단하세요.

이 방법은 모든 새로운 제품 사용 전 시행하는 것이 좋습니다.

Q 3. 민감성 피부에도 사용할 수 있는 에센셜 오일은 무엇인가요?

A 민감성 피부에는 피부 진정 효과가 있는 다음의 오일이 적합합니다.
* 라벤더: 피부 진정과 염증 완화.
* 카모마일 로먼: 민감한 피부의 안정.
* 프랑킨센스: 피부 회복과 보습.

항상 캐리어 오일에 0.5~1%로 희석한 뒤 사용하세요.

Q 4. 제품 라벨에서 주의해야 할 성분은 무엇인가요?

A 알레르기 유발 가능성이 높은 성분을 확인하세요.
* EU에서 지정한 26종 알레르기 유발 물질(예: 리모넨, 쿠마린, 유제놀).
* 제품 라벨에 "Fragrance"나 "Parfum"으로 표시된 경우 포함된 성분을

검토하세요.

피부 자극 가능성이 높은 성분이 포함된 제품은 패치 테스트 후 사용하세요.

Q 5. 알레르기를 예방하려면 어떻게 해야 하나요?

A
* 패치 테스트 : 새 제품을 사용할 때 반드시 소량 테스트를 진행하세요.
* 라벨 확인 : 알레르기 유발 물질의 포함 여부를 확인하세요.
* 적절한 환기 : 밀폐된 공간에서 향기를 사용할 경우 환기를 통해 과도한 흡입을 피하세요.
* 낮은 농도 사용 : 민감한 피부나 어린이는 낮은 농도로 희석한 제품을 선택하세요.

Q 6. 천연향료도 알레르기를 유발할 수 있나요?

A 네, 천연향료도 알레르기를 유발할 수 있습니다. 천연 성분이 반드시 안전한 것은 아니며, 일부 성분은 피부 자극이나 알레르기 반응을 일으킬 수 있습니다. 특히, 시트러스 계열(예: 레몬, 베르가못) 오일은 광독성을 유발할 수 있으며, 계피나 정향 같은 스파이스 계열 오일은 강한 자극을 줄 수 있습니다.

천연 성분에 대한 일반적인 오해 중 하나는 "자연 유래라면 무조건 안전하다"는 인식이지만, 실제로는 적절한 희석과 사용법이 필수적입니다. 새로운 향료를 사용할 때는 패치 테스트를 통해 개인의 피부 반응을 확인하고, 전문가의 조언을 참고하는 것이 중요합니다.

Q 7. 특정 향기가 두통을 유발할 수 있는 이유는 무엇인가요?

A 강한 향료나 특정 성분이 후각 신경을 과도하게 자극하여 두통을 유발할 수 있습니다.

* 원인: 합성 머스크, 시트럴 등 민감도를 높이는 성분.
* 대처법 : 사용을 중단하고 창문을 열어 환기하세요.

8. 임신 중 피해야 할 에센셜 오일은 무엇인가요?

임신 중에는 다음 오일을 피하는 것이 안전합니다.
* 로즈마리, 시트러스(시트랄) : 혈압 상승 위험.
* 클로브, 시나몬 : 자극성이 높아 자궁 수축 가능성.

라벤더나 프랑킨센스 같은 순한 오일을 선택하고, 반드시 전문가와 상담 후 사용하세요.

9. 에센셜 오일을 장기간 흡입하면 건강에 해롭나요?

장기간 고농도로 흡입하면 두통, 어지러움, 호흡기 자극 등의 부작용이 나타날 수 있습니다.
* 디퓨저 사용 시간 : 하루 1~2시간 이내로 제한하세요.
* 환기 : 공기 순환을 통해 안전성을 유지하세요.

10. 향수가 피부와 다르게 옷에서 오래 지속되는 이유는 무엇인가요?

옷의 섬유는 향료 분자를 흡착하고 서서히 방출하는 특성이 있어, 피부보다 향이 더 오래 지속됩니다. 반면, 피부에서는 체온과 땀, 자연적인 피지 분비로 인해 향이 빠르게 증발할 수 있습니다. 하지만 직물의 종류에 따라 변색이나 손상이 발생할 수 있으므로, 직접 뿌리는 대신 공중에 분사한 후 옷에 가볍게 내려앉도록 사용하는 것이 좋습니다. 특히, 실크나 가죽 소재에는 향수가 얼룩을 남길 수 있으므로 사용 시 주의하세요.

11. 에센셜 오일의 품질을 확인하는 방법은 무엇인가요?

* 라벨 확인 : 100% 순수 오일인지, 식물 학명이 표기되어 있는지 확인하세요.
  * 테스트 : 흰 종이에 오일 한 방울을 떨어뜨려 잔여물이 남지 않으면 고품질일 가능성이 높습니다.
  * 투명성 : 원산지와 추출 방식에 대한 정보가 공개된 브랜드를 선택하세요.

🌿 향기의 문화적 상징과 활용

❓ 1. 다양한 문화권에서 향기는 어떤 상징적 의미를 가지나요?

💬 향기는 문화에 따라 다양한 상징적 의미를 지닙니다. 고대 이집트에서는 향이 신성함과 권력을 상징하며, 제사나 종교 의식에서 널리 사용되었습니다. 인도에서는 샌달우드가 명상과 영적 깨달음을 상징하며 불교 의례에서 중요한 역할을 했습니다. 중국에서는 향이 수신(修身)과 교양, 예절을 상징했으며, 차 문화와 함께 사용되어 정서적 교류와 내면의 평온함을 표현하는 수단으로 여겨졌습니다. 현대에 이르러 향은 개성과 감정을 표현하는 중요한 도구로 자리 잡고 있습니다.

❓ 2. 향기가 종교적 의식에서 사용된 예는 무엇인가요?

💬 향은 전 세계 종교 의식에서 중요한 역할을 해왔습니다. 기독교에서는 유향과 몰약이 예배와 기도를 돕는 도구로 사용되었고, 불교에서는 샌달우드와 침향이 마음을 정화하고 명상을 돕는 데 쓰였습니다. 힌두교에서는 코코넛과 장미 향이 신들에게 봉헌되는 신성한 의미를 담았습니다.

❓ 3. 유럽 중세 시대에 향은 어떤 목적으로 사용되었나요?

💬 유럽 중세 시대에는 향이 질병 예방과 신앙적 의식에서 중요한 역할을 했습니다. 페스트와 같은 전염병이 창궐하던 시기, 로즈마리와 타임 같은 허브는 공기 정화와 병균 차단을 위한 방편으로 사용되었습니다. 또한, 성당에서는 종교적 신성함을 상징하기 위해 유향을 태워 사용했습니다.

❓ 4. 아시아에서 향은 어떤 문화적 역할을 했나요?

💬 아시아에서는 향이 전통적으로 명상, 치유, 그리고 손님 환대에 사용되었습니다.

* 한국에서는 조선시대 궁중에서 향이 왕실의 품격과 신분을 나타내는 데 사용.
* 일본에서는 향도라는 예술로 발전해 내면의 평화와 정신 수양의 도구로 활용.
* 중국에서는 향이 학문적 집중과 가정의 평화를 상징하며 의식과 일상에 사용.

Q 5. 현대 사회에서 향기는 어떻게 문화적 상징으로 활용되나요?

A 현대 사회에서는 향기가 브랜드 정체성을 나타내거나 특정 감정을 유도하는 데 사용됩니다. 호텔과 매장에서는 시그니처 향기를 통해 브랜드 경험을 강화하며, 패션 브랜드는 고유의 향수를 통해 스타일과 품격을 상징합니다. 또한, 개인적으로는 향수가 자아 표현과 기분 전환의 도구로 활용됩니다.

Q 6. 어떤 향기가 전통적으로 사랑과 열정을 상징하나요?

A 로즈와 재스민은 오랫동안 사랑과 열정을 상징하는 향기로 여겨졌습니다. 고대 로마에서는 장미가 사랑의 여신 비너스를 상징하며, 결혼식과 연회에서 사용되었습니다. 재스민은 인도에서 사랑과 순수함의 상징으로 신혼 의식에 자주 사용되었습니다.

Q 7. 고대 이집트에서 향은 어떤 문화적 역할을 했나요?

A 고대 이집트에서는 향이 신과의 소통을 위한 매개체로 여겨졌습니다. 유향과 몰약은 종교 의식과 미라 제작에 사용되었으며, 클레오파트라 7세는 향수를 권력과 매력을 강화하는 도구로 활용했습니다. 이집트인들에게 향은 신성함과 권력의 상징이었습니다.

Q 8. 중동 지역에서 향의 역할은 무엇인가요?

A 중동에서는 침향과 사프란 같은 향료가 부와 환대의 상징으로 사용되었습니다. 침향은 고급 향수와 종교의식에서 필수적인 재료였으며, 손님을 환영할 때는 아랍식 향초와 향로를 통해 집 안에 향기를 채우는 전통이 이어져 왔습니다.

9. 축제나 행사에서 사용되는 대표적인 향기는 무엇인가요?

축제에서는 기쁨과 활력을 상징하는 향기가 자주 사용됩니다. 인도의 홀리(Holi) 축제에서는 장미수와 샌달우드가 사용되며, 서양의 크리스마스에는 시나몬과 클로브 같은 스파이시 향기가 따뜻함과 풍요로움을 상징합니다. 한국의 추석이나 제례 행사에서는 쑥, 백단, 침향과 같은 약초나 향나무 계열의 향이 사용되며, 이는 조상에 대한 공경과 정성을 표현하는 상징적 의미를 지닙니다.

10. 향수는 어떻게 문화적 정체성을 형성하나요?

향수는 특정 지역과 문화의 고유한 정체성을 형성하는 데 기여합니다. 프랑스는 장미와 재스민 기반의 우아한 플로럴 향으로 유명하며, 이탈리아는 시트러스 계열의 신선한 향을 통해 지중해의 활력을 표현합니다. 또한, 아랍 국가들은 침향과 앰버를 기반으로 한 깊고 강렬한 향수를 통해 전통과 고급스러움을 강조합니다.

11. 특정 향기가 국가를 상징하는 경우가 있나요?

네, 특정 향기가 국가를 상징하기도 합니다. 한국에서는 쑥 향이 대표적이며, 강화도의 어린 쑥 향은 봄날의 쑥밭을 떠올리게 하며 한국의 전통과 계절감을 상징합니다. 라벤더는 프랑스 남부 지역의 상징적인 향기로, 지역 특유의 자연과 문화를 담고 있습니다. 재스민은 튀니지와 이집트의 전통을 대표하며, 일상과 의식에서 중요한 역할을 합니다. 녹차 향은 일본의 차 문화와 깊은 관련이 있으며, 샌달우드(백단향)는 인도의 명상과 영적 상징으로 여겨집니다.

12. 결혼식에서 사용되는 전통적인 향기는 무엇인가요?

결혼식에서는 주로 사랑과 행복을 상징하는 플로럴 향이 사용됩니다. 예를 들어, 서양에서는 장미와 백합이 대표적인 결혼식 향기로, 신부의 부케와 결혼식 장식에 포함됩니다. 동양에서는 샌달우드와 재스민이 신성함과 순수함을 표현하는 데 사용됩니다.

13. 기념일이나 생일 선물로 추천되는 향수는 어떤 것인가요?

기념일에는 로맨틱하고 깊이 있는 향수가 감성적인 분위기를 연출하는 데 적합합니다. 로즈나 재스민을 기반으로 한 플로럴 계열과 따뜻한 머스크 향이 어우러진 향수는 특별한 순간을 더욱 기억에 남게 해 줍니다. 파촐리나 앰버를 조합한 우디 계열은 감미로우면서도 중성적인 느낌을 주어 남녀 모두에게 잘 어울립니다.

생일 선물로는 시트러스, 아로마틱, 또는 그린 계열처럼 밝고 활기찬 향을 추천합니다. 시트러스 노트는 상쾌한 기분을 전하며, 라벤더나 세이지 등의 허브 향은 깔끔하면서도 안정감을 줍니다. 남성용 향수로는 시트러스-우디, 아로마틱-스파이시 계열이 인기 있고, 여성용으로는 플로럴-프루티 또는 파우더리 계열이 자주 선택됩니다.

무엇보다 중요한 것은 선물 받는 사람의 성향과 취향을 고려한 향 선택입니다. 향수는 감각을 자극하는 매우 개인적인 선물이기 때문에, 평소의 스타일이나 분위기를 떠올리며 고르면 더욱 의미 있는 선물이 될 수 있습니다.

14. 전통 향료와 현대 향료의 차이는 무엇인가요?

전통 향료는 주로 천연 원료에서 추출되어 종교적, 의식적, 치유 목적으로 사용되었습니다. 현대 향료는 천연향료와 합성향료를 혼합하여 다양한 감각적 경험과 지속 가능성을 제공하며, 더 폭넓은 산업적 응용이 가능합니다.

• 에필로그

 향기로 그리는 삶의 풍요로움

향은 눈에 보이지 않지만 우리의 삶 곳곳에 스며들어 있습니다. 아침을 깨우는 커피 향, 사랑하는 사람의 잔향, 낯선 곳에서 맡은 바람의 냄새는 우리의 기억 속에 자리 잡아 특별한 순간을 떠올리게 하거나 현재를 더욱 의미 있게 만듭니다. 향은 감각적인 즐거움을 넘어 우리의 삶을 더욱 깊고 풍성하게 만들어 주는 소중한 매개체입니다.

이 책을 쓰면서 저는 향기가 우리에게 주는 다채로운 가치를 다시금 깊이 깨닫게 되었습니다. 향은 신체와 마음의 균형을 회복하도록 돕고, 감정과 기억을 풍부하게 표현하며, 환경과 자연스럽게 조화를 이루는 중요한 요소입니다. 천연향과 합성향을 조화롭게 활용하는 방법, 향기의 안전성, 지속 가능한 향기 산업에 대한 이야기를 통해, 여러분이 향기를 더 깊이 이해하고 창의적으로 활용할 수 있도록 돕고자 했습니다.

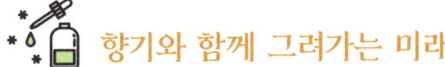 향기와 함께 그려가는 미래

 이 책이 단지 정보를 제공하는 데 그치지 않고, 일상의 작은 순간을 새롭게 바라볼 수 있는 영감을 주길 바랍니다. 향기는 우리의 건강과 행복을 돌보고, 정체성을 표현하며, 주변 환경과 사람들에게 긍정적인 변화를 가져올 수 있습니다. 향기의 선택과 활용은 개인의 취향 그 이상을 의미하며, 삶의 태도와 철학을 반영하는 중요한 요소가 될 수 있습니다.

 향기를 통해 하루의 흐름을 조율하거나, 특별한 순간을 더욱 의미 있게 만들거나, 어려운 시기 속에서 마음의 평화를 찾는 데 도움이 되길 바랍니다. 또한, 향수를 선택할 때 단순히 향만 고려하는 것이 아니라, 그 향이 자신과 환경에 어떤 의미를 담고 있는지 고민하는 계기가 되었으면 합니다.

향기로 완성하는 나만의 삶

 우리 모두는 각자의 향기를 지니고 있습니다. 향기를 통해 우리는 자신을 표현하고, 타인과 교감하며, 더 나아가 우리의 주변 세계를 아름답게 바꿀 수 있습니다. 이 여정을 통해 여러분이 자신만의 향기를 찾고, 이를 통해 더 풍요로운 삶을 만들어가길 바랍니다.

삶은 향기로 가득 차 있습니다. 우리가 향을 선택하고 활용하는 방식은 우리의 일상을 더 특별하게 만들어줍니다. 이 책이 여러분에게 향기를 통해 자신만의 이야기를 만들어가고, 새로운 가능성을 발견하는 데 도움이 되었기를 바랍니다.

마지막으로, 이 책에서 얻은 지식과 영감이 여러분의 삶 속에서 빛나길 바랍니다. 향기를 통해 일상을 더욱 아름답고 의미 있게 가꿔 나가시길 바랍니다. 향기는 언제나 우리 곁에 있습니다. 이제, 여러분만의 향기로 삶을 채워보세요.

향기의 여정은 끝이 아니라, 또 다른 시작입니다.

장윤정 드림

참고문헌

Journal Articles

- 권순형. (2012). "고려 전·중기 향과 문화 생활." 한국문화연구, 45, 7-31.

- 김수경. (2023). "고려의 향문화(香文化)와 향로(香爐)." 한국학술지인용색인, 29, 15-35.

- 김영희. (2020). "신라 시대 '香'과 그 문화-香의 용례 검토를 통하여." 숭실사학, 50, 1-25.

- 이상준. (2019). "아시아재단의 영화프로젝트와 1950년대 아시아의 문화냉전." 한국학연구, 48, 83-110.

- 하수민. (2020). "고려시대 동아시아 훈의(熏衣)문화와 향재의 교역 연구." 문화재, 53(2), 204-221.

- Alasalvar, C., et al. (2009). "Turkish tombul hazelnut (Corylus avellana L.): a review of its phytochemicals, health effects, and flavor characteristics." Studies in Natural Products Chemistry, 36, 123-153.

- Ali, B., & Al-Wabel, N. A. (2015). "Sandalwood oil and its natural components: an updated review." Arabian Journal of Chemistry, 8(4), 495-505.

- Alves, M. H., et al. (2013). "Terpene and dextran renewable resources for the synthesis of amphiphilic biopolymers." Biomacromolecules, 15(1), 242-251.

- Baptista, G. (2023). "Do synthetic fragrances in personal care and household products impact indoor air quality and pose health risks?" Environmental Sciences Proceedings, 13(1), 10.

- Belsito, D., Bickers, D., Bruze, M., et al. (2011). "A toxicologic and dermatologic assessment of macrocyclic and polycyclic musks when used as fragrance ingredients." Food and Chemical Toxicology, 49(Suppl 2), S1-S44.

- Bensafi, M., Rouby, C., Farget, V., Bertrand, B., Vigouroux, M., & Holley, A. (2002). "Autonomic nervous system responses to odours: the role of pleasantness and arousal." Chemical Senses, 27(8), 703-709.

- Bhatia, S. P., McGinty, D., Letizia, C. S., & Api, A. M. (2008). "Fragrance

- material review on benzoin resin, Styrax benzoin Dryander." Food and Chemical Toxicology, 46, S55–S59.

- Blaak, J., & Staib, P. (2022). "An updated review on efficacy and benefits of sweet almond, evening primrose and jojoba oils in skin care applications." International Journal of Cosmetic Science, 44(1), 1–9.

- Borges, R. S., et al. (2019). "Rosmarinus officinalis essential oil: A review of its phytochemistry, anti-inflammatory activity, and mechanisms of action involved." Journal of Ethnopharmacology, 229, 29–45.

- Borie, N., & Veschambre, H. (2009). "Synthetic approaches to the damascone and damascenone isomers." Tetrahedron, 65(1), 1–22.

- Boucetta, K., et al. (2014). "Argan oil improves surrogate markers of cardiovascular disease in humans." British Journal of Nutrition, 112(6), 963–976.

- Branco, F. M., et al. (2017). "Evaluation of the efficacy of a cream containing vitamin C, vitamin E, and ferulic acid in photoprotected and photodamaged skin: clinical and histopathological study." Journal of Cosmetic Dermatology, 16(4), 503–509.

- Budiarto, R., et al. (2024). "Antioxidant properties of lemon essential oils: a meta-analysis of plant parts, extraction methods, dominant compounds, and antioxidant assay categories." Chemical and Biological Technologies in Agriculture, 11, Article number: 147.

- Butterweck, V. (2003). "Mechanism of action of St John's Wort in depression: what is known?" CNS Drugs, 17(8), 539–562.

- Carbone, V., et al. (2009). "Chemical composition and antimicrobial activity of Juniperus oxycedrus L. subsp. oxycedrus essential oil." Journal of Essential Oil Research, 21(4), 373–379.

- Carson, C. F., Hammer, K. A., & Riley, T. V. (2006). "Melaleuca alternifolia (Tea Tree) oil: a review of antimicrobial and other medicinal properties." Clinical Microbiology Reviews, 19(1), 50–62.

- Chen, W., Viljoen, A. M. (2010). "Geraniol – A review of a commercially important fragrance material." South African Journal of Botany, 76(4), 643–651.

- Chomchalow, N. (2001). "The Utilization of Vetiver as Medicinal and Aromatic Plants with Special Reference to Thailand." AU Journal of Technology, 5(2), 75-83.

- Chou, T. H., et al. (2018). "Chemical constituents and anti-inflammatory activities of the supercritical fluid extract of Camellia oleifera seeds." Journal of Food and Drug Analysis, 26(1), 139-146.

- Dantas, L. P., et al. (2019). "Microencapsulation of sweet orange essential oil (Citrus aurantium var. dulcis) by spray-drying using maltodextrin and gelatin." Food Chemistry, 272, 588-594.

- Deguerry, F., et al. (2006). "Mechanism-based engineering of sesquiterpene biosynthesis in yeast." Biotechnology and Bioengineering, 95(5), 902-912.

- El-Baroty, G. S., El-Baky, H. H. A., Farag, R. S., & Saleh, M. A. (2010). "Characterization of antioxidant and antimicrobial compounds of cinnamon and ginger essential oils." African Journal of Biochemistry Research, 4(6), 167-174.

- Enshaieh, S., et al. (2007). "The efficacy of 5% topical tea tree oil gel in mild to moderate acne vulgaris: a randomized, double-blind placebo-controlled study." Indian Journal of Dermatology, Venereology, and Leprology, 73(1), 22-25.

- Estruch, R., et al. (2013). "Primary prevention of cardiovascular disease with a Mediterranean diet supplemented with extra-virgin olive oil or nuts." New England Journal of Medicine, 368(14), 1279-1290.

- Faria, A. C. L., et al. (2013). "Evaluation of the effects of sweet almond oil on the skin of newborns." Revista da Escola de Enfermagem da USP, 47(6), 1367-1373.

- Goes, T. C., et al. (2012). "Effect of sweet orange aroma on experimental anxiety in humans." Journal of Alternative and Complementary Medicine, 18(8), 798-804.

- Grand View Research. (2022). "Perfume market size, share & trends analysis report, 2030." Global Market Analysis Reports, 15(7), 1520-1535.

- Gul, P., & Bakht, J. (2015). "Antimicrobial activity of turmeric extract and its potential use in food industry." Journal of Food Science and Technology, 52(4), 2272-2279.

- Herman, A., & Herman, A. P. (2015). "Essential oils and their constituents as skin penetration enhancer for transdermal drug delivery: a review." Journal of Pharmacy and Pharmacology, 67(4), 473-485.

- Huang, Z., Liu, X., Jia, S., & Luo, Y. (2017). "Antimicrobial effects of cinnamon bark oil on microbial composition and quality of grass carp (Ctenopharyngodon idellus) fillets during chilled storage." Food Control, 82, 316-324.

- Hussain, A. I., et al. (2010). "Composition and antioxidant and chemotherapeutic properties of the essential oils from two Juniper species from Pakistan." International Journal of Essential Oil Therapeutics, 4(1), 25-33.

- Intahphuak, S., Khonsung, P., & Panthong, A. (2010). "Anti-inflammatory, analgesic, and antipyretic activities of virgin coconut oil." Pharmaceutical Biology, 48(2), 151-157.

- Johnson, T., & Ramirez, P. (2023). "Perfume innovation and sustainability in modern markets." Sustainable Consumer Products Journal, 27(6), 540-555.

- Juergens, U. R., et al. (2003). "Anti-inflammatory activity of 1,8-cineole (eucalyptol) in bronchial asthma: a double-blind placebo-controlled trial." Respiratory Medicine, 97(3), 250-256.

- Kamatou, G. P. P., & Viljoen, A. M. (2008). "Menthol: A simple monoterpene with remarkable biological properties." Phytochemistry, 69(5), 1535-1546.

- Kamatou, G. P., & Viljoen, A. M. (2008). "Linalool—a review of a biologically active compound of commercial importance." Natural Product Communications, 3(7), 1183-1192.

- Karakaya, S., & El, S. N. (2013). "Antioxidant and antimicrobial activities of essential oils obtained from Thymbra spicata L. var. spicata and Origanum syriacum L. var. syriacum." Food Control, 32(2), 378-384.

- Kaur, R., Dwivedi, A. R., Kumar, B., & Kumar, V. (2016). "Recent synthetic and medicinal perspectives of indole derivatives: A review." Journal of Applied Pharmaceutical Science, 6(10), 159-171.

- Khalil, N., et al. (2018). "Chemical composition and antimicrobial activities of essential oils of sweet orange peel and leaves." Biocatalysis and Agricultural Biotechnology, 16, 538-542.

- Khan, M. W., & Alam, M. M. (2015). "Indole derivatives: A review of their therapeutic potential." Journal of Pharmacy Research, 9(6), 406-415.

- Khanna, R., MacDonald, J. K., & Levesque, B. G. (2014). "Peppermint oil for the treatment of irritable bowel syndrome: a systematic review and meta-analysis." Journal of Clinical Gastroenterology, 48(6), 505-512.

- Kim, J. H., et al. (2015). "Antimicrobial effects and chemical composition of essential oils from pine needle (Pinus densiflora) against oral pathogens." Journal of Applied Biological Chemistry, 58(1), 13-19.

- Kim, S., et al. (2017). "Linalyl acetate prevents nicotine-induced vascular endothelial dysfunction via activation of the Nrf2/HO-1 pathway." International Journal of Molecular Medicine, 40(5), 1515-1521.

- Kim, Y., Kim, H., & Kim, B. (2022). "Antimicrobial activity of essential oils and single fragrance ingredients for cosmetic applications." Asian Journal of Beauty and Cosmetology, 20(4), 417-426.

- Kishk, Y. F. M., & Elsheshetawy, H. E. (2013). "Effect of ginger powder and its essential oil on oxidative stability, antioxidant activity and sensory characteristics of stirred yoghurt." Journal of Food Processing and Preservation, 37(5), 572-581.

- Knight, T. E., & Poth, H. (2014). "Post-emergent herbicidal activity of cineole derivatives." Journal of Pest Science, 87(4), 517-523.

- Koulivand, P. H., Khaleghi Ghadiri, M., & Gorji, A. (2013). "Lavender and the nervous system." Evidence-Based Complementary and Alternative Medicine, 2013, Article ID 681304.

- Kozlov, N. G., & Matveeva, E. V. (2015). "Cyclamen aldehyde synthesis: aldol condensation followed by hydrogenation over Ru/C catalysts." Research on Chemical Intermediates, 41(12), 9495-9505.

- Kremer, L., & Bensafi, M. (2013). "Sandalwood Odorants and the Human Olfactory System: A Review of Psychophysical and Imaging Studies." Frontiers in Psychology, 4, 928.

- Kumar, N., & Bhandari, P. (2015). "Chemical composition and antimicrobial activity of rose oil (Rosa damascena Mill.) (Rosaceae)." International Journal of Essential Oil Therapeutics, 9(1), 37-40.

- Kumar, P., & Singh, S. (2015). "Phytochemical and pharmacological profile of Styrax benzoin: A review." International Journal of Pharmaceutical Sciences and Research, 6(2), 510–516.

- Kumar, S., & Saroj, A. (2014). "Therapeutic potentials of essential oils of Rosa damascena Mill. and Pelargonium graveolens L'Her." Journal of Essential Oil Research, 26(6), 409–417.

- Kwon, J. A., et al. (2007). "Chemical composition and antimicrobial activity of essential oil from Abies koreana." Flavour and Fragrance Journal, 22(6), 535–540.

- Lan, W. J., et al. (2020). "Cinnamic acid derivatives and their biological efficacy." International Journal of Molecular Sciences, 21(16), 5712.

- Lee, S. H., et al. (2009). "Chemical composition and antimicrobial activity of essential oil from cones of Pinus koraiensis." Journal of Microbiology and Biotechnology, 19(6), 578–582.

- Lee, Y. S., et al. (2014). "Effects of aromatherapy on menopausal symptoms, perceived stress and depression in middle-aged women: a pilot controlled clinical trial." Evidence-Based Complementary and Alternative Medicine, 2014, Article ID 797590.

- Lima, C. F., et al. (2013). "Clary sage oil reduces blood pressure in hypertensive rats by activating the baroreflex and autonomic nervous system." Journal of Ethnopharmacology, 145(2), 469–476.

- Mannucci, C., Navarra, M., Calapai, F., Squeri, R., & Gangemi, S. (2017). "Clinical pharmacology of Citrus bergamia: A systematic review." Phytotherapy Research, 31(1), 27–39.

- Matsubara, E., Fukagawa, M., & Akai, L. (2011). "Effects of olfactory stimulation on EEG activity during sleep." Sleep and Biological Rhythms, 9(2), 81–87.

- Meamarbashi, A., & Rajabi, A. (2013). "The effects of peppermint on exercise performance." Journal of the International Society of Sports Nutrition, 10, 15.

- Mertens-Talcott, S. U., et al. (2013). "Anti-inflammatory and cytotoxic potential of Boswellia sacra essential oil in vitro and in vivo." Journal of Ethnopharmacology, 146(2), 456–462.

- Miller, J. A., et al. (2010). "d-Limonene: a bioactive food component from citrus and evidence for a potential role in breast cancer prevention and treatment." Oncology Reviews, 4(2), 31-42.

- Miyazawa, M., & Hisama, M. (2003). "Antimutagenic activity of flavonoids from Citrus paradisi." Journal of Agricultural and Food Chemistry, 51(13), 3729-3732.

- Moghadam, Z. B., et al. (2015). "The effect of fennel on pain quality, symptoms, and menstrual duration in primary dysmenorrhea: a randomized controlled trial." Nursing and Midwifery Studies, 4(1), e25928.

- Morteza-Semnani, K., & Saeedi, M. (2003). "The essential oil composition of Ferula gummosa Boiss. from Iran." Flavour and Fragrance Journal, 18(3), 237-238.

- Moustafa, M. A. M., et al. (2023). "Insights into the toxicity, biochemical activity, and molecular docking of citral against Spodoptera littoralis." Journal of Economic Entomology, 116(4), 1185-1195.

- Oresajo, C., et al. (2018). "Protective effects of a topical antioxidant mixture containing vitamin C, ferulic acid, and phloretin against pollution exposure in human skin." Journal of the American Academy of Dermatology, 79(3), AB185.

- Parente, L. M. L., et al. (2012). "Wound healing and anti-inflammatory effect in animal models of Calendula officinalis L. growing in Brazil." Evidence-Based Complementary and Alternative Medicine, 2012, Article ID 375671.

- Patel, S., Homaei, A., & Sharifian, S. (2021). "Need of the hour: to raise awareness on vicious fragrances and synthetic musks." Environment, Development and Sustainability, 23, 4764-4781.

- Patel, T., & Yosipovitch, G. (2010). "Menthol: A refreshing look at this ancient compound." Journal of the American Academy of Dermatology, 57(5), 873-878.

- Pencheva, M., Nikolova, I., Damyanova, S., & Stoyanova, A. (2022). "Anethole Isolation, Synthesis, Properties: Brief Overview." Proceedings of University of Ruse, 61(10.2), 22-25.

- Peng, Y., et al. (2015). "Chemical composition, antimicrobial property and microencapsulation of rosemary essential oil." LWT - Food Science and

Technology, 64(2), 1058-1065.

- Penning, R., Esser, K., & Koivisto, T. (2023). "Perfumery Radar 2.0: A step toward fragrance design and classification." Journal of Perfumery Science, 22(3), 345-360.

- Perna, S., et al. (2019). "Hazelnut consumption improves acute oxidative stress and inflammatory status following a half-marathon: a randomized trial." Antioxidants, 8(9), 372.

- Preethi, K. C., Kuttan, G., & Kuttan, R. (2009). "Anti-inflammatory activity of flower extract of Calendula officinalis Linn. and its possible mechanism of action." Indian Journal of Experimental Biology, 47(2), 113-120.

- Rai, N., et al. (2022). "A combination of linalool and linalyl acetate synergistically alleviates psoriasis-like skin inflammation and is safe for long-term topical application." Frontiers in Pharmacology, 13, 913174.

- Ranzato, E., Martinotti, S., & Burlando, B. (2011). "Wound healing properties of jojoba liquid wax: An in vitro study." Journal of Ethnopharmacology, 134(2), 443-449.

- Rao, B. R. R., & Kaul, P. N. (2002). "Yield and quality of davana (Artemisia pallens Wall.) oil in relation to time of harvest." Journal of Essential Oil Research, 14(3), 161-163.

- Rao, B. R. R., & Rajput, D. K. (2011). "Essential oil profiles of Davana (Artemisia pallens Wall.) populations differing in ploidy level." Industrial Crops and Products, 33(3), 548-552.

- Rao, B. R. R., & Rajput, D. K. (2011). "Essential oil profiles of Vetiveria zizanioides (L.) Nash cultivated in India." Industrial Crops and Products, 33(3), 548-552.

- Royet, J. P., Plailly, J., Delon-Martin, C., Kareken, D. A., & Segebarth, C. (2003). "fMRI of emotional responses to odors: influence of hedonic valence and judgment, handedness, and gender." NeuroImage, 20(2), 713-728.

- Ruwizhi, N., & Aderibigbe, B. A. (2020). "Cinnamic acid derivatives and their biological efficacy." International Journal of Molecular Sciences, 21(16), 5712.

- Sabate, J., & Ang, Y. (2009). "Nuts and health outcomes: new epidemiologic evidence." American Journal of Clinical Nutrition, 89(5), 1643S-1648S.

- Sadlon, A. E., & Lamson, D. W. (2010). "Immune-modifying and antimicrobial effects of Eucalyptus oil and simple inhalation devices." Alternative Medicine Review, 15(1), 33-47.

- Seol, G. H., et al. (2013). "Antidepressant-like effect of Salvia sclarea is explained by modulation of dopamine activities in rats." Journal of Ethnopharmacology, 148(2), 450-456.

- Serafino, A., et al. (2008). "Stimulatory effect of Eucalyptus essential oil on innate cell-mediated immune response." BMC Immunology, 9, 17.

- Sharma, M., & Levenson, C. (2013). "Sandalwood oil and its active component α-santalol inhibit the growth of human prostate cancer cells by causing cell cycle arrest and apoptosis." Planta Medica, 79(7), 546-549.

- Shen, T., & Lou, H. (2008). "Bioactive constituents of myrrh and frankincense, two simultaneously prescribed gum resins in Chinese traditional medicine." Chemistry & Biodiversity, 5(4), 540-553.

- Shukla, S. (2013). "Therapeutic importance of jasmine flowers: A review." International Journal of Pharmaceutical Sciences and Research, 4(3), 102-109.

- Smith, J., & Wang, L. (2024). "Fragrance industry trends and consumer preferences: A global perspective." International Journal of Business Trends, 18(2), 120-137.

- Steinemann, A. (2020). "The fragranced products phenomenon: air quality and health, science and policy." Air Quality, Atmosphere & Health, 13(2), 137-144.

- Steinmetz, V., et al. (2024). "1,4-Cineole: a bio-derived solvent for highly stable graphene nanoplatelet suspensions and nanocomposite fibers." Emergent Materials, 7, 1-12.

- Stepanyuk, A., & Kirschning, A. (2019). "Synthetic terpenoids in the world of fragrances: Iso E Super® is the showcase." Beilstein Journal of Organic Chemistry, 15, 2590-2602.

- Stratview Research. (2023). "Fragrance and perfume industry market growth analysis: 2023-2028." Economic Trends and Insights, 19(4), 320-340.

- Su, S., et al. (2012). "Evaluation of the anti-inflammatory and analgesic properties of individual differences in sensitivity to myrrh." Phytotherapy Research, 26(4), 557-563.

- Su, Y., Li, F., Xiao, X., Li, H., Wang, D., & You, J. (2023). "Ecological risk of galaxolide and its transformation product galaxolidone: evidence from the literature and a case study in Guangzhou waterways." Environmental Science: Processes & Impacts.

- Takaki, I., et al. (2008). "Anti-inflammatory and antinociceptive effects of Rosmarinus officinalis L. essential oil in experimental animal models." Journal of Medicinal Food, 11(4), 741-746.

- Upare, A. C., et al. (2019). "Synthesis and biological evaluation of novel styryl oxadiazoles as potential anti-tubercular agents." The Pharma Innovation Journal, 8(5), 580-585.

- Verallo-Rowell, V. M., et al. (2008). "Novel antibacterial and emollient effects of coconut and virgin olive oils in adult atopic dermatitis." Dermatitis, 19(6), 308-315.

- Viuda-Martos, M., et al. (2008). "Chemical composition of the essential oils obtained from some spices widely used in Mediterranean region." Acta Chimica Slovenica, 55(4), 792-797.

- Wang, Y., et al. (2013). "Patchouli alcohol from Pogostemon cablin as a novel stimulator of melanogenesis." Archives of Dermatological Research, 305(8), 677-687.

- Xu, Y., Zhou, Z., Xue, Y., & Wu, J. (2022). "Laboratory Studies of Removal and Degradation of Galaxolide (HHCB) and Tonalide (AHTN) in Water by Ferrate (VI)." Water, Air, & Soil Pollution, 233, 220.

- Yap, P. S. X., Krishnan, T., Chan, K. G., & Lim, S. H. E. (2015). "Antibacterial mode of action of Cinnamomum verum bark essential oil, alone and in combination with piperacillin, against a multi-drug-resistant Escherichia coli strain." Journal of Microbiology and Biotechnology, 25(8), 1299-1306.

- Ye, J., et al. (2012). "Anti-inflammatory effects of the extracts from the leaves of Camellia sinensis and Camellia japonica." Journal of Ethnopharmacology, 144(3), 677-684.

- Zhang, M., Bi, H., & Liu, C. (2014). "Acute and subacute toxicity study of 1,8-cineole in mice." International Journal of Clinical and Experimental

Pathology, 7(4), 1495-1501.

- Zhang, Y., Wang, Y., & Li, H. (2023). "Study on synthesizing isobornyl acetate/isoborneol from camphene using α-hydroxyl carboxylic acid composite catalyst." Molecules, 28(4), 1875.

- Zhao, L., et al. (2011). "Patchouli oil attenuates the inflammatory response in LPS-induced acute lung injury in mice." European Journal of Pharmacology, 667(1-3), 227-235.

- Zheljazkov, V. D., et al. (2013). "Essential oil composition and yield of anise and sweet fennel as a function of distillation time." Industrial Crops and Products, 41, 1-5.

- Zhu, M., et al. (2013). "Chemical composition and antifungal activity of the essential oil from Vetiveria zizanioides." Natural Product Research, 27(10), 924-928.

- Zick, S. M., et al. (2011). "Preliminary examination of the efficacy and safety of a standardized chamomile extract for chronic primary insomnia: a randomized pilot study." BMC Complementary and Alternative Medicine, 11, 78.

- Zu, Y., et al. (2010). "Activities of ten essential oils towards Propionibacterium acnes and PC-3, A-549 and MCF-7 cancer cells." Molecules, 15(5), 3200-3210.

- Zure, C. K., & Bhalerao, U. T. (2018). "Development and Validation of 2D GC-FID Method for Quantitative Analysis of cis- and trans-Hexyl Cinnamic Aldehyde and its Major Impurity 2-Hexyl-2-decenal." Asian Journal of Chemistry, 30(5), 1088-1092.

Books

- Schnaubelt, K. (2011). The Healing Intelligence of Essential Oils: The Science of Advanced Aromatherapy. Healing Arts Press.

- Schnaubelt, K. (1999). Medical Aromatherapy: Healing with Essential Oils. Frog Books.

- Sell, C. S. (2006). The Chemistry of Fragrances: From Perfumer to Consumer

(2nd ed.). Royal Society of Chemistry.

- Swift, K. A. D. (2023). Natural Flavours, Fragrances, and Perfumes: Chemistry, Production, and Sensory Approach. John Wiley & Sons, Inc.

- Swift, K. A. D. (2002). Advances in Flavours and Fragrances: From the Sensation to the Synthesis. Royal Society of Chemistry.

Web Sources

- https://www.naha.org

- https://ifrafragrance.org

- https://www.aromaweb.com

- https://www.fragrancefoundation.org

- https://ifaroma.org

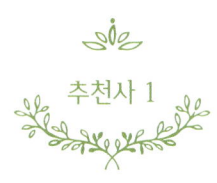

추천사 1

장윤정 박사는 국내에서 향기를 주제로 박사 학위를 받은 전문가로, 향기와 아로마에 대한 깊은 열정과 풍부한 연구·실무 경험을 겸비하고 있습니다. 그녀의 책 『향기의 언어』는 향기의 본질과 역사, 아로마테라피와 아로마콜로지, 천연향과 합성향, 향수와 미래 트렌드까지 폭넓게 다루며 향기에 관심 있는 이들에게 귀중한 길잡이가 됩니다. 향기를 처음 접하는 독자뿐 아니라, 향에 대해 보다 깊이 이해하고 싶은 이들에게도 매우 유익한 책입니다.

고대 히포크라테스와 클레오파트라의 향기 활용에서 시작해, 오늘날 향기는 개인의 감정과 정체성을 표현하는 매개로 자리 잡았습니다. 특히 아로마콜로지는 향기가 감정과 행동에 미치는 영향을 과학적으로 다루며, 의료와 웰빙 분야에서도 주목받고 있습니다. 산부인과 진료 현장에서 저 또한 향기가 환자의 정서 회복과 감정 안정에 긍정적인 영향을 미치는 사례를 자주 경험하고 있습니다.

향기는 감성과 창의성을 담아내는 예술이며, 앞으로 디지털 기술과 융합해 우리 삶에 더욱 밀접하게 다가올 것입니다. 『향기의 언어』는 향기를 이해하고, 자신만의 향기로운 일상을 만드는 데 따뜻한 영감이 되어 줄 것입니다. 이 책을 통해 향기의 세계가 독자들의 삶에 더욱 풍성하게 스며들기를 바랍니다.

박혜성 / 해성산부인과 원장

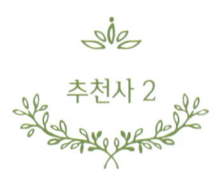

추천사 2

향기는 우리에게 친숙함, 단정한 용모, 오래된 기억의 조각, 음식의 풍미, 개인적 취향, 정유의 효능 등을 선사하며, 현재까지도 문화와 사업 전반에서 중요한 역할을 하고 있습니다. 향기를 활용한 향장, 식품향, 아로마테라피는 각각의 영역에서 연구자들에 의해 꾸준히 발전해왔으며, 이를 기반으로 한 다양한 제품 개발이 활발히 이루어지고 있습니다.

코스메틱 브랜드 중에는 가장 자연적인 향의 천연 오일만 사용하는 브랜드가 있는가 하면, 순수한 합성 향료의 소량 사용을 추구하는 브랜드도 있으며, 무향의 제품까지 포함해 향기의 유무, 농도, 방향에 따라 산업적으로 폭넓게 활용되고 있습니다. 향료를 잘 활용하기 위해서는 전반적인 요소들을 깊이 이해하는 것이 중요하지만, 이를 완벽히 이해하기란 쉽지 않은 일입니다.

이 책은 천연향료와 합성향료 전반에 관한 고급 지식을 각 분야별 전문가들이 알기 쉽게 풀어내며, 아로마테라피와 향장의 경계를 명확히 나누기보다는 상호 협력과 융합의 가능성을 제안합니다. 또한, 아로마테라피와 향장 제품 개발 시 향료 적용량, 컨셉별 조향 방식, 천연 향료와 합성 향료의 단점을 보완하는 조향법 등을 다루며, 초보자부터 연구자까지 관련 분야에 종사하는 모든 분들에게 『향기의 언어 : 기억, 치유, 그리고 조화』를 필독서로 추천합니다.

강미선 / 미센트 대표 조향사

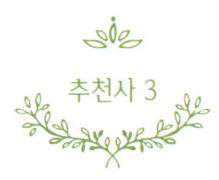

추천사 3

향기는 감성적 경험인 동시에, 인체와 환경에 영향을 미치는 중요한 과학적 주제입니다. 오랜 시간 냄새와 향에 대한 연구를 이어온 연구자로서, 향기를 다양한 시각에서 깊이 있게 탐구한 장윤정 박사의 책 『향기의 언어』를 기쁜 마음으로 추천합니다. 감성과 과학, 예술과 실용성이 조화를 이루는 이 책은 향기를 보다 입체적으로 이해하려는 독자들에게 진지한 공감을 불러일으킬 것입니다.

이 책은 에센셜 오일과 향료의 주요 성분, 향기가 인체에 미치는 영향, 올바른 활용법을 명료하고 균형 있게 설명하고 있습니다. 특히 향기의 효능뿐만 아니라 그에 수반할 수 있는 부작용과 주의사항까지도 섬세하게 짚어 주어, 독자들이 향기를 안전하게 생활에 적용할 수 있도록 돕고 있습니다. 향기를 개인의 기호나 감각에 국한된 요소가 아닌, 건강과 환경에 직결된 중요한 주제로 바라보는 저자의 시각은 매우 인상 깊고 설득력 있게 다가옵니다.

또한, 향기의 역사와 문화적 배경은 물론, 아로마테라피와 아로마콜로지, 천연향과 합성향, 향기 산업의 변화와 미래까지 폭넓게 조망하고 있어, 향기를 체계적으로 이해하고 싶은 독자에게 신뢰할 수 있는 안내서가 될 것입니다. 『향기의 언어』를 통해 보다 건강하고 의미 있는 방식으로 향기를 즐기고, 자신만의 향기로운 삶을 설계해 나가는 데 도움이 되기를 바랍니다.

류희욱 / 숭실대학교 화학공학과 교수